药品从业人员岗位培训教材

药事服务知识

YAOPIN CONGYE RENYUAN GANGWEI PEIXUN JIAOCAI

YAOSHI FUWU ZHISHI

第Ⅳ辑

主　编　包　旭

编审人员　刘　宏　汪　滢　文香婷

　　　　　刘　莉　张　娇

重庆出版集团 ◎ 重庆出版社

图书在版编目（CIP）数据

药品从业人员岗位培训教材·药事服务知识.（第Ⅳ辑）/四川美康医药软件研究开发有限公司编著.—重庆：重庆出版社，2013.3

ISBN 978-7-229-06280-4

Ⅰ.①药… Ⅱ.①四… Ⅲ.①药物学—岗位培训—教材 Ⅳ.①R9

中国版本图书馆CIP数据核字（2013）第022247号

YAOPIN CONGYE RENYUAN GANGWEI PEIXUN JIAOCAI

YAOSHI FUWU ZHISHI

药品从业人员岗位培训教材·药事服务知识（第Ⅳ辑）

四川美康医药软件研究开发有限公司 编著

出 版 人：罗小卫
责任编辑：王 梅 刘 喆
责任校对：毛 惠
装帧设计：陈 红 谢崇明

重庆出版集团
重庆出版社 出版

重庆长江二路205号 邮政编码：400016 http://www.cqph.com
重庆出版集团艺术设计有限公司制版
重庆市联谊印务有限公司印刷

开本：787mm×1 092mm 1/16 印张：20.25 字数：385 千
2013年3月第1版 2013年3月第1次印刷
ISBN 978-7-229-06280-4
定价：39.50元

如有印装质量问题或需邮购本书请与成都美康医药信息系统有限公司联系。
地址：四川成都高新区天府大道1480号德商国际A座302 邮政编码：610041
电话： 028-85183848

前 言

《药品从业人员岗位培训教材·药事服务知识(第Ⅳ辑)》，现如期出版了。本套系列培训教材的顺利编辑出版，有全体编审人员的努力，也凝聚着多年来一直关心、支持培训教材编写的重庆市各级药品监管领导、培训老师和药品从业人员的关注和智慧。

关于本套培训教材编辑出版的目的与意义，在前三辑的出版前言中已有介绍，在此，毋庸赘言。作为编者，我们欣喜地看到，三年来，该系列培训教材得到了参与培训工作的药品监管、培训人员，以及广大基层药品从业人员的认同和好评；在基层药品从业人员培训工作中所发挥的作用和效果也越来越好，其编辑出版的目的与意义也正在一步步由期冀变为现实。无疑，这是促使我们继续努力编辑好本套系列培训教材的动力。

在前三辑教材的编辑中，我们较为系统地介绍了基层药品从业人员在工作中需要学习、掌握的药事服务基础知识和管理法规。在第Ⅳ辑中，囿于药事服务知识的不断发展，我们侧重于对药事服务领域新知识、新管理法规的追踪；对重点、热点问题的关注；并在总结、吸收读者反馈意见和建议的基础上，进一步完善、扩充了较多的知识内容。力求使这套培训教材能更好地适应培训工作的需要。

最后，我们仍一如既往地，真诚欢迎广大读者继续给予本培训教材关心和指正，共同努力，将本套培训教材的编辑水平不断推向前进。

编　者

2013.1

目 录

第三篇 药品质量安全管理知识篇 37

第四篇 药品经营管理知识篇 63

第五篇　药品临床应用管理知识篇 95

第六篇　药品信息管理知识篇……………… 123

第七篇　常见疾病及用药知识篇.................143

第八篇　药品、医疗器械管理法规及标准篇 .. 173

第九篇　附录............................ 293

第一篇
药品基本知识篇

课程目标：本篇主要讲解和回答以下问题

◆ 由"毒胶囊"、"丁基胶塞"等事件解读药剂辅料、药品包装材料对药品质量、用药安全的影响。

◆ 如何理解药品说明书中常用药物代谢动力学参数。

◆ 如何理解中药中的常用术语（主治病证、归经、升降沉浮等）。

◆ 保健食品的概念，保健食品与药品、普通食品的区别。

1.什么是药剂辅料　为什么要在药品中添加药剂辅料

辅料是指生产药品和调配处方时所用的赋形剂和附加剂。辅料为非治疗性物质，一般要求性质稳定、不与主药发生反应、无生理活性、不影响主药的含量测定、对药物的溶出和吸收无不良影响、用量少、价廉易得等。如保湿剂、固化剂、着色剂等。

药剂辅料是药品存在的物质基础，没有药剂辅料，任何药物都难以用于患者。任何一种原料药提供给临床使用前，必须制成各种不同剂型的药物制剂。一些常用剂量很低的药物（如阿托品、地高辛等），一次用量只有零点几毫克，如不使用溶剂、稀释剂等药剂辅料，无法制成供临床使用的药品。有些药品虽然一次剂量较大，可使用常用的量器衡器称量，似乎可以直接给予患者，但实际上也存在很多问题：一，不方便患者取药和服用；二，不方便贮存、保管和运输；三，某些药物自身具有不良臭味，或对胃肠道有刺激，或不能口服需要肌内注射，或需要局部给药等。

2.药剂辅料对药物有哪些作用

（1）药剂辅料可改变药物的给药途径和作用方式

同一种药物，使用不同的辅料制成不同剂型的药品，可以改变药物的给药途径和作用方式，使同一药物用于多种不同的治疗目的。如硫酸镁，制成外用溶液剂，热敷刺激局部皮肤，可促进血液循环；制成口服液可作为容积性泻药；制成注射液，可用于治疗惊厥、子痫、尿毒症等。又如胰蛋白酶，制成肠溶胶囊或片剂，可作为促消化药；制成注射液则可用于治疗脓胸、肺结核、肺脓肿、支气管扩张和血栓性静脉炎等疾病。

（2）药剂辅料可增强主药的稳定性，并延长药品的有效期

根据药物的理化性质，在药品中增加抗氧剂、金属离子螯合剂、pH调节剂、防腐剂等不同作用的辅料，或者使用辅料把药物制成前体药物制剂、包合物、固体分散体、脂质体等，能够增强药物的稳定性。如易挥发的三硝基甘油，用β-环糊精制成包合物，可避免其挥发，增强稳定性。

（3）药剂辅料可改变主药的理化性质，向人们需要的方向发展

药剂辅料可以改变药物的理化性质，使它向人们需要的方向转变，从而制得理想剂型的药品。如某些难溶性药物，可选用适宜的辅料制成可溶的盐、酯、络合物等，使药物容易被人体吸收。一些具有不良臭味或易挥发或刺激性大的药物，可选用合适的药剂辅料制成包合物、微囊等，或加入矫味剂掩盖臭味。

（4）药剂辅料可改变用药对象的生物因素，向有利于用药目的的方向发展

药剂辅料可改变用药对象的生物因素，向有利于用药目的的方向转变，从而提高药品的疗效。一些外用制剂，如搽剂、膜剂、软膏剂、栓剂等，加入透皮吸收促进剂

以改变皮肤或黏膜的生理特性，从而提供更多的通道让极性药物能透过皮肤，增强药物的吸收。如二甲基乙酰胺能显著增加灰黄霉素、氢化可的松等药物的透皮吸收量。

（5）药剂辅料可增强和（或）扩大主药的作用和疗效，降低毒副反应

利用合适的药剂辅料将药物制成前体药物制剂、靶向制剂、缓释制剂、控释制剂等新剂型。如抗肿瘤药物阿霉素，制成磁性微球或脂质体，可降低其毒性，提高疗效。

（6）药剂辅料可调控主药在体内的释放速度

选择不同的药剂辅料可将药物制成各种剂型的高效、速效或长效制剂。如制成水溶性注射液、气雾剂、舌下片剂、颗粒剂等，一般可达到速释、速效的目的；制成缓释片剂、油溶性注射液、胶囊等，可达到缓释、长效的目的。

3.药品常用的药剂辅料有哪些

以片剂、注射剂为例，常用的药剂辅料类别、作用见表1-1、表1-2。

表1-1 片剂常用药剂辅料

类别	作用	示例
稀释剂	用于增加片剂的重量和体积，以利于成型和分剂量。	淀粉、预胶化淀粉、糊精、蔗糖、乳糖、甘露醇、微晶纤维素
吸收剂	当片剂中的主药含有较多的挥发油或其他液体成分时，需加入适当的辅料将其吸收，使保持"干燥"状态，以利于制成片剂。	硫酸钙、磷酸氢钙、轻质氧化镁、碳酸钙
润湿剂	能使物料润湿以产生足够强度的黏性，以利于制成颗粒。	水、乙醇
粘合剂	能使无黏性或黏性较小的物料聚集粘合成颗粒。	羟丙甲纤维素（HPMC）、聚维酮（PVP）、淀粉浆、糖浆
崩解剂	能促进片剂在胃肠液中迅速崩解成小粒子，使药物易于吸收。	干淀粉、羧甲基淀粉钠、低取代羟丙基纤维素、泡腾崩解剂、交联聚维酮
润滑剂	能使片剂在压片时顺利加料和出片，并减少粘冲及降低颗粒与颗粒、颗粒或药片与模孔壁之间的摩擦力，使片面光滑美观。	硬脂酸镁、滑石粉、氢化植物油、聚乙二醇、微粉硅胶
着色剂	改善片剂外观，便于识别。	二氧化钛、日落黄、亚甲蓝、药用氧化铁红
包衣材料	改善片剂的外观、增加药物的稳定性、掩盖药物不良臭味、控制药物释放部位等。	丙烯酸树脂、羟丙甲纤维素、聚维酮、纤维醋法酯

表1-2　注射剂常用药剂辅料

类别	作用	示例
溶剂	溶解药物，使机体易于吸收。	注射用水、乙醇、丙二醇、甘油
pH调节剂、缓冲液	使注射剂处于最适合的pH值状态，使主药保持安全、稳定、有效。	盐酸、乳酸、氢氧化钠；枸橼酸、枸橼酸钠；酒石酸、酒石酸钠
抗氧剂	能够延缓氧对药物制剂产生氧化作用。	亚硫酸钠、焦亚硫酸钠、硫代硫酸钠
金属离子螯合剂	能与金属离子络合，常与抗氧剂合用，增强抗氧效果。	乙二胺四乙酸二钠（EDTA-Na₂）
抑菌剂	能防止或抑制病原微生物发育生长。	苯酚、苯甲醇、硫柳汞
等渗调节剂	调整注射液的渗透压，使其与用药部位的渗透压一致，避免出现生理不适应症状，如刺激、溶血等。	氯化钠、葡萄糖

4.药剂辅料对药品质量和用药安全有哪些影响

　　药剂辅料的纯度直接影响药品的质量、稳定性和安全性。例如固体药剂辅料中杂质的存在会改变辅料的吸湿功能，可能导致吸潮、结块、流动性差，与药物不易混合均匀，从而影响药品的质量。有些药剂辅料的杂质还会直接对人体健康构成威胁，如卵磷脂中的溶血磷脂、乳糖中的残存蛋白、吐温中的环氧乙烷和维生素C抗氧剂被氧化后的毒性杂质等。

　　另外，有些辅料杂质结构不明确，可能与药物有物理、化学和药理方面的配伍禁忌或本身存在着安全隐患，从而影响药品的稳定性、有效性和安全性。

【案例1】

　　2012年4月15日，央视《每周质量报告》报道了部分药品生产企业使用铬超标胶囊生产药品，报道共涉及9个药品生产厂家的13个铬超标产品。超标产品中铬含量最高为181.54mg/kg，远远超过了《中国药典》2010年版中2mg/kg的标准。铬在人体内蓄积具有致癌性，并可能诱发基因突变，存在严重安全隐患。国家食品药品监督管理局发出紧急通知，要求对媒体报道的13个铬超标产品暂停销售和使用。

　　后经调查，这些药品生产厂家所使用的空心胶囊由工业明胶制成，而工业明胶的原料包括经过鞣制的皮革废料。皮革中的铬伴随加工进入胶囊，导致药品中的铬含量超标。

【点评】

　　本案是一起由于药剂辅料质量问题影响药品质量及用药安全的案例。药用空心胶囊不仅是一种简单的包装材料，更是一种特殊的药剂辅料，其质量与药品的质量和安全性有密切的关系。药用空心胶囊一般由明胶、甘油、水及其他药用材料组成。本案中，药品生产企业使用以工业明胶为原料制作的空心胶囊，致使胶囊中铬的含量超标。胶囊中含有的铬可能会影响药物的稳定性，而且大量的铬进入人体内对人体有害，可能会引起肾脏损害，还可能有致突变、致癌等作用。患者长期使用铬超标胶囊，不仅达不到治疗疾病的目的，还可能引发其他疾病。

我国药典对空心胶囊中铬的含量有严格规定。使用铬超标的胶囊生产药品，违反了《药品生产质量管理规范》和《中华人民共和国药品管理法》，属于劣药。根据《中华人民共和国药品管理法》，生产、销售劣药的，没收违法生产、销售的药品和违法所得，并处违法生产、销售药品货值金额一倍以上三倍以下的罚款；情节严重的，责令停产、停业整顿或者撤销药品批准证明文件、吊销《药品生产许可证》、《药品经营许可证》或者《医疗机构制剂许可证》；构成犯罪的，依法追究刑事责任。

5.明胶可分为几种　工业明胶和药用明胶主要有什么区别

明胶是从动物的皮、白色连接组织和骨中获得的胶原，经部分水解而得到的产品，主要成分为蛋白质。明胶是组成胶囊壳的主要材料，根据处理的方法不同，可得到A型（酸法）明胶与B型（碱法）明胶两种。从用途来看，明胶分为三种，即工业明胶、药用明胶和食用明胶。

工业明胶广泛应用于板材、家具、火柴、饲料、包装、造纸、纺织、丝绸、印染、印刷、陶瓷、石油、日化、涂料、冶金等行业的各种产品中，并在其中主要起增稠、稳定、凝聚、调和、上光、上浆、粘合、固水等作用。从成分上来说，工业明胶和药用明胶没有本质的区别，但因为工业明胶可能使用皮革废料作为原料，而皮革在制革厂经过铬盐鞣制过程中会带入铅、铬等成分，导致工业明胶中也会含有可能影响人体健康的铅、铬等。而药用和食用明胶的原料都规定使用健康、新鲜且经过检疫的动物皮和骨骼。

从标准来说，药用明胶和工业明胶最明显的区别就是铬含量的检验。工业明胶的规定不包括铬含量检验，而食用和药用明胶都规定需要进行铬含量检验。因此，工业明胶和药用明胶在用途和质量控制上有严格的区别。工业明胶与药用明胶制作的胶囊鉴别要点见表1-3。

表1-3　如何辨别工业明胶、药用明胶制作的胶囊

工业明胶制作的胶囊	药用明胶制作的胶囊
· 质量较差，相对较脆，含杂质多，甚至一捏就碎，或者打开后一碰就碎。 · 颜色鲜艳，多添加香精、染色剂、着色剂等以掩饰杂质。 · 质量、材料、工艺、加工环境差，很多胶囊闭合不严，容易拧开。	· 质硬且有弹性，囊体光洁、色泽均匀、切口平整、无变形、无异臭，分为透明、半透明、不透明三种。 · 轻捏胶囊两端，旋转拨开，无粘结、变形或破裂。

6. "毒胶囊"是指什么成分超标　为什么会超标

"毒胶囊"主要是指胶囊壳中的铬含量超标。

工业明胶常以皮革废料为原料，而皮革在鞣制过程中会带入铬。部分生产企业为降低生产成本，以工业明胶代替药用明胶为原料生产空心胶囊，再将不合格的空心胶囊卖给制药企业生产药品，最后导致胶囊中的铬含量超标。

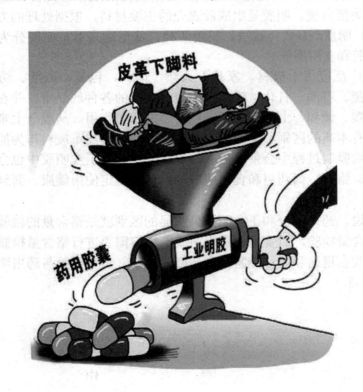

7. "毒胶囊"对人体健康有哪些影响

从营养学来讲，铬是人体必需的微量元素，每天都需要从食物中获取。人体内的铬分为三价铬和六价铬，三价铬是机体中葡萄糖耐量因子的重要组成部分，同时也参与脂质代谢调节。

国内外大量研究资料证明，三价铬的毒性较低，但长期摄入可引发累积性中毒；六价铬毒性较强，约是三价铬的100倍，可引起肾脏损害，还可能有致突变、致癌等作用。

中国营养学会制定的中国居民膳食营养素参考摄入量中，推荐儿童的铬摄入量为每日0.01mg，成年人为0.05mg。同时还制定了安全最大可耐受剂量，儿童为每日0.2mg，成年人为每日0.5mg，超过这个范围就可能对机体产生不良影响。

8. "毒胶囊"事件的责任应如何界定

第一个责任主体是工业明胶生产企业，有意将工业明胶出售给药用胶囊生产企业，这是严重违法行为。

第二个责任主体是药用胶囊生产企业。企业购买生产胶囊的原料，应该符合药用明胶标准，经过合法的检验；生产出的药用胶囊，也应该按照法律规定的标准生产，经检验合格后方可出厂。药用胶囊生产企业明知是用工业明胶生产的胶囊，还销售给药品生产企业，这种行为在所有的责任主体内，性质最为严重、最为恶劣。因为其直接导致了药品生产企业在不经检验的情况下，使用了"铬超标胶囊"，最终造成了药品违规。

第三个责任主体是药品生产企业，其应按照《中国药典》2010年版标准生产药品。同时，对其购进的药用原辅料、包装材料都应该承担检验的职责。一些企业疏于监管，购买了"铬超标胶囊"，没有经过检验就用于药品生产，违反了《药品生产质量管理规范》，导致生产劣药。

9.生产、经营铬超标胶囊的企业应受到哪些处罚

表1-4　生产、经营铬超标胶囊企业应受到的处罚

企业类别	依据	处罚条款
胶囊生产企业	《国务院关于加强食品等产品安全监管的特别规定》	· 没收违法所得，货值金额不足5 000元的，并处2万元罚款； · 货值金额5 000元以上不足1万元的，并处5万元罚款； · 货值金额1万元以上的，并处货值金额5倍以上10倍以下的罚款； · 造成严重后果的，由原发证部门吊销许可证照； · 构成生产、销售伪劣商品罪的，依法追究刑事责任。
药品生产企业	《药品管理法》第五十七条	· 没收违法生产的药品和违法所得，并处违法生产药品货值金额一倍以上三倍以下的罚款； · 情节严重的，责令停产、停业整顿或者撤销药品批准证明文件、吊销《药品生产许可证》； · 构成犯罪的，依法追究刑事责任。
药品经营企业	《药品管理法》第五十七条	· 没收违法销售的药品和违法所得，并处违法销售药品货值金额一倍以上三倍以下的罚款； · 情节严重的，责令停业整顿或者撤销《药品经营许可证》或者《医疗机构制剂许可证》； · 构成犯罪的，依法追究刑事责任。

10.如何避免"毒胶囊"这类事件再次出现

药用空心胶囊不是简单的包装材料，而是一种特殊的药用辅料，其安全性非常重要。为避免"毒胶囊"这类事件再次出现，药品生产企业和各级药品监管部门应采取的措施如下：

（1）药品生产企业在生产过程中应严格按照GMP要求，对供应商进行审计，经审批后列为合格供应商。原辅料保证从合格供应商处采购，对每批原辅料按标准进行检验，合格后方可用于生产。生产操作严格按操作规程进行，并进行监督控制。每批药品都应有批记录，保证产品生产过程可追溯，检验合格并批记录审核无误后才可销售。还应建立销售记录，确保销售的产品具有可追溯性。

（2）各级药品监管部门应加强对药品的监督管理工作，及时发现并处罚生产、销售假劣药品的企业。

11.什么是药品包装材料 有哪些分类

药品包装材料，主要是指药品生产企业生产的药品和医疗机构配制的制剂所使用的直接接触药品的包装材料和容器。它是药品不可分割的一部分，伴随药品生产、流通及使用的全过程。

药品包装材料可分为Ⅰ、Ⅱ、Ⅲ类：Ⅰ类药品包装材料指直接接触药品且直接使用的药品包装用材料、容器；Ⅱ类药品包装材料指直接接触药品，但便于清洗，在实际使用过程中，经清洗后需要并可以消毒灭菌的药品包装用材料、容器；Ⅲ类药品包装材料指Ⅰ、Ⅱ类以外其他可能直接影响药品质量的药品包装用材料、容器。

12.药品包装材料具备哪些特点

药品包装材料应具备以下特点：

（1）一定的机械性能。包括具有一定的强度、韧性和弹性等，以适应压力、冲击、振动等因素的影响，使包装材料能有效的保护药品。

（2）一定的隔离性能。包装材料应根据要求，对水分、水蒸气、光线、芳香气、异味、热量等具有一定的阻挡能力。

（3）良好的安全性能。包装材料本身的毒性要小，以免污染产品和影响人体健康；包装材料应无腐蚀性，并具有防虫、防蛀、防鼠、抑制微生物等性能，以保护药品安全。

13.药品包装材料对药品质量可能造成哪些影响

药品包装材料对药品质量的影响有以下几个方面：

（1）影响药品浓度或含量：药品包装材料可能吸附药物或与药物发生反应，从而导致药物浓度降低，如丁基胶塞可吸附一些含蛋白质的药物（如胰岛素）。另外，有些包装材料具有透气透湿性，导致药物溶液的水分损失或固体药物吸潮而使药品浓度或含量发生变化甚至使药物变质。如聚氯乙烯输液袋具有水蒸气渗透性，能使输液中的水分损失。

（2）使药物中杂质增加，从而导致药物不合格甚至危害人体健康：如PVC输液袋含有增塑剂邻苯二甲酸-2-乙基己酯（DEHP），用于输注含有表面活性剂聚氧乙烯蓖麻油的溶液时，会使DEHP溶出并随输液进入人体，而DEHP对人体健康存在潜在的危害性。药物也可能与包装材料发生化学变化产生杂质，如天然橡胶胶塞中溶出的异性蛋白可引起人体热原反应，溶出的乳胶过敏原可能导致皮肤发生过敏反应。

（3）使药物被污染：玻璃瓶装输液剂在生产、运输过程中很容易出现裂缝破损，引起真菌污染；易折安瓿折断力过小，安瓿在折断处有缝隙，药物与空气接触而被污染；包装材料的灭菌不彻底也可能导致药物被污染。

（4）通过影响处方中其他成分而影响药物质量：如丁基胶塞除吸附药物外，还可吸附溶液中的抑菌剂（如三氯叔丁醇），使其抑菌作用降低，影响药品质量。

【案例2】

在2008年全国药品评价性抽验工作中，发现注射用头孢曲松钠澄清度检查不合格率较高。中国药品生物制品鉴定所、河北省药检所、湖北省药检所对头孢曲松钠的质量状况进行了分析研究，认为造成注射用头孢曲松钠澄清度不合格的直接原因是丁基胶塞中释放的挥发性物质与头孢曲松钠形成不溶性复合物所致，与丁基胶塞对该产品的适用性相关。

【点评】

这是药品包装材料使药物中杂质增加的案例。

丁基胶塞化学稳定性好，但成分复杂，若配方不合理、工艺不可靠，可使胶塞中的杂质、异性蛋白、硫化物在与药品接触时逸出至溶液中而产生不溶性微粒，影响注射液的澄明度，还有可能产生热原。试验证明本案例中的不溶性微粒是丁基胶塞中的抗氧剂2,6-二叔丁基-4-甲基苯酚与药物发生作用产生的。

国家食品药品监督管理局要求各注射用头孢曲松钠生产企业根据《注射用头孢曲松钠与丁基胶塞相容性加速实验方法》对购入的每批丁基胶塞和每批药品出厂前进行检验。

药品包装材料关乎药品质量和安全性，只有选择合适的包装材料才能有效地保证药品的质量安全。

14.哪些药品包装材料需实施注册管理

（1）输液瓶（袋、膜及配件）；

（2）安瓿；

（3）药用（注射剂、口服或者外用剂型）瓶（管、盖）；

（4）药用胶塞；

（5）药用预灌封注射器；

（6）药用滴眼（鼻、耳）剂瓶（管）；

（7）药用硬片（膜）；

（8）药用铝箔；

（9）药用软膏管（盒）；

（10）药用喷（气）雾剂泵（阀门、罐、筒）；

（11）药用干燥剂。

15.直接接触药品的包装材料和容器应符合哪些要求

直接接触药品的包装材料和容器（简称"药包材"），必须符合药用要求，符合保障人体健康、安全的标准，并由药品监督管理部门在审批药品时一并审批。药包材还应适合药品质量的要求，方便储存、运输和医疗使用。

16.药品标识物包括哪些

药品标识物是引导患者正确选用药物的信息。药品标识物包括两个部分，一部分称为外包装，是指药盒上贴的标签和药品说明书；另一部分称为内包装，指在药瓶、铝箔袋、锡管、铝塑泡眼上贴印的标签。

（1）外包装

外包装（标签）应标示出药品名称、剂型、规格、单位剂量、总包装量；应有防伪（条形码）和防拆（防拆线、贴封）标志、注册商标、批准文号和生产批号；应有生产公司、地址、咨询电话，患者在用药过程中如果出现问题，可与厂商联系，寻求解释或指导。

药品说明书应包含有关药品的安全性、有效性等基本科学信息。要求内容具体、详细、明确，语言通俗、易懂、严谨。

（2）内包装

内包装（标签）是重要的文件，写法应简明、语言应通俗，能指导一般患者规范用药。标签的内容一般包括：药品名称（中英文通用名和商品名、汉语拼音）；药品中的活性成分、非活性成分；内容物的净含量；适应证；用法用量；注意事项及忠告；注册号及商标、有效期、批准文号、生产批号等。标签的版式应规范，包括印刷的字体、大小、颜色、对比度等。

17.药品生产批号有什么意义

药品生产批号是指由同一组方，在规定的限度内具有同一性质或质量，在同一连续生产周期中生产的药品的序号。以注射剂为例，在同一配液罐一次所配置的药液所生产的均质产品为一批。通过药品生产批号可以追溯和审查该批药品的生产历史。

在生产过程中，药品批号主要起标识作用。它在药品生产计划阶段产生，并可随着生产流程的推进而增加相应的内容，同时形成与之对应的生产记录。根据生产批号和相应的生产记录，可以追溯该批产品原料来源（如原料批号、制造者）、药品形成过程的历史（如片剂的制粒、压片、分装）；在药品形成成品后，根据销售记录和批号，可以追溯药品的市场去向和药品进入市场后的质量状况；在需要的时候可以控制或回收该批药品。对药品监督管理者来说，可以依据该批药品的抽检情况及使用中出现的情况进行药品质量监督和药品控制。在药品的使用中，也涉及到药品批号。

目前，国家对药品生产批号表示方法暂未作明确规定，市场上常见的药品批号有以下6种表示方法：

（1）6位阿拉伯数字：表示生产的年月日，如120613。

（2）8位阿拉伯数字：前4位表示生产的年份，后4位表示生产的月日，如20120820。

（3）字母加数字：字母可在数字的前、后或中间，可有1个至数个。

（4）一组数字后跟连接号，再跟一组数字，如20120530-2，这在生产企业通常被称做"拖号"，表示同一生产周期内的不同流水线或灭菌柜号。

（5）一组数字或字母加数字后不紧密相连地跟有1~2个数字或字母，如20120613A，多为生产企业的内部标记，如工号或班组号。

（6）一组数字或字母加数字后不紧密相连地跟有几个数字，如201204230753，多为生产企业的地区邮编、电话区号或销售地区号。

18.药物的首过效应对药物在体内的代谢有什么影响

首过效应又被称为首关作用。口服药在胃肠道吸收后，经门静脉到肝脏，有些药物在通过黏膜及肝脏时极易代谢灭活，在第一次通过肝脏时大部分被破坏，进入血液循环的有效药量减少，药效降低，这种现象称为首过效应。在胃、小肠和大肠中吸收的药物通过不同的血管，都经门静脉进入肝脏。肝脏丰富的酶系统对经过的药物具有强烈的代谢作用，可使某些药物进入大循环之前，剂量就受到较大的损失。首过效应明显的药物不宜口服给药，如硝酸甘油。

19.常用的药物代谢动力学参数包括哪些

（1）表观分布容积

表示体内药量与血药浓度之间相互关系的一个比例常数。即体内药量按血浆中同样浓度分布时，所需体液的总容积。其数值反映了药物在体内的分布程度。表观分布容积是一个假设的容积，是假定药物在体内均匀分布情况下求得的药物分布容积，其意义在于：可计算出达到期望血浆药物浓度时的给药剂量；可以推测药物在体内的分布程度和组织中摄取程度。

（2）血浆药物浓度

指药物吸收后在血浆内的总浓度，包括与血浆蛋白结合的或在血浆游离的药物，有时也可泛指药物在全血中的浓度。药物作用的强度与药物在血浆中的浓度成正比，同时药物在血浆中的浓度也随时间变化。

（3）血药浓度－时间曲线

指给药后，以血浆（或尿液）药物浓度为纵坐标，时间为横坐标，绘制的曲线，简称药－时曲线，详见图1-1。

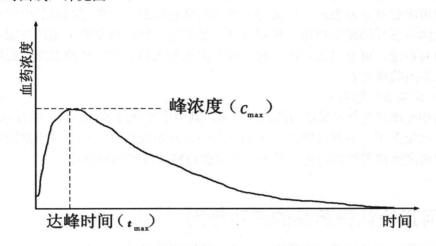

图1-1　血药浓度－时间曲线

（4）血浆药物峰浓度

简称峰浓度，指药－时曲线上的最高血浆药物浓度值，即用药后所能达到的最高血浆药物浓度，常以符号c_{max}表示，单位以μg/mL或mg/L表示。药物血浆峰浓度与药物的有效性与安全性直接相关。一般来说，峰浓度达到有效浓度才能显效，浓度越高效果越强，但超出安全范围则可出现毒性反应。另外，峰浓度还是衡量制剂吸收的一个重要指标。

（5）血浆药物浓度达峰时间

简称达峰时间，指在给药后人体血浆药物浓度曲线上达到最高浓度（峰浓度）所需的时间，常以符号t_{max}表示，单位以小时或分钟表示。达峰时间短，表示药物吸收快、起效迅速，但同时消除也快；而达峰时间长，则表示药物吸收和起效较慢，药物作用持续的时间也较长。达峰时间是应用药物和研究制剂的一个重要指标。

（6）血浆生物半衰期

通常指药物消除的半衰期，即体内药量或药物浓度下降一半所需要的时间，简称半衰期，常以符号$t_{1/2}$表示。一般情况下，代谢快或排泄快的药物，其半衰期较短，而代谢慢或排泄慢的药物，半衰期较长。临床上可根据不同药物的半衰期来确定适当的给药间隔时间（或每日的给药次数），以维持有效的血药浓度并避免蓄积中毒。

（7）药－时曲线下面积（AUC）

指药—时曲线中函数曲线之间所围成的面积，是衡量药物在人体内被利用程度的一个重要参数，反映进入人体循环的药物相对量。对于不同剂型的同一种药物，可以比较被吸收入人体内的总药量，AUC越大表示进入人体内的药物越多。

（8）生物利用度

指药物以各种给药方式应用后能够被吸收进入人体血液循环的药物相对分数及速度，一般用吸收百分率表示。广义的生物利用度是指服药后测得的制剂中主要成分吸收进入人体内循环的相对数量与相对速度。狭义的生物利用度则是指药物吸收进入人体内的相对数量，可通过比较药—时曲线下面积来求算。生物利用度高，说明制剂中药物进入体内的量较多。

（9）血浆蛋白结合率

指药物在血浆内与血浆蛋白结合的比率，其中主要与白蛋白结合，以百分率（%）表示。正常情况下，各种药物以一定的比率与血浆蛋白结合，在血浆中常同时存在结合型和游离型两种类型的药物。其中，游离型药物才具有药物活性。

20.如何正确认识药品的三致作用

药品三致作用是指药品的致癌、致畸、致突变作用。

致癌作用：有些药物可导致生殖细胞突变，从而使异常基因遗传给后代，也可导致体细胞突变，在个体中形成恶性肿瘤。如氮芥、环氧化物等。

致畸作用：有些药物能影响胚胎的正常发育而引起畸胎。如甲氨蝶呤、巯嘌呤、环磷酰胺、苯妥英钠、四环素、己烯雌酚等。

致突变作用：有些药物能使机体的遗传物质，即细胞核内构成染色体的脱氧核糖核酸（DNA）发生变异，表现为DNA结构或数目的改变。如亚硝酸盐、羟胺、吖啶黄等。

这些都是药物对人体的作用，最终主要是对体内蛋白质、酶、核酸作用的结果，从这一点看，致癌、致畸和致突变作用并无实质性的区别。

【案例3】

1957年，德国一家制药公司生产的沙利度胺（反应停）上市，用于治疗妊娠早期妇女呕吐。由于疗效较好，该药在欧洲、亚洲、南美洲的多个国家上市销售。至1960年，欧洲的医生发现畸形婴儿的出生率明显上升，包括四肢畸形、腭裂、内脏畸形等。专家研究后发现沙利度胺对胚胎的毒性较强，可影响胚胎的正常发育，导致胎儿畸形。1961年，沙利度胺在世界各国陆续停止销售，但此时已累计造成超过1万名婴儿出现畸形。

【点评】

本案是一起典型的药物引起胎儿畸形的案例。沙利度胺对胎儿具有很强的致畸性，其左旋体易发生酶促水解产生邻苯二甲酰谷氨酸，该物质能渗入胎盘，干扰胎儿叶酸生成而致畸。该药的致畸效应与动物种类有关，对灵长类有高度致畸性，对大鼠不易致畸。沙利度胺在上市前并未经过充分、严格的临床试验，未能及时发现它的致畸作用，导致了悲剧的发生。

妊娠前期胚胎细胞正处于相继分化和发育的阶段，各组织系统尚未完全形成，用药不当很容易造成胎儿先天性畸形。故妊娠期妇女用药应格外谨慎，尤其要注意致癌、致畸、致突变的药物。

21.如何理解中药的主治病证

中药的主治病证是指药物在临床的主要适应病证，也称主要适应范围，简称主治。

中医学将疾患分为病、证、症三级。病，又称疾病，指机体在一定情况下对于外界有害因素作用的一种反应，具有特定的症状和体征。症，又称症状，指疾病的外在表现。证，是机体在疾病发展过程中某一阶段的病理概括，包括病变的部位、原因、性质。症状是病和证的确定依据，病和证是症状的概括总结。病和证与症状相比，更能全面、准确地揭示出疾病的发展过程与本质。

22.中药主治病证的表述可分为哪几类

根据中医基础理论，中药主治病证的表述可分为三类：

（1）病名类主治病证，如疟疾、肺痈、肠痈、水火烫伤、毒蛇咬伤等。

（2）证名类主治病证，如热淋、血淋、热咳、冷哮、湿热黄疸等。

（3）症状名类主治病证，如惊悸、耳鸣、耳聋、口臭等。

23.中药的主治病证与功效有什么关系

中药的主治病证与功效是相互关联，密不可分的。

主治病证是确定中药功效的依据。如鱼腥草能治疗肺痈咳吐脓血、肺热咳嗽痰稠及热毒疮疡等病证，因而具有清热解毒、排脓的功效；又能治疗热淋小便涩痛之证，故又有清热利尿通淋的功能。

功效又提示了药物的主治病证。如"治热痢"是黄连的功效，提示黄连的主治病证为"热痢"。又如，鱼腥草有清热解毒、排脓、利尿之功，那就提示其主治病证为肺热、热毒、湿热引起的相关病症。

24.如何理解中药的归经

归经是药物作用的定位概念，表示药物作用的部位。归是指作用的归属，经是指脏腑经络的概称。即一种药物主要对某一经或某几经发生明显作用，而对其他经作用较小，甚至没有作用。比如同属性寒清热之药，则有清肝热、清胃热、清肺热、清心热之不同。反映了药物在机体产生效应的部位各有侧重。

归经是药物作用的定位概念，因而与疾病定位有着密不可分的关系。例如，心主神智，当出现精神、思维、意识异常的症候表现，如昏迷、癫狂、呆痴、健忘等，可以推断为心的病变。掌握归经，有助于提高用药的准确性。

此外还须注意，勿将中医脏腑经络定位与现代医学的解剖部位混为一谈。归经所依据的是用药后的机体效应所在，而不是指药物成分在体内的分布。

25.如何理解中药的升降浮沉

中药的升降浮沉性能，是用以概括药物作用趋向性的，主要反映药物对于病证的病势趋向的影响。升表示上升，降表示下降，浮表示向外发散，沉表示向内闭藏。

四种作用趋向当中，升与降，浮与沉，分别是相对的。而升与浮，降与沉，分别又是相互联系，相互交叉的。实际应用中，往往升浮并提，沉降并提，难以截然区分。

升降浮沉虽然是中药的性能之一，但不少药物，如消食药、驱虫药、杀虫止痒药等，多无明显的升降浮沉之性。而不少药物又具有二向性，其作用趋向，既表现为升浮，又可表现为沉降。如麻黄有解表与宣肺的作用，其性升浮，而又有利水退肿与平喘的作用，又为沉降。天麻可抑肝阳、息风止痉，表现为沉降，而用于祛风，又表现为升浮。这些药物虽有二向性，但又有主次之分，如麻黄通常认为其表现为升浮。

26.什么是保健食品　保健食品与药品有什么不同

保健食品系指具有特定保健功能的食品。即适宜于特定人群食用，具有调节机体功能，不以治疗疾病为目的的食品。

药品和保健食品有本质的区别。保健食品不能直接用于治疗疾病，它是人体机理调节剂、营养补充剂。而药品直接用于治疗疾病。在生产及配方组成、生产过程的质量控制、使用目的与疗效、使用说明书和广告宣传、批准标识等方面两者都有不同的要求和标准。

27.保健食品与一般食品有什么区别 哪些食品可以在包装上冠以"蓝帽子"标志

保健食品与一般食品的区别在于：

（1）保健食品含有一定量的功效成分（生理活性物质），能调节人体的机能，具有特定的功能；而一般食品不强调特定功能。

（2）保健食品一般有特定的食用范围（特定人群），而一般食品无特定的食用范围。

由国家食品药品监督管理局批准的保健食品可以在包装上冠以保健食品标志，该标志为天蓝色，呈帽形，业界俗称"蓝帽子"，也叫"小蓝帽"。"蓝帽子"标志如图1-2所示。

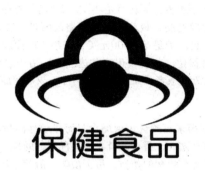

图1-2 保健食品标志

28."卫食健字"、"国食健字"有什么不同

卫食健字和国食健字是不同时期分别由卫生部和国家食品药品监督管理局批准的保健食品批准文号，卫食健字是国家卫生部2003年前的批准号，自2003年国家成立了食品药品监督管理局后，卫食健字号一律要重新审批转为国食健字号。

29.如何正确认识保健食品

（1）"保健食品"是药品还是食品？

以前存在批准文号为"药健字"的产品，也就是所谓的"保健药品"，但国家监管部门已经全部取消。现在市场上销售的或者是药品，或者是保健食品，没有保健药品。保健食品首先是食品，而且必须有保健食品批准证书及"卫食健字"或"国食健字"批准文号。

（2）保健食品能不能治病？

目前一些保健食品的宣传广告有意混淆保健食品与药品的界限，明示或暗示有治疗疾病的作用。但保健食品不能替代药物的治疗作用，药品上市前要经过大量的临床试验，而保健食品没有规定治疗的作用，不需要经过临床验证。

（3）保健食品能不能与药品合用？

保健食品通常含有多种物质，为避免与药物出现相互作用，如果需要合用，应将服用保健食品和服用其他中、西药品的时间错开1~2小时为宜。一些保健食品中含有补益类的中药，可能与某些中、西药品之间存在相互作用，如果合用，可能影响药品的治疗效果，甚至对人体产生有害的影响，应避免合用。

【案例4】

某72岁的老年患者，因病行走不便。2年前，有保健食品销售人员开办养生讲座，并给到场老人发放礼品。该患者当时走路很困难，看到能"包治百病"的保健食品宣传，又接受了礼品，于是花6 000元买了一年半疗程的保健食品。可服用大半年以后，患者的病情反而恶化。最后该患者住进医院，由于之前延误治疗，最后做手术花费约八万元。医生告诉该患者，如果再延误治疗，以后可能无法行走。

【点评】

本案是一起因未正确认识保健食品而导致延误病情的案例。保健食品的本质是食品，是一种营养补充剂，虽有调节人体某种机能的作用，但它决不是人类赖以治疗疾病的物质。药品是治疗疾病的物质，用于预防、治疗、诊断人的疾病，有目的地调节人的生理机能等作用。保健食品不是药品，虽然可以用来进行辅助治疗，调理生理功能，但对治疗疾病效果不大，不能取代药物治疗。本案例中保健食品销售人员宣称其保健品包治百病，本身就是一种违法行为，也是对消费者的一种欺骗。消费者在购买保健品时也应意识到保健品不是药品，而且要选择适合自己的正规保健品。

30.如何合理选用保健食品

（1）保健食品不是药品，虽然可以用来进行辅助治疗，调理生理功能，但对治疗疾病的效果不大。国家对保健食品的功能规定有22种，包括：免疫调节、调节血脂、调节血糖、延缓衰老、改善记忆、改善视力、促进排铅、清咽利喉、调节血压、改善睡眠、促进泌乳、抗突变、抗疲劳、耐缺氧、抗辐射、减肥、促进生长发育、改善骨质疏松、改善营养性贫血、对化学性肝损伤有辅助保护作用、美容、改善胃肠道功能。

（2）注意批准文号。保健食品的标签上应有批准文号，2003年之前由卫生部审批的保健食品批准文号包括"卫食健字、卫食健进字、卫食进健字"，相应信息可到卫生部网站（www.moh.gov.cn）查询；批准文号为"国食健字"的保健食品的相关信息可在国家食品药品监督管理局网站（www.sda.gov.cn）的数据库中查询。与上述批准文号不符或在卫生部、国家食品药品监督管理局网站上未查询到的产品均不是国家权威机构批准的正规或合格的保健食品。

（3）保健食品的标签上除生产日期、保质期外，还应注明适宜人群、食用量及食用方法。

（4）保健食品不能代替药品。新药上市前必须进行临床试验，并通过国家食品药品监督管理局的审查批准；保健食品则没有规定治疗的作用，不需要经过临床验证，仅检验污染物、细菌等卫生指标，合格就可上市销售。保健食品的标签、说明书及广告也不能宣传其疗效作用。

（5）了解保健食品的成分。保健食品虽然不是药品，但在购买前也需要咨询医生，遵循医生的专业指导使用。如鱼油类产品具有一定的临床效果，有动脉硬化、高血压的老年人不宜单独服用，否则会增加血管通透性，可能导致出血。

习题

1.药剂辅料中常用的着色剂有哪些？

2.为什么要重视药剂辅料对药品质量的影响？

3.血浆药物浓度达峰时间与药物起效有什么关系？

4.中医理论中的病、证、症有何区别？

5.购买保健食品时，应注意哪些事项？

第二篇
医疗器械基本知识篇

课程目标：本篇主要讲解和回答以下问题

◆ 如何进行医疗器械不良事件的监测？

◆ 发现医疗器械存在缺陷时应如何处理？

◆ 进口医疗器械如何进行申请、监管？

◆ 常用医疗器械的名称、特点、使用注意事项。

1.什么是医疗器械不良事件 引起医疗器械不良事件的原因有哪些

医疗器械不良事件是指获准上市的、合格的医疗器械在正常使用情况下，发生的或可能发生的任何与医疗器械预期使用效果无关的有害事件。任何医疗器械在临床应用过程中，都可能因为当时科技水平的制约、实验条件的限制等因素，存在一些不可预见的缺陷。只有通过不良事件的有效监测，对事件本身进行科学的分析和总结，才能及时采取适宜、有效的措施，保证医疗器械使用的安全有效，促进企业不断改进产品质量。

药品从业人员要正确理解医疗器械不良事件，需了解引起医疗器械不良事件的原因。引起医疗器械不良事件的原因如下：

（1）产品的固有风险。任何医疗器械产品都具有一定的使用风险，被批准上市的医疗器械只是一个"风险可接受"的产品，即对被批准上市产品的使用风险已经采取控制措施，在现有认识水平下相对符合安全使用要求。与产品的固有风险有关的因素包括：

1）设计因素

受现在科学技术条件、认知水平、工艺等因素的限制，医疗器械在研发过程中不同程度地存在目的单纯、考虑单一、设计与临床实际不匹配、应用定位模糊等问题，造成难以回避的设计缺陷。如心脏瓣膜厂家在瓣膜设计时将瓣膜开口过大，临床应用后就可能出现开放性卡瓣的情况，不但不能起到治疗作用，还会给患者造成栓塞，导致病情恶化。

2）材料因素

医疗器械许多材料的选择源自于工业，经常不可避免地要面临生物相容性、放射性、微生物污染、化学物质残留、降解等实际问题。

3）临床应用因素

不良事件的发生和手术操作过程、与其他医疗器械的协同、应用人群特性、医师对新医疗器械的熟练程度等因素密切相关。

（2）医疗器械安装或投入临床后性能、功能故障或损坏。医疗器械发生故障或损坏，不能按照预期的意愿达到所期望的目的。如：心脏瓣膜置换术后发生碟片脱落；整形外科的一些软组织充填物使用后沿重力方向移位或受肌肉活动挤压移位导致外观畸形等。

（3）标签、产品使用说明书中存在错误或缺陷。企业在产品注册时由食品药品监督管理部门批准的使用说明书是医疗器械产品的重要组成部分。使用说明书中存在错误、缺陷或者是使用者未按照说明书的要求使用等原因导致的医疗器械不良事件往往危害大且波及面广，约占不良事件总数的60%~70%。

（4）医疗器械上市前研究的局限性。医疗器械在上市前都必须做一系列的安全性评价，包括物理评价、化学评价、生物学评价和临床评价。其中，物理、化学评价存在局限性，需要通过下一步的生物学、临床评价进行弥补。生物学评价过程中存在大量不可控制因素，生物学评价虽然已经能够达到器官、组织、细胞甚至分子水平，但仍然有残留物或降解产物释放等无法确定和控制的现象存在；而且由于动物实验模型与人体反应的差异，加之人体的个体差异，使生物学评价阶段的动物实验也存在一定的局限性。临床评价存在时间短、例数少、对象窄、针对性强、设计与应用容易脱节、应用定位不准确、长期效应不可知、适用人群选择偏倚等问题。

（5）医疗器械管理不善。目前，我国各级医院对医疗器械重购置轻维护。许多医院没有医疗设备质控程序或有程序不执行。不仅引进设备时缺乏测试，没有风险评估，使用后也很少进行预防性维修和定期巡检。

（6）偶然因素。雷电、电击、停电事故等外来因素，都可能导致医疗器械对患者的伤害，引起不良事件的发生。

【案例1】

1999年，注射用聚丙烯酰胺水凝胶（俗称人造脂肪，商品名：奥美定）通过国家药监局批准，作为长期植入人体的软组织填充材料，广泛用于注射隆胸、丰颞（太阳穴部位）、隆颊、隆臀等美容术。然而国家药品不良反应监测中心的数据显示，2002年到2005年11月共收到与注射用聚丙烯酰胺水凝胶有关的不良事件监测报告183份，其中隆乳161例。不良事件的表现包括：炎症、感染、硬结、团块、质硬、变形、移位、残留等。2006年，国家食品药品监督管理局以"不能保证上市使用中的安全性"为由，撤销注射用聚丙烯酰胺水凝胶的医疗器械注册证，责令全面停止其生产、销售和使用。

【点评】

这是一起典型的因医疗器械的固有风险（主要是材料风险）导致不良事件的案例。聚丙烯酰胺主要用于工业，用于人体以后由于材料本身的性质，导致各种不良事件。

奥美定是一种水溶性高分子聚合物，本身并无毒性，但植入人体后不会被吸收，再加上注入人体的奥美定呈凝胶状，可在体内随身体活动和肌肉收缩沿组织间隙渗透，游走至身体其他部位，形成肿块，甚至会引发纤维增生，导致细菌感染。另外，构成奥美定的单体为丙烯酰胺，动物研究发现丙烯酰胺有神经毒性、生殖发育毒性、遗传毒性和致癌性，国际癌症研究机构将其列为人类可能致癌物。奥美定在人体内水解为丙烯酰胺后，也可能对人体产生毒害作用。国家食品药品监督管理局评估其安全性后，采取相应的措施，撤销其医疗器械注册证，避免了这类不良事件的继续发生。

【案例2】

2001年，出现多起角膜塑形镜（俗称OK镜）不良事件的报道，主要包括患者配戴产品后发生视觉模糊、角膜发炎等症状，严重者发生阿米巴原虫、绿脓杆菌等感染，甚至导致角膜穿孔、眼球受损。国家食品药品监督管理局（SFDA）紧急发布通知，要求制造厂对说明书中的信息进行补充，明确其正确使用方法、适用人群、禁忌证、不良反应等信息，告知配戴者可能引起的不良反应或并发症，如眼部刺激、发痒、不适、眼中有异物感或擦伤感、眼部发红、惧光、出现异常分泌物等；告知配戴者遇到不适时应当采取的措施。SFDA还发布了《角膜塑形镜经营验配监督管理规定》，要求加强对OK镜的监管。

【点评】

　　这是一起典型的因为医疗器械使用说明书中存在错误或缺陷引起不良事件的案例。OK镜是一种通过改变角膜的形态来矫治屈光不正的医疗器械，需要根据已用镜片的矫正效果，不定期地验配更换新镜片。为切实保护角膜，出于特定的矫正目标，有的配戴者应在达到所需的目标后即停止使用。镜片的清洗、护理也是极为重要的环节。验配OK镜不是普通的商业行为，也非短期行为，在验配人员资质、验配单位的设施方面，都有相应的严格要求。而OK镜的说明书中并未详细说明其配戴时应注意的事项，包括配戴时间、定期清洗、护理的方法、不良反应的处理等，结果导致患者出现不良事件。

2.医疗器械不良事件与医疗器械质量事故有什么区别

　　医疗器械不良事件主要是由产品的设计缺陷、已经注册审核的使用说明书不准确或不充分等原因造成的，但其产品的质量是合格的。医疗器械质量事故主要是指其质量不符合注册产品标准等规定造成的事故。两者的产品质量具有本质上的差别。

3.监测医疗器械不良事件的目的是什么　有什么作用

　　医疗器械不良事件监测是指对医疗器械不良事件的发现、报告、评价和控制的过程。医疗器械不良事件监测旨在通过对医疗器械使用过程中出现的可疑不良事件进行收集、报告、分析和评价，对存在安全隐患的医疗器械采取有效的控制，防止医疗器械严重不良事件的重复发生和蔓延，保障公众用械安全。

　　监测医疗器械不良事件有以下作用：

　　（1）为医疗器械监督管理部门提供监管依据。

　　（2）可以减少或者避免同类医疗器械不良事件的重复发生，降低患者、医务人员和其他人员使用医疗器械的风险，保障广大人民群众安全。

　　（3）可以进一步提高对医疗器械性能和功能的要求，推进企业对新产品的研制，有利于促进我国医疗器械工业的健康发展。

4.对医疗器械不良事件应如何进行监测

　　国家食品药品监督管理局负责全国医疗器械不良事件监测工作；省、自治区、直辖市食品药监督管理部门负责本行政区域内医疗器械不良事件监测工作；卫生部和地方各级卫生主管部门负责医疗卫生机构中与实施医疗器械不良事件监测有关的管理工作；国家药品不良反应监测中心承担全国医疗器械不良事件监测技术工作；省、自治区、直辖市医疗器械不良事件监测技术机构承担本行政区域内医疗器械不良事件监测技术工作。

医疗器械生产企业、经营企业和使用单位应当建立医疗器械不良事件监测管理制度和工作程序，并将其纳入建立的医疗器械质量管理体系之中。主要工作步骤包括：医疗器械不良事件的发现与收集；医疗器械不良事件的调查与评价；医疗器械不良事件的报告；医疗器械不良事件的控制；医疗器械生产企业应建立产品监测档案，保存医疗器械不良事件监测记录。

5.医疗器械经营企业、使用单位发现其经营、使用的医疗器械存在缺陷时，应如何处理

医疗器械经营企业、使用单位发现其经营、使用的医疗器械存在缺陷的，应当立即暂停销售或者使用该医疗器械，及时通知医疗器械生产企业或者供货商，并向所在地省、自治区、直辖市药品监督管理部门报告；使用单位为医疗机构的，还应当同时向所在地省、自治区、直辖市卫生行政部门报告。

6.什么是医疗器械召回　医疗器械召回有什么意义

医疗器械召回是指医疗器械生产企业按照规定的程序对其已上市销售的存在缺陷的某一类别、型号或者批次的产品，采取警示、检查、修理、重新标签、修改并完善说明书、软件升级、替换、收回、销毁等方式消除缺陷的行为。医疗器械召回是医疗器械不良事件监测中的重要环节，其意义在于：

（1）有利于加强对医疗器械的监督管理，保障人体健康和生命安全。

（2）能显著减少缺陷医疗器械的风险和危害。

（3）能使得企业明确产品缺陷的原因，对生产工艺进行改进，提高产品质量和性能，进而提高企业竞争力。

【案例3】

2001年12月，国家药品监督管理局要求对美国圣犹达医疗用品公司Tempo心脏起搏器的使用情况进行紧急调查，并督促圣犹达公司召回有问题的产品。通知说，该公司某批植入式心脏起搏器由于在相邻连接器间的焊剂搭接问题可能造成电池过早耗尽，可靠性降低。该公司召回了在中国销售的177件问题产品，为患者免费更换无质量问题的起搏器，并对患者进行了赔偿。

【点评】

这是一起由于医疗器械设计存在缺陷引起的召回事件。该心脏起搏器属于缺陷医疗器械。正常的心脏起搏器能够使患者的心脏保持正常跳动，而一旦电池过早耗尽，可能导致患者出现严重的不良反应。生产厂商发现问题后，通知了国家药品监督管理局，并召回问题产品，有助于降低不良事件的风险和危害，也有利于监管部门对医疗器械的管理。

7.医疗器械召回可分为哪几级

根据医疗器械缺陷的严重程度，医疗器械召回可分为3级：

一级召回：使用该医疗器械可能或者已经引起严重健康危害的。

二级召回：使用该医疗器械可能或者已经引起暂时的或者可逆的健康危害的。

三级召回：使用该医疗器械引起危害的可能性较小但仍需要召回的。

8.进口医疗器械包括哪些　什么是缺陷进口医疗器械

进口医疗器械包括从境外进入到国内的，单独或者组合使用于人体的仪器、设备、器具、材料或者其他物品，包括所配套使用的软件。其使用旨在对疾病进行预防、诊断、治疗、监护、缓解，对损伤或者残疾进行诊断、治疗、监护、缓解、补偿，对解剖或者生理过程进行研究、替代、调节，对妊娠进行控制等。

缺陷进口医疗器械，是指不符合国家强制性标准规定的，或者可能危及人身、财产安全的进口医疗器械。

9.国家对医疗器械进口单位如何进行监管

国家质量监督检验检疫总局（简称质检总局）对医疗器械进口单位的监管是通过对进口单位实施分类监管、检验监管和定期监督审核实现的。

所在地的直属检验检疫局根据医疗器械进口单位的管理水平、诚信度、进口医疗器械产品的风险等级、质量状况和进口规模，对医疗器械进口单位实施分类监管。医疗器械进口单位可以根据条件自愿提出分类管理申请，直属检验检疫局对申请单位提交的申请进行书面审核。符合相应条件的，国家质检总局进行核准，并定期对外公布。

检验检疫机构按照进口医疗器械的风险等级、进口单位的分类情况，根据国家质检总局的相关规定，对进口医疗器械实施现场检验以及后续监督管理（以下简称监督检验）相结合的检验监管模式。

实施现场检验和监督检验的内容可以包括：产品与相关证书一致性的核查；数量、规格型号、外观的检验；包装、标签及标志的检验，如使用木质包装的，须实施检疫；说明书、随机文件资料的核查；机械、电气、电磁兼容等安全方面的检验；辐射、噪声、生化等卫生方面的检验；有毒有害物质排放、残留以及材料等环保方面的检验；涉及诊断、治疗的医疗器械性能方面的检验；产品标识、标志以及中文说明书的核查。

检验检疫机构每年对一、二类进口单位进行至少一次监督审核，对不符合条件的，根据相关规定进行降类、查封或扣押等处理。

10.一类、二类和三类医疗器械进口单位分别应符合哪些条件

一类进口单位应当符合下列条件：

（1）严格遵守商检法及其实施条例、国家其他有关法律法规以及国家质检总局的相关规定，诚信度高，连续5年无不良记录。

（2）具有健全的质量管理体系，获得ISO 9000质量体系认证，具备健全的质量管理制度，包括进口报检、进货验收、仓储保管、质量跟踪和缺陷报告等制度。

（3）具有2名以上经检验检疫机构培训合格的质量管理人员，熟悉相关产品的基本技术、性能和结构，了解我国对进口医疗器械检验监督管理。

（4）代理或者经营实施强制性产品认证制的进口医疗器械产品的，应当获得相应的证明文件。

（5）代理或者经营的进口医疗器械产品质量信誉良好，2年内未发生由于产品质量责任方面的退货、索赔或者其他事故等。

（6）连续从事医疗器械进口业务不少于6年，并能提供相应的证明文件。

（7）近2年每年进口批次不少于30批。

（8）收集并保存有关医疗器械的国家标准、行业标准及医疗器械的法规规章及专项规定，建立和保存比较完善的进口医疗器械资料档案，保存期不少于10年。

（9）具备与其进口的医疗器械产品相适应的技术培训和售后服务能力，或者约定由第三方提供技术支持。

（10）具备与进口医疗器械产品范围与规模相适应的、相对独立的经营场所和仓储条件。

二类进口单位应当符合下列条件：

（1）严格遵守商检法及其实施条例、国家其他有关法律法规以及国家质检总局的相关规定，诚信度较高，连续3年无不良记录。

（2）具有健全的质量管理体系，具备健全的质量管理制度，包括进口报检、进货验收、仓储保管、质量跟踪和缺陷报告等制度。

（3）具有1名以上经检验检疫机构培训合格的质量管理人员，熟悉相关产品的基本技术、性能和结构，了解我国对进口医疗器械检验监督管理的人员。

（4）代理或者经营实施强制性产品认证制度的进口医疗器械产品的，应当获得相应的证明文件。

（5）代理或者经营的进口医疗器械产品质量信誉良好，1年内未发生由于产品质量责任方面的退货、索赔或者其他事故等。

（6）连续从事医疗器械进口业务不少于3年，并能提供相应的证明文件。

（7）近2年每年进口批次不少于10批。

（8）收集并保存有关医疗器械的国家标准、行业标准及医疗器械的法规规章及专项规定，建立和保存比较完善的进口医疗器械资料档案，保存期不少于10年。

（9）具备与其进口的医疗器械产品相适应的技术培训和售后服务能力，或者约定由第三方提供技术支持。

（10）具备与进口医疗器械产品范围与规模相适应的、相对独立的经营场所。

三类进口单位应当符合下列条件：

（1）从事进口医疗器械业务不满3年的进口单位。

（2）从事进口医疗器械业务已满3年，但未提出分类管理申请的进口单位。

（3）提出分类申请，经考核不符合一、二类进口单位条件，未列入一、二类分类管理的进口单位。

11.申请一类和二类医疗器械的进口单位应提交哪些材料

（1）书面申请书，并有授权人签字和单位盖章。

（2）法人营业执照、医疗器械经营企业许可证。

（3）质量管理体系认证证书、质量管理文件。

（4）质量管理人员经检验检疫机构培训合格的证明文件。

（5）近2年每年进口批次的证明材料。

（6）遵守国家相关法律法规以及提供资料真实性的承诺书（自我声明）。

12.进口医疗器械产品可分为哪些风险等级　分别符合哪些条件

进口医疗器械产品可分为高风险、较高风险和一般风险三个风险等级。高风险、较高风险的进口医疗器械需符合条件详见表2-1。未列入高风险、较高风险等级的进口医疗器械属于一般风险等级。

表2-1　高风险、较高风险进口医疗器械需符合的条件

风险等级	条件内容
高风险等级	• 植入人体的医疗器械。 • 介入人体的有源医疗器械。 • 用于支持、维持生命的医疗器械。 • 对人体有潜在危险的医学影像设备及能量治疗设备。 • 产品质量不稳定，多次发生重大质量事故，对其安全性、有效性必须严格控制的医疗器械。
较高风险等级	• 介入人体的无源医疗器械。 • 不属于高风险的其他与人体接触的有源医疗器械。 • 产品质量较不稳定，多次发生质量问题，对其安全性、有效性必须严格控制的医疗器械。

13.进口医疗器械进口时，进口医疗器械的收货人或者其代理人应当向报关地检验检疫机构提供哪些材料

（1）报检规定中要求提供的单证。

（2）属于《实施强制性产品认证的产品目录》内的医疗器械，应当提供中国强制性认证证书。

（3）国务院药品监督管理部门审批注册的进口医疗器械注册证书。

（4）进口单位为一、二类进口单位的，应当提供检验检疫机构签发的进口单位分类证明文件。

14.如何申请进口医疗器械广告的批准文号

申请进口医疗器械广告批准文号，应当向《医疗器械注册登记表》中列明的代理人所在地的医疗器械广告审查机关提出；如果该产品的境外医疗器械生产企业在境内设有组织机构，则向该组织机构所在地的医疗器械广告审查机关提出。

申请进口医疗器械广告批准文号，应当填写《医疗器械广告审查表》，并附与发布内容相一致的样稿（样片、样带）和医疗器械广告电子文件，同时提交以下真实、合法、有效的证明文件：

（1）申请人的《营业执照》复印件。

（2）申请人的《医疗器械生产企业许可证》或者《医疗器械经营企业许可证》复印件。

（3）申请人是医疗器械经营企业的，应当提交医疗器械生产企业同意其作为申

请人的证明文件原件。

（4）代办人代为申办医疗器械广告批准文号的，应当提交申请人的委托书原件和代办人营业执照复印件等主体资格证明文件。

（5）医疗器械产品注册证书（含《医疗器械注册证》、《医疗器械注册登记表》等）的复印件。

（6）提供《医疗器械注册登记表》中列明的代理人或者境外医疗器械生产企业在境内设立的组织机构的主体资格证明文件复印件。

（7）广告中涉及医疗器械注册商标、专利、认证等内容的，应当提交相关有效证明文件的复印件及其他确认广告内容真实性的证明文件。

15.首次进口的医疗器械，进口单位在向海关申请办理进口手续之前应履行哪些程序

首次进口的医疗器械，进口单位向海关申请办理进口手续之前应当提供该医疗器械的说明书、质量标准、检验方法等有关资料和样品以及出口国（地区）批准生产、销售的证明文件，经国务院药品监督管理部门审批注册，领取进口注册证书。

16.违反《进口医疗器械检验监督管理办法》应承担哪些法律责任

（1）擅自销售、使用未报检或者未经检验的属于法定检验的进口医疗器械，或者擅自销售、使用应当申请进口验证而未申请的进口医疗器械的，由检验检疫机构没收违法所得，并处商品货值金额5%以上20%以下罚款；构成犯罪的，依法追究刑事责任。

（2）销售、使用经法定检验、抽查检验或者验证不合格的进口医疗器械的，由检验检疫机构责令停止销售、使用，没收违法所得和违法销售、使用的商品，并处违法销售、使用的商品货值金额等值以上3倍以下罚款；构成犯罪的，依法追究刑事责任。

（3）医疗器械的进口单位进口国家禁止进口的旧医疗器械的，按照国家有关规定予以退货或者销毁。进口旧医疗器械属机电产品的，情节严重的，由检验检疫机构并处100万元以下罚款。

（4）检验检疫机构的工作人员滥用职权，故意刁难的，徇私舞弊，伪造检验结果的，或者玩忽职守，延误检验出证的，依法给予行政处分；构成犯罪的，依法追究刑事责任。

17.在我国境内销售、使用的医疗器械的标签和包装标识应符合什么规定

在我国境内销售、使用的医疗器械的标签和包装标识应符合《医疗器械说明书、标签和包装标识管理规定》中的相关规定，具体包括：

（1）医疗器械标签和包装标识的内容应当真实、完整、准确、科学，与产品特性相一致，并且应与说明书有关内容相符。

（2）医疗器械标签和包装标识文字内容必须使用中文，可以附加其他文种。中文的使用应当符合国家通用的语言文字规范。且其文字、符号、图形、表格、数字、照片、图片等应当准确、清晰、规范。

（3）医疗器械标签、包装标识一般应当包括以下内容：产品名称、型号、规格；生产企业名称、注册地址、生产地址、联系方式；医疗器械注册证书编号；产品标准编号；产品生产日期或者批（编）号；电源连接条件、输入功率；限期使用的产品，应当标明有效期限；依据产品特性应当标注的图形、符号以及其他相关内容。

（4）医疗器械标签、包装标识不得有以下内容：含有"疗效最佳"、"保证治愈"、"包治"、"根治"、"即刻见效"、"完全无毒副作用"等表示功效的断言或者保证的；含有"最高技术"、"最科学"、"最先进"、"最佳"等绝对化语言和表示的；说明治愈率或者有效率的；与其他企业产品的功效和安全性相比较的；含有"保险公司保险"、"无效退款"等承诺性语言的；利用任何单位或者个人的名义、形象作证明或者推荐的；含有使人感到已经患某种疾病，或者使人误解不使用该医疗器械会患某种疾病或加重病情的表述的；法律、法规规定禁止的其他内容。

18.常用医疗器械包括哪些　各有什么特点　使用时应注意哪些问题

（1）医用纱布

产品特点：医用纱布是由未经重复加工的成熟种子的棉纤维，经纺纱织成平纹布，再经脱脂、漂白、精制而成供医疗用的脱脂纱布。医用纱布制品一般有折叠式和卷筒式等形式。主要用于手术及家庭保健等的一次性吸血、敷药。其白度不得低于80度；经纬密度差值应不超过明示标称值的±5%；水中可溶物不得大于0.3%（g/mL）；在100mL水中加酚酞指示剂不得显粉红色，加溴甲酚紫指示剂不得显黄色；10秒内沉入液面以下；醚中可溶物不得大于0.5%；表面活性物质（泡沫）高度不得超过2mm。

使用注意事项：使用医用纱布时首先要看成品的包装标识和产品说明书，若是无菌包装的医用纱布可以直接使用，若是以非无菌方式包装的纱布必须经高温高压蒸汽

或环氧乙烷等方法消毒后方能使用。对于无菌方式包装的纱布还应注意包装标识上的灭菌有效期、出厂日期或生产批号，如发现包装破损或超过有限期，则不再使用。

（2）医用棉花

产品特点：医用棉花是采用锦葵科草棉属植物成熟种子的棉纤维，经除去夹杂物、脱脂、漂白加工而成的医用脱脂棉。主要供医院临床做敷料用。医用棉花的基本质量要求（白度、酸碱度、吸水时间等）与医用纱布相同。

使用注意事项：同医用纱布。

（3）医用绷带

产品特点：医用绷带分全棉纱布绷带和弹性绷带两种。全棉纱布绷带主要用于医院外科及家庭的体外创口敷药后的包扎、固定。弹性绷带主要用于下肢静脉曲张、骨伤科等患者的固位包扎，以改善血液循环，防止肢体肿胀，也能代替手术后的多头腹带，用于人体不同部位的加压包扎或一般创伤包扎。纱布绷带的经纬密度、吸水时间、酸碱度、水中可溶物、醚中可溶物等质量要求与医用纱布基本相同。弹性绷带要求伸展率不小于18倍，回缩差不大于10cm。

使用注意事项：医用绷带主要用于包扎和固定，厂方一般以非灭菌医疗产品出售，所以使用时应与创口隔离。

（4）医用橡皮膏

产品特点：医用橡皮膏是以织物为基材，上涂以氧化锌与橡胶为主要原料的膏浆所制成。产品分有衬垫材料和无衬垫材料两种形式，衬垫材料为硬纱布、无毒高分子材料或防粘纸。供一般外科手术创伤或其他医疗粘贴固定用。其剥离强度应不低于$1.1N/cm^2$，持粘性不大于2.0mm，氧化锌含量不低于10%，含膏量不低于$115g/m^2$。

使用注意事项：应使用洁净不渗膏、膏布卷齐平整的橡皮膏。

（5）一次性使用无菌注射器和注射针

产品特点：一次性使用无菌注射器的芯杆、外套、针座的主要材料是聚丙烯、聚苯乙烯和苯乙烯/丙烯腈共聚物，胶塞的主要材料是高质量的天然或合成橡胶合成物。一次性使用无菌注射器按结构分有二件套和三件套，按型式分有中头式和偏头式，按锥头分有直插式和螺旋式。常用规格有1mL、5mL、10mL、20mL、50mL。在一次性使用无菌注射器的小包装中，通常配有相配套的无菌注射针，无菌注射针常用的规格有公称外径0.2~1.2mm的共约13种。一次性使用无菌注射器和注射针适用于抽吸药液，并进行皮下、皮内、肌内或静脉注射等。

使用注意事项：使用前应检查每一单包装是否破裂，如果破裂，必须停止使用。包装完好的产品，用后立即予以销毁。

（6）一次性使用输液器

产品特点：一次性使用输液器分为进气式输液器和非进气式输液器两种。其中，进气式输液器是由瓶塞穿刺器、空气过滤器、进气器件、滴斗、药液过滤器、软管、流量调节器、外圆锥接头组成。非进气式输液器除不带空气过滤器外，其余配件与进气式输液器基本相同。一次性使用输液器适用于重力输液式的一次性静脉输液。

使用注意事项：使用前应检查每一单包装是否破裂，如果破裂，必须停止使用。包装完好的产品，用后立即予以销毁。

（7）体温计

1）水银体温计

产品特点：为最常用的体温计，由水银球、毛细管、真空腔组成。由于玻璃的结构比较致密，水银的性能非常稳定，所以水银体温计具有示值准确、稳定性高的特点，还有价格低廉、不用外接电源的优点。其缺点是易破碎，存在水银污染的可能，测量时间比较长，对急重病患者、老人、婴幼儿等使用不方便，读数比较费事等。

使用注意事项：使用前检查玻璃泡有无裂纹，以免使用时水银溢出导致中毒；测体温前将水银柱甩到35℃以下；幼儿、精神失常、高热神昏及不能用鼻呼吸者不可测口温；用后须用冷水冲洗干净，而后浸泡在70%乙醇中备用或用肥皂水洗净后保存备用，再次使用前需用酒精棉球擦拭消毒。

2）电子体温计

产品特点：由半导体热敏电阻作为感温元件、1.5V纽扣电池和液晶显示元件组成。体温以数字的形式显示出来，读数清晰，携带方便。不足之处在于示值准确度受电子元件及电池供电状况等因素影响，准确度不如水银温度计。

使用注意事项：塑料封装的电子体温计用后消毒时不能浸在酒精里，以免液体渗入体温计内。

（8）血压计

1）水银血压计

产品特点：由刻度尺、水银槽、打气臂带、打气球和刻度玻璃管组成。水银血压计示值的允许误差为±0.5kPa（±3.75mmHg），应有良好的气密性，且不漏水银。但体积大，携带不方便。

使用注意事项：选用水银柱上升灵活、无断开、不漏水银的血压计；使用时打气不要过猛，搬动血压计要竖直，用后及时将血压计往后倾斜45°，然后关闭水银阀。

2）电子血压计

产品特点：电子血压计是在水银血压计的基础上引入微电脑技术进行自动血压测量显示的一种电子式血压测量仪，即以传感器将脉搏转换成电信号，再经电脑处理后显示为血压值。血压计示值的允许误差为±0.5kPa（±3.75mmHg），脉搏数的允许误差为±5%以内。与水银血压计相比，电子血压计有结构轻巧，易于携带、使用的优点。

使用注意事项：电子血压计的说明书上应有计量许可标志和药品监督管理部门颁发的产品注册证；通过重复测定和与医院测得的结果相比较，了解所用电子血压计的误差大小。

（9）手持式家用血糖分析仪

产品特点：手持式家用血糖分析仪由测试显示器、测试条以及附件采血针组成。具有采血量少、使用方便又快速的优点。用于人体末端全血的血糖测试，适用于糖尿病患者自我血糖控制、医院临床的快速血糖测试参考和糖尿病的筛选。

使用注意事项：选用经过药品监督管理部门注册批准的产品；使用前仔细阅读说明书并向专业人员学习血糖仪的正确使用方法，了解可能影响检测结果的因素以及测试条的保存方法；测试条必须和其适配的血糖仪一起使用，每次检测前应检查测试条的型号是否与仪器相配，是否过期或变质；定期对仪器进行校准，检查血糖仪的准确性。

（10）制氧机

1）化学制氧机

产品特点：采用过氧化物在水中通过催化剂的作用分解形成氧气的原理制氧。基本组成有发生器（包括水箱、阀门）、过氧化物、吸氧管和吸氧面罩。具有体积小、成本低、产氧快、使用方便、便于携带、噪声小的优点，不足之处在于其有一定的副作用，不宜长期使用。

使用注意事项：选择有生产许可证与市场准入证的正规厂家生产的发生器和药品；使用时先阅读说明书，注意勿将管路和阀门堵死；最好只作应急或外出时使用。

2）医用保健制氧机

医用保健制氧机按制氧方式不同分为三种：分子筛变压吸附方式制氧机、膜分离方式制氧机和电解水方式制氧机。

• 分子筛变压吸附方式制氧机

产品特点：以一般交流电源为能源，以空气为原料，制氧成本低；产氧快，打开电源2分钟后即可产出氧气；安全可靠，使用方便，移动便利，可连续使用；缺点为有噪声。

使用注意事项：选择有生产许可证与市场准入证的正规厂家的产品；仔细阅读说明书；注意使用中的安全要求和使用环境要求，若在不同海拔高度使用，最好选用由压力控制系统组成的机器。

• 膜分离方式制氧机

产品特点：以电为能源，空气为原料，成本低；产氧快；安全可靠；使用方便；移动便利；可连续使用；氧浓度低，所产氧的浓度一般不大于30%；缺点为有噪声。

使用注意事项：同分子筛变压吸附方式制氧机。

• 电解水方式制氧机

产品特点：以交流电为电源、水为原料，能耗大；电极损耗大，成本高；产氧量小；噪声小。

使用注意事项：同分子筛变压吸附方式制氧机。

（11）助听器

产品特点：助听器将患者周围的各种声音放大并进行处理后送入耳道内。主要由传声器、电子线路板、耳机、机壳、电池仓、耳钩等组成。助听器可以分为盒式、耳背式和耳内式。根据内部电子电路可以分为模拟式和全数字式。

使用注意事项：助听器是一种特殊的医疗器械，须通过专业验配，选择适合患者的助听器；首次佩戴时，在声音的放大量上可以设置为稍低一些；佩戴时间从一天2小时逐步增加，从室内环境到室外嘈杂环境逐步过渡；使用时要注意防潮、防水、防震、防尘、防宠物接近；不使用时要将电池取出；耳背式助听器要定期清洗耳膜；耳内式助听器要定期清除耳垢，梅雨季节要经常将助听器放在盛有干燥剂的盒内进行干燥处理。

习题

1.简述监测医疗器械不良事件的目的和意义？

2.简述医疗器械经营企业发现其经营的医疗器械存在缺陷时，应如何处理？

3.结合河南省"国门蓝盾"专项行动，简述有关部门如何对医疗器械进口单位进行监管？

4.医疗器械标签、包装标识不得含有哪些内容？

第三篇
药品质量安全管理知识篇

课程目标：本篇主要讲解和回答以下问题

◆ 国家药品安全"十二五"规划有哪些发展目标和主要任务？我国药品全过程监管将如何开展？

◆ 新版GSP对零售药店的质量管理、药品贮存、库房设置、药品验收、药品陈列有哪些规定？

◆ 如何对中药材、中药饮片进行贮存与养护？

◆ 药品电子监管码对保证药品质量安全有什么作用？对于纳入药品电子监管的药品经营企业有哪些要求？

1.如何理解我国目前的药品安全形势

国家药品安全"十一五"规划实施以来，我国药品行业形成了较为完备的药品生产供应体系，实施了国家基本药物制度，稳步推进药品现代物流体系建设，基本建成覆盖城乡的药品供应网络，公众用药需求基本满足。全国药品质量明显提高，药品安全状况明显改善。同时，建立了较为完整的国家、省、市、县四级行政监管体系，药品监管基础设施明显改善，药品安全监管能力大幅提高。

尽管我国的药品安全形势明显好转，但仍然存在一些问题。如药品生产企业研发投入不足，创新能力不强；现行药品市场机制不健全，药品价格与招标机制不完善；医疗机构以药养医状况未明显改善，临床用药监督有待进一步加强，零售药店和医院药房执业药师配备和用药指导不足，不合理用药较为严重；制售假药现象频出，药品安全风险仍然较大；药品安全法制尚不完善，技术支撑体系不健全，执法力量薄弱，药品监管能力仍相对滞后等。所以必须进一步加强药品安全工作，为人民群众健康提供有力保障。

2.国家药品安全"十二五"规划有哪些目标

（1）总体目标

经过5年努力，药品标准和药品质量大幅提高，药品监管体系进一步完善，药品研制、生产、流通秩序和使用行为进一步规范，药品安全保障能力整体接近国际先进水平，药品安全水平和人民群众用药安全满意度显著提升。

（2）规划指标

1）全部化学药品、生物制品标准达到或接近国际标准，中药标准主导国际标准制定；医疗器械采用国际标准的比例达到90%以上。

2）2007年修订的《药品注册管理办法》施行前批准生产的仿制药中，国家基本药物和临床常用药品质量达到国际先进水平。

3）药品生产100%符合2010年修订的《药品生产质量管理规范》要求；无菌和植入性医疗器械生产100%符合《医疗器械生产质量管理规范》要求。

4）药品经营100%符合《药品经营质量管理规范》要求。

5）新开办零售药店均配备执业药师。2015年零售药店和医院药房全部实现营业时有执业药师指导合理用药。

3.国家药品安全"十二五"规划有哪些主要任务

（1）全面提高国家药品标准。实施国家药品标准、国家医疗器械标准提高行动计划；全面提高仿制药质量；健全以《中华人民共和国药典》为核心的国家药品标准管理体系。

（2）强化药品全过程质量监管。严格药品研制、药品生产、药品流通和药品使用监管。

（3）健全药品检验检测体系。完善药品抽验工作机制，扩大抽验覆盖面和抽验品种范围，增加抽验频次；提高药品检验能力；提高医疗器械检测能力，重点提高植入性医疗器械等高风险产品和电气安全、电磁兼容、生物安全性的检测能力。

（4）提升药品安全监测预警水平。加强基层药品不良反应监测，健全重点监测与日常监测相结合的监测机制，强化对药品不良反应和医疗器械不良事件的评价与预警；完善药品安全新闻发布制度，及时发布药品安全预警信息；加强特殊药品滥用监测；健全药品上市后再评价制度。

（5）依法严厉打击制售假劣药品行为。深入开展药品安全专项整治；严厉打击发布违法药品广告行为。

（6）完善药品安全应急处置体系。完善药品、医疗器械突发事件应急预案，规范处置程序；强化应急平台、应急检验等技术支撑体系建设，加强国家药品安全应急演练基地和国家食品药品监督管理局投诉举报中心建设，强化应急管理培训，提高应急处置能力和水平；健全重大突发事件应急药品扩产改造和申报审批工作机制，保障应急药品的及时有效供应。

（7）加强药品监管基础设施建设。加快实施药品安全基础设施建设工程，加强技术审评、检查认证、监测预警基础设施建设，进一步改善国家、省、市三级药品检验机构实验室条件，加强省级医疗器械检测中心基础设施建设；按标准建设药品行政监管机构办公业务用房，配备执法装备；加快推进药品快速检验技术在基层的应用，配置快速检验设备。

（8）加快监管信息化建设。推进国家药品电子监管系统建设，完善覆盖全品种、全过程、可追溯的药品电子监管体系；逐步实现国家药品电子监管系统与有关部门以及企业信息化系统对接；采取信息化手段实现药品研究和生产过程的非现场监管；建立健全医疗器械监管信息系统，启动高风险医疗器械国家统一编码工作；完成国家药品监管信息系统一期工程，启动二期工程建设。

（9）提升人才队伍素质。制订药品监管中长期人才发展规划，建立严格的人员准入、培训和管理制度；加强药品监管部门专业技术人员培训，加快高层次监管人才和急需紧缺专门人才培养，形成一支规模适当、结构合理、素质优良的药品监管专业队伍；建设国家食品药品监督管理局高级研修学院；加强药品监管部门领导干部和基层一把手培训，提高监管水平。到"十二五"末，各级药品监管队伍大学本科以上学历人员达到75%以上，药学、医疗器械、医学、法学等相关专业人员达到75%以上。

4.我国药品全过程监管将如何开展

（1）严格药品研制监管。完善药品研制规范，制订、修订药品研制技术指导原则和数据管理标准，促进数据国际互认；建立健全药物非临床安全性评价实验室、药物临床试验机构监督检查体系和监管机制，探索建立分级分类监督管理制度；提高药物临床试验现场检查覆盖率，加强药物临床试验安全数据的监测；所有新药申请的非临床研究数据必须来源于符合《药物非临床研究质量管理规范》的机构；鼓励罕见病用药和儿童适宜剂型研发；加强受试者保护，提高药物临床试验的社会参与度和风险管理水平；加强医疗器械临床试验管理，制订质量管理规范；加强医疗器械产品注册技术审查指导原则制订工作，统一医疗器械审评标准，提高审评能力。

（2）严格药品生产监管。加强药品生产监管制度建设，着力推进生产质量管理规范认证工作，建立健全药品生产风险监管体系；鼓励开展常用中药材规范化生产技术研究，推动实施中药材生产质量管理规范，鼓励中药生产企业按照要求建立药材基地；完善医疗器械质量管理体系，编制重点品种医疗器械质量管理规范实施指南；加强对药品、医疗器械生产企业执行生产质量管理规范情况的经常性检查，严肃查处违规企业。加强进口药品监管，建立健全境外检查工作机制和规范，探索建立出口药品监管制度，推动药品进出口与海关的联网核销系统建设，建立和完善进出口医疗器械分类管理、出入境验证和风险管理制度。

（3）严格药品流通监管。完善药品经营许可制度、药品经营质量管理规范认证体系；完善药品流通体系，规范流通秩序，鼓励药品生产企业直接配送，并与药品零售机构直接结算；发展药品现代物流和连锁经营，制订药品冷链物流相关标准；探索建立中药材流通追溯体系；制订实施高风险医疗器械经营质量管理规范，提高医疗器械经营企业准入门槛，完善退出机制；完善农村基本药物供应网，建立健全短缺药品供应保障协调机制，确保基本药物和短缺药品质量安全、公平可及。

（4）严格药品使用监管。完善药品使用环节的质量管理制度，加强医疗机构和零售药店药品质量管理，发挥执业药师的用药指导作用，规范医生处方行为，切实减少不合理用药；加强在用医疗器械监管工作，完善在用医疗器械管理制度；开展药品安全宣传教育活动，普及药品安全常识，提高公众安全用药意识，促进合理用药。

5.国家药品安全"十二五"规划对零售药店有哪些要求

国家药品安全"十二五"规划对零售药店有以下要求：加大执业药师配备使用力度，自2012年开始，新开办的零售药店必须配备执业药师；到"十二五"末，所有零售药店法人或主要管理者必须具备执业药师资格，所有零售药店营业时有执业药师指导合理用药，逾期达不到要求的，取消售药资格。

6.零售药店的质量管理部门或人员应该履行哪些职能

（1）督促部门和岗位人员执行药品监督管理的法律、法规。

（2）组织制订质量管理文件，并指导、监督文件的执行。

（3）负责对供货单位及其销售人员资格证明的审核，负责对所购进药品合法性的审核。

（4）负责药品的验收，指导并监督药品购进、贮存、陈列、销售等环节的质量管理工作。

（5）负责药品质量查询及质量信息管理。

（6）负责药品质量投诉和质量事故的调查、处理及报告。

（7）负责对不合格药品的确认及处理。

（8）负责假劣药品的报告。

（9）负责药品不良反应的报告。

（10）开展药品质量管理的教育和培训。

（11）负责计算机系统操作权限的审核、控制及质量管理基础数据的维护。

（12）负责组织计量器具的校验工作。

（13）指导并监督药学服务工作。

7.零售药店的质量管理制度应包括哪些内容

（1）药品购进、验收、陈列、销售等环节的管理，独立设置库房的还应包括贮存、养护的管理。

（2）供货单位和购进品种的审核。

（3）处方药销售的管理。

（4）药品拆零的管理。

（5）特殊管理的药品的管理。

（6）凭证和记录的管理。

（7）质量信息、查询、投诉及质量事故的管理。

（8）中药饮片处方调配的管理。

（9）药品有效期的管理。

（10）不合格药品和销毁药品的管理。

（11）环境卫生、人员卫生和健康的管理。

（12）药学服务的管理。

（13）人员培训及考核的规定。

（14）药品不良反应报告的规定。

（15）计算机系统的管理。

（16）药品电子监管的规定。

（17）其他应当制定的内容。

8.零售药店应建立哪些记录　如何管理及保存

零售药店应当根据质量管理要求，建立药品购进、验收、销售、陈列检查、温湿度监测、不合格药品处理等相关记录，做到记录的真实、完整、准确、有效和可追溯。

记录及相关凭证应当保存至超过药品有效期1年，但不得少于5年。特殊管理的药品的记录及凭证按相关规定保存。

9.零售药店应如何设置营业场所和库房　应当配备哪些设施设备

零售药店应具有与药品经营范围、经营规模相适应的营业场所，符合卫生、整洁、宽敞、明亮的要求。营业场所有独立的营业区域，应当与药品贮存、生活辅助、办公及其他区域分开。营业场所要与室外环境有效隔离，以符合有关温度和环境卫生的要求。

零售药店设置库房时，应当做到库房内墙、顶光洁，地面平整，门窗结构严密；有可靠的安全防护措施，防止非工作人员进入、货物被盗或者被混入假药。贮存特殊管理药品的应当按照国家有关规定设置库房。贮存中药饮片的，应当设立专用的库房。

零售药店营业场所应配置的营业设备及仓库应配置的设施设备见表3-1。

表3-1　零售药店营业场所、库房应配备设施设备

场所	应配备设施设备
营业场所	·货架和柜台。 ·监测、调控温度的设备。 ·经营中药饮片的，应当有陈列饮片和处方调配的设备。 ·经营冷藏药品的，应当有专用冷藏设备。 ·经营第二类精神药品、医疗用毒性药品和麻醉药品（仅限罂粟壳）的，应当有符合安全规定的专用存放设备。 ·药品拆零销售所需的调配工具、包装用品。

续表

场所	应配备设施设备
仓库	• 药品与地面之间有有效隔离效果的地垫及货架等设备。 • 应当有避光、通风、防潮、防虫、防鼠等措施。 • 有效监测和调控温湿度的设备。 • 符合贮存作业要求的照明设备。 • 验收专用场所。 • 不合格药品专用存放场所。 • 经营冷藏药品的，应当有与其经营品种及经营规模相适应的专用设备。 • 符合国家有关规定的存放易燃、易爆等危险品种的专用区域或场所。

10.零售药店购进药品时应如何验收、记录

（1）收货

药品到货时，收货人员应当按购进记录，对照供货单位的随货同行单（票）核实药品实物，做到票、账、货相符。

（2）验收

1）按规定的程序和要求对到货药品逐批进行收货验收，防止假劣药品或不合格药品进入。

2）冷藏药品到货时，应当对其运输方式及工具、运输过程温度记录、运输时间等进行重点检查并记录，对不符合温度要求运输的应当拒收。

3）查验检验报告。验收药品应当按照药品批号查验同批号的检验报告书。供货单位为批发企业的，检验报告书应当加盖其质量管理专用章原印章。检验报告书的传递和保存可以采用电子数据形式，但应当保证其合法性和有效性。

4）验收抽样。应当依据验收规定，对药品进行逐批验收，验收抽取的样品应当具有代表性。

5）连锁配送验收。连锁门店由连锁总部统一配送药品的，在接收药品配送时可简化验收程序。验收人员应按送货凭证对照实物，进行药品通用名称、规格、批号、有效期、生产厂商以及数量的核对，并在凭证上签字。

6）特殊管理的药品应当按照相关规定进行验收。

7）电子监管码上传。对未按规定加印或加贴中国药品电子监管码，或者中国药品电子监管码的印刷不符合规定要求的药品，应当拒收。中国药品电子监管码信息与药品包装上实际信息不符的，应当及时报告当地药品监督管理部门，同时向供货单位查询，未得到确认之前，不得入库。

8）药品直调验收。药品直调时，企业应当与购货单位签订委托验收协议，明确质量责任。购货单位应当指定专门验收人员负责直调药品的验收，严格按照本规范的

要求验收药品和进行电子监管码的数据采集与上传，并建立专门的直调药品验收记录。验收当日应当将验收记录相关信息传递给委托验收方。

（3）验收记录

验收药品应当做好验收记录，包括药品通用名称、规格、批准文号、批号、生产日期、有效期限、生产厂商、供货单位、到货数量、到货日期、验收合格数量、验收日期、验收结果和验收人员等内容。中药材验收记录应当包括品名、规格、批号、生产日期、产地、生产厂商、数量、供货单位等内容，实施批准文号管理的中药饮片还应当记录批准文号。

验收不合格的，记录应注明原因及处置措施。

11.零售药店的店堂内如何陈列药品

（1）营业场所应当分设处方药、非处方药专售区，外用药与其他药品应当分开摆放。

（2）不得将药品放置于货架（柜）或者库房以外的地方。

（3）企业经营非药品的，营业场所必须设置非药品区域，与药品区域明显隔离，并有醒目的非药品区域标志，不得将非药品与药品陈列于同一区域内。

（4）各销售柜组应当设置醒目标志，类别标签应当放置准确、字迹清晰，药品摆放应当整齐有序；拆零药品应当集中存放于拆零专柜或专区。

（5）第二类精神药品、医疗用毒性药品和罂粟壳、危险品不得陈列。

（6）冷藏药品应当放置在冷藏设备中，按规定对温度进行监测并记录，并保证存放温度符合要求。

（7）中药饮片装斗应当复核，不得错斗、串斗，防止混药。不同批号的饮片装斗前应当清斗并记录，中药饮片斗箱应定期清斗，防止饮片质量变异或生虫，饮片斗前应当写正名正字。

（8）陈列药品应当避免阳光直射。

12.中药材贮存与养护的基本方法

中药材的来源复杂，包括植物类、动物类、真菌类、树脂类、干膏类和矿物类等。植物类又根据其部位不同，分为根与根茎类、花类、果实类、种子类、草叶类等。不同的中药材性质各异，如花类和草叶类药材含有色素和挥发油，易变色、串气；根和根茎类、种子类药材含有糖类、蛋白质、脂肪等营养物质，易发霉、酸败变质（泛油）；树脂、干膏类药材受热易软化融粘，也易生虫发酵。药品从业人员应在熟悉不同中药材特点的基础上，灵活使用各种贮存与养护方法。

总的来说，贮存中药材的库房均应选择阴凉干燥，具备通风、吸湿、熏蒸等设施，温度一般不超过30℃，湿度控制在70%~75%。对于易虫蛀、霉变、泛油的药材，温湿度更应从严控制（温度不超过25℃，相对湿度为70%左右）。货垛应经常检查，防止倾斜倒塌。易泛油的药材，货垛不宜过于高大，要留有空间通风。含有挥发油的药材（如花类、草叶类），应避免日光直射，定期测定垛温。不耐重压的药材（如花类、果实类），应使用木箱、纸箱等盛放。

中药材的养护方法可分为传统养护方法和现代养护方法。传统养护方法具有经济、有效、简便易行等优点，是目前中药材贮存养护中重要的基础措施；现代养护方法是以预防为主的养护手段。中药材的具体养护方法如下：

传统养护方法：

（1）除湿养护法：常用的方法包括通风法和吸湿防潮法。通风法是利用自然气候调节库房的温湿度，起到降温防潮的作用，一般应在晴天无雾及室外相对湿度较低时开门通风，反之则关闭门窗，还可安装排风扇等通风设备。吸湿防潮法是指用除湿机或干燥剂保持环境干燥。根和根茎类、花类、动物类、树脂、干膏类和矿物类药材均可使用本方法养护。

（2）密封养护法：采用密封或密闭养护可使中药材与外界的温度、湿度、空气、光线、细菌、害虫等隔离，尽量减少这些因素对药物的影响。但在密封前应控制中药材中的水分含量，且无变质现象，否则反而有利于霉变虫蛀的发生。可使用密闭的容器、塑料薄膜帐或库房。密封养护法使用的药材品种较广，根与根茎类、花类、果实类、种子类、动物类等药材都可使用本方法养护。

（3）低温养护法：采用低温（2~10℃）贮存中药材，可有效防止不宜烘、晾的药材生虫、发霉、变色等现象发生。可分为自然降温法和机械降温法两种。自然降温法是指在严冬室外干燥且气温低于0℃时，将库房门窗开启，引冷风入内，利用库温骤降，促使仓虫死亡。机械降温法是指利用制冷设备产生的冷气，使库房处于低温状态。根与根茎类、果实类、种子类等易泛油的药材，如柏子仁、胡桃仁、肉豆蔻等都可使用本方法养护。

（4）高温养护法：采用高温（如曝晒、烘烤、热蒸）贮存中药材，可有效干燥药材，防止虫害侵袭。花类、果实类、种子类、草叶类、动物类均可使用本方法养护，但需要根据具体情况操作。如花类药材不宜曝晒，以免花朵残损，晒后应待药材回软再行包装，否则花朵易破碎；果实类药材除桂圆肉、五味子、母丁香、大茴香、乌梅、荜澄茄等不宜日晒，其他品种均可晾晒；种子类药材除肉豆蔻、胡桃仁不宜晾晒外，其余均可晾晒，但郁李仁、苦杏仁、甜杏仁、桃仁等晾晒时间不宜过久，以免种皮干燥破裂；质地坚韧、不易残损的动物类药材也可晾晒，但时间不宜过长，如蕲蛇、乌梢蛇、地龙、紫河车等。

（5）对抗贮存法：也称异性对抗驱虫养护，是利用两种或两种以上药材同贮，相互克制以防止虫蛀、霉变的养护方法，一般适用于数量不多的药物。如人参与细辛同贮、冰片与灯心草同贮、藏红花与冬虫夏草同贮等。还可与具有特殊气味的物质密封同贮，如山苍子油、花椒、樟脑、大蒜、白酒等。

现代养护方法：

（1）干燥养护技术：常用的方法包括远红外加热干燥和微波干燥，即利用远红外线或微波加热中药材，使其干燥。这两种养护法均具有干燥快、药材质量好的特点。

（2）气调防潮养护技术：将中药材置于密闭容器中，控制空气中的氧浓度，人为地制造低氧或高浓度二氧化碳状态。此法不但能避免新的害虫产生和侵入，使原有的害虫窒息或中毒死亡，还能抑制微生物的繁殖以及药材自身的呼吸作用，有效保证了中药材品质的稳定。

（3）蒸汽加热养护技术：利用蒸汽杀灭中药材中所含霉菌、杂菌及害虫的一种方法，包括低温长时灭菌、亚高温短时灭菌和超高温瞬时灭菌三种。其中超高温瞬时灭菌是将中药材迅速加热至150℃，经2~4秒瞬时完成灭菌，由于灭菌温度高，灭菌时间短，在杀灭微生物的同时药物成分尚来不及发生反应，故药效损失甚微。

（4）气体灭菌养护技术：主要是指利用环氧乙烷及混合气体防霉的技术。环氧乙烷可与细菌蛋白分子结合，使细菌的代谢过程受阻而被杀灭，有较强的扩散性和穿透性，可杀灭各种细菌、霉菌、昆虫、虫卵。但由于环氧乙烷沸点较低，有易燃易爆的危险，因此可采用环氧乙烷混合气体，灭菌效果更安全可靠，且操作简便。

（5）^{60}Co-γ射线辐射杀虫灭菌养护技术：应用放射性^{60}Co产生的γ射线或加速产生的β射线辐照中药材，可使附着的霉菌、害虫体内出现各种射线化学过程，使其死亡。具有效率高、不破坏中药材外形、无放射性残留的特点，且在不超过1 000Rad的剂量下，不会产生毒性和致癌物质。

（6）包装防霉养护法：是指将中药材灭菌后，在无菌条件下放入无菌包装的方法。在常温条件下，不需任何防腐剂或冷藏设施，也可在一段时间内保证其质量。

（7）气幕防潮养护技术：气幕（又称为气帘或气闸）是装于仓库房门上，配合自动门以防止库内冷空气排出库外、库外热空气侵入库内的装置，配合除湿机使用效果更佳。

13.中药饮片贮存与养护的基本方法

中药饮片是指将中药材经净选、柔润软化、按大小厚薄切制成片、丝、段、块等。中药饮片的性状各异，除中药材本身的成分不同之外，还因采用了多种炮制方法，增加了其复杂性。

一般而言，中药材切制成饮片后，由于截断面积增加，与外界空气接触面也随之扩大，吸湿与污染的风险增加，在中药饮片的贮存与养护时，除严格控制含水量在9%~13%，还必须根据药材与所加辅料的性质，选用适当的容器贮存，严格进行温湿度管理。贮存时应按照炮制日期，先进先出，避免贮存时间过长而变质。贮存中药饮片的库房应保持通风、阴凉和干燥，温度控制在25℃以下，相对湿度为75%以下。针对不同的中药饮片，需实施分类保管养护。

（1）净选类饮片

加工时经过整理除杂，但自然属性未变，也可能发生虫蛀、霉变、泛油、变色等，宜贮存于阴凉干燥处。

（2）切制类饮片

切制类饮片经烘烤干燥，含水量较低，但表面积增加，若贮存时间过长或养护不善，仍易受潮、虫蛀、霉变等。

1）含淀粉类较多的饮片：如山药、泽泻、白芍、葛根等，宜贮存于通风干燥阴凉处，防虫蛀。

2）含挥发油较多的饮片：如当归、川芎、木香、薄荷、荆芥等，贮存室温不宜过高，以防止香气丧失或导致泛油，宜贮存于阴凉干燥处，防虫蛀。

3）含糖分及黏液质较多的饮片：如熟地黄、肉苁蓉、天冬、党参等，若贮存温度高、湿度大均易吸潮变软发黏、霉变虫蛀，宜贮存于阴凉干燥处，防虫蛀。

4）种子果实类饮片：有的饮片经炒制后香气增加，如莱菔子、紫苏子、扁豆、薏苡仁等，若包装不坚固易受虫蛀或鼠咬，宜贮存于缸、罐中。

（3）炮炙类饮片

1）酒、醋炙饮片：酒炙饮片（如大黄、常山、黄芩、当归）和醋炙饮片（如大戟、芫花、甘遂、香附、商陆）均应贮存于密闭容器中，置阴凉处。

2）盐水炙饮片：如知母、泽泻、巴戟天、车前子等，应密闭贮存，避免饮片吸收水分而受潮，另外贮存温度不能过高，防止盐分从表面析出。

3）蜜炙饮片：如甘草、款冬花、枇杷叶等，糖分含量高，易受潮返软或粘连成团，通常贮存于密闭的缸、罐内，置通风、干燥、凉爽处，避免温度过高使蜂蜜融化。蜜炙饮片贮存时间不宜过长。

4）蒸煮类饮片：如熟地、制黄精、制玉竹等，常含有较多水分，易受霉菌侵染，宜密闭贮存，置干燥通风阴凉处。

（4）加工品类饮片

曲类饮片和霜类饮片易泛油，宜密闭贮存于阴凉干燥处，且贮存时间不宜过长。矿物加工类饮片，如芒硝、硼砂、胆矾等，在干燥空气中易失去结晶水，宜贮存于密闭的缸、罐内，置凉爽处以防止风化和潮解。

（5）毒性饮片

毒性饮片应严格按照有关的管理规定贮存，设专人负责管理，不可与一般饮片混贮，以免发生意外。

（6）易燃饮片

易燃的硫磺、火硝、樟脑等，必须按照消防管理要求，贮存在安全地点。含油脂的饮片层层堆叠重压，中央产生的热量较多，导致局部温度增高，也可能出现自燃，特别是在夏天。故贮存时应保持饮片干燥、空气流通，且堆垛不能太高。

药房的中药饮片柜，置药格斗应严密，对于较少使用的饮片，应经常检查，防止霉变、虫蛀。

14.对中药材进行养护时，为什么传统上会用硫磺对中药材进行熏蒸

硫磺熏蒸是一些中药材产地在粗加工过程中所采用的一种习用方法，目的在于防霉、防腐和干燥等。硫磺燃烧生成的二氧化硫（SO_2）气体可直接杀灭药材内部的害虫（包括成虫、卵、蛹、幼虫），可抑制细菌、霉菌的活性；SO_2气体与潮湿药材的水分结合生成亚硫酸（H_2SO_3），具有脱水漂白的作用。

15.中药材经硫磺熏蒸后的残留物是什么　是否会对人体造成危害

一般来说，中药材经硫磺熏蒸后会残留少量的二氧化硫和亚硫酸盐类物质。

中药材及饮片不同于食品，其摄入量相对较少，且经硫磺熏蒸后的中药材及中药饮片中残留的挥发性二氧化硫，经过药材贮存等环节，残留量会进一步降低。少量残留的二氧化硫进入体内后会生成亚硫酸盐，并由组织细胞中的亚硫酸氧化酶将其氧化为硫酸盐，通过正常解毒后最终由尿液排出体外，再加上机体自身存在有内源性的亚硫酸盐，能耐受一定水平的亚硫酸盐。因此，少量的二氧化硫进入机体不致造成伤害。但过度或长期服用会导致胃肠道功能紊乱，损害肝脏，危害人体消化系统。

16.哪些中药材会使用硫磺熏蒸

采用硫磺熏蒸药材品种的选择及其熏蒸程度的判断，是依据药材的理化性质决定的。传统上会使用硫磺熏蒸的中药材包括：

（1）粉性足的药材。常为富含淀粉等多糖类物质的肥大根及根茎，在生产加工

过程中使用硫磺熏蒸可防止褐变或利于干燥，使其品相美观或质地硬实，还可防止其在流通贮藏过程中滋生虫害和霉变。如山药、粉葛、粉防己、天花粉、党参、白芷、白芍、白术、当归、川芎、明党参、南沙参、泽泻、贝母等。

（2）动物性药材。常为富含蛋白质、脂肪、氨基酸类等营养物质的动物组织器官。使用硫磺熏蒸可防止其在加工、流通贮藏过程中出现虫害和质变，并延长保质期。如海马、海龙、土鳖虫、水蛭、鹿鞭、海狗肾、骨类和角类药材等。

（3）花类药材。常富含香味物质和各类营养成分，吸引昆虫和产生虫害，易霉变和褐变。使用硫磺熏蒸可防虫、杀虫，并使其品相美观，还可延长保质期。如金银花、菊花等。

（4）其他一些茎木皮类、果实种子类药材。

17.目前国家对中药材中二氧化硫残留量有哪些规定

目前国家食品药品监督管理局遴选出仅山药、牛膝、粉葛、甘遂、天冬、天麻、天花粉、白及、白芍、白术、党参等11种药材可保留硫磺熏蒸的加工方法，二氧化硫残留量不得超过400mg/kg；其他中药材及其饮片的二氧化硫残留量不得超过150mg/kg。

【案例1】

2011年，四川省苍溪县龙山镇6名从事"川明参"经营活动的男子，用工业硫磺将库存的"川明参"熏制后将其运到外地销售，后被当地群众举报。工商部门将上述几人熏制的"川明参"送往南充市产品质量监督检验所检测，二氧化硫含量最高达到2 274mg/kg，远远超过国家标准要求。经苍溪县检察院提起公诉，法院以生产、销售有毒食品罪对上述6名被告人判处刑期不等的有期徒刑，并处罚金。

【点评】

这是一起违反规定对中药材进行加工、养护的案例。川明参并不在国家食品药品监督管理局遴选的可保留硫磺熏蒸加工的药材之列，其二氧化硫残留量不得超过150mg/kg。而本案川明参中的二氧化硫含量达到2 274mg/kg，超过国家标准近15倍。虽然少量的二氧化硫进入机体不致造成伤害，但长期超量摄入会破坏人体消化道和呼吸道，对肝、肾等器官也有损害。

18.如何识别使用硫磺熏蒸过的中药材

二氧化硫含量的测定方法有多种，《中国药典》2010版一部规定为直接滴定法，此外还有比色法、滴定法、色谱法等。但上述方法都需要使用特殊仪器试剂，难以在药企采购员及零售药店中普及。

在经营中药材的过程中，可以通过简单的"望、闻、尝、掂"的方式识别中药材是否经过硫磺熏蒸。

（1）望：即观察药材的外观形状。用硫磺熏蒸过的中药材在颜色和外观上都有变化。如新鲜淮山切片晒干之后，颜色偏黄、表面皱缩，而用硫磺熏过的淮山片，则色白而饱满。有的药材如果经硫磺熏蒸过，则色泽格外鲜艳，如枸杞。

（2）闻：硫磺熏蒸过的药材带有酸味。

（3）尝：大多数经硫磺熏蒸过的药材能尝到异常酸味。

（4）掂：硫磺熏蒸药材要比未熏蒸的药材重，含水量要多于未熏蒸过的药材。

19.如何认识我国目前药品电子监管的现状

国家食品药品监督管理局从2006年开始实施药品电子监管工作，至2012年2月底，已分三期将麻醉药品、精神药品、血液制品、中药注射剂、疫苗、基本药物全品种纳入电子监管，还包括含麻黄碱类复方制剂、含可待因复方口服溶液、含地芬诺酯复方制剂三类药品。截至2012年2月底，已纳入电子监管的药品共涉及批准文号5.6万个，剩余尚未纳入电子监管的药品制剂批准文号共计11.9万个，已入网药品制剂占全部药品制剂的32%；药品制剂生产企业约4 600家，其中已入网生产企业2 900多家，占生产企业总数的63%；药品批发企业已全部入网。

20.我国药品电子监管在未来几年的工作目标是什么

（1）总体目标

2015年年底前实现药品全品种全过程电子监管，保障药品在生产、流通、使用各环节的安全，最有力地打击假劣药品行为、最快捷地实现问题药品的追溯和召回、最大化地保护企业的合法利益，确保人民群众用药安全。

（2）具体目标

1）将电子监管逐步推广到其他药品制剂，实现药品电子监管的全品种覆盖；适时启动高风险医疗器械电子监管试点工作，并探索原料药实施电子监管的具体办法。

2）将电子监管逐步推广到药品零售和使用环节，并开展医疗机构药品电子监管工作。

3）拓展药品电子监管系统的深度应用。充分利用药品电子监管数据，为各级政府、监督部门及社会公众服务。

21.我国药品电子监管在未来几年中有哪些工作任务

（1）制定推进药品电子监管工作的法规文件。在《药品管理法》等相关法律法规的修订中进一步明确药品电子监管的必要性。配合整体工作部署，制定配套的政策法规文件，明确政策要求和管理规范。

（2）制定标准规范体系。进一步制定和完善统一的药品电子监管相关的标准规范体系，包括业务规范、数据标准规范、信息安全标准规范等，以保障药品电子监管工作的顺利进行，确保合理开发和利用药品监管信息资源，确保药品电子监管信息系统与其他信息系统互联、互通和共享。

（3）完善药品电子监管的基础设施。主要包括：对药品电子监管信息平台进行完善和优化；进一步完善药品电子监管网络环境，共享药品电子监管信息资源；进一步强化信息安全保障体系建设，为药品电子监管工作提供统一、稳定、高效的安全保障体系。

（4）建设药品电子监管信息资源数据中心。以药品电子监管数据库为基础，按照统一的数据标准，建设由网络、存储、数据库、数据仓库等构成的药品电子监管信息资源数据中心，实现信息资源的整合，实现信息资源充分共享和合理利用。

（5）建设药品电子监管数据备份中心。逐步建立中央级同城和异地灾备中心，建立各省、自治区、直辖市行政区域内的药品电子监管数据备份，对突发事件和灾难及时应急响应和恢复。

（6）建设电子监管服务体系。建设以呼叫中心、短信平台和即时通讯平台等为核心的配套服务体系，及时响应各级监管部门、生产企业、经营企业、医疗机构以及社会公众在使用药品电子监管系统过程中的日常咨询和问题投诉，收集和处理相关建议和反馈。

（7）完善电子监管应用系统功能。主要包括完善药品流通监管系统、建立数据共享和交换系统、扩建移动执法系统、建设社会应急系统、建设辅助决策支持系统和建设药品电子监管公众服务平台。

22.我国药品电子监管在未来几年中有哪些具体的工作安排

我国药品电子监管在未来几年的工作安排是分阶段进行的：

（1）2012年完成国家药品电子监管平台建设。

（2）2012~2015年实现药品制剂（含进口药品）全品种电子监管。

（3）2015年年底前实现全过程电子监管。

（4）适时启动高风险医疗器械电子监管试点工作，并探索原料药实施电子监管。

每个阶段的具体工作安排见表3-2。

表3-2　未来几年我国药品电子监管具体工作安排

时间阶段	具体工作安排
2012年	• 2012年上半年完成药品电子监管平台建设相关软硬件系统的招标工作。 • 2012年年底前完成信息资源数据中心和异地及同城备份中心的建设。 • 2012年年底前完成药品电子监管平台的建设，完善药品电子监管的基础设施，进一步建设和完善药品电子监管应用系统的功能。
2012~2015年	• 2012年2月29日前完成基本药物全品种电子监管实施工作。 • 2013年2月28日前完成地方增补基本药物电子监管实施工作，并启动药品制剂全品种电子监管。 • 2015年年底前完成药品制剂全品种电子监管。
2015年年底前	• 批发企业药品电子监管工作安排：2012年年底前，所有批发企业按规定开展药品电子监管实施工作，对所有赋码药品进行核注核销，做到"见码必扫"。 • 零售药店电子监管工作安排： 　• 2012年上半年完成西部12省部分零售药店（共47 595家）药品电子监管软硬件设备的统一招标和配备工作。 　• 2012年年底前完成西部12省部分零售药店的电子监管实施工作。 　• 2013年年底前在总结零售药店试点工作的基础上，扩大零售药店试点范围。 　• 2015年年底前完成全国所有零售药店电子监管的实施工作。 • 医疗机构电子监管工作安排：按照卫生部的总体部署，开展医疗机构电子监管工作。

23.药品电子监管码是如何构成的

药品电子监管码（简称"药监码"）是为药品提供身份验证、信息存储与采集、物流流向统计等信息服务所使用的电子标识。药监码是由20位数字加密编码，采用Code 128C一维条码和数字字符形式体现，支持自动识别设备及人眼识读。

药监码分为一级药监码（药品最小销售包装）、二级药监码（药品中包装）、三级药监码（药品外层包装，如此类推），分别用来标识最小销售包装药品、中间独立包装药品和外箱独立包装药品。

24.药品电子监管码有什么作用

药品电子监管码是为药品提供身份验证、信息存储与采集、物流流向统计等信息服务。其作用如下：

（1）使药品从生产出厂、流通、运输、贮存直至配送给医疗机构的全过程在药品监管部门的监控之下。

（2）实时查询每一盒、每一箱、每一批重点药品生产、经营、库存以及流向情况，遇有问题时可以迅速追溯和召回。

（3）信息预警。如各企业超资质生产和经营的预警、药品销售数量异常预警、药品发货与收货数量和品种核实预警，及时发现药品是否流失。

（4）终端移动执法。药品监管和稽查人员可以通过移动执法系统，如通过上网，或通过手机便利地在现场适时稽查。

25.药品电子监管码的应用范围包括哪些　有哪些表现形式

药品电子监管码应用于使用编码技术、网络技术，通过"一件一码"，以及"全程核注核销"的方式实现药品生产、流通、库存实时监控的现代化药品信息管理方式。

其表现形式有以下3种，见图3-1。为满足不同形状包装的需要，生产企业可根据具体情况任选其一使用。

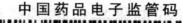

图3-1　药品电子监管码的表现形式

26.药品电子监管码如何编码

药品电子监管码使用20位编码，其中前7位（产品资源码）包含企业信息、药品名称、剂型、批准文号、包装规格等信息，第8到16位是单件产品序列号，最后4位是校验位，校验位由特殊加密算法生成。编码规则见图3-2。

图3-2 药品电子监管码编码规则示意图

27.药品电子监管码的数据采集包括哪些内容

（1）生产环节数据采集内容

必选：药品通用名、剂型、制剂规格、包装规格、包装单位、生产企业名称、批准文号、药品有效期、生产批号、生产日期、有效期至、生产数量、药品采购商名称、出库单号、出库类型、出库日期等。

可选：外包装照片、质量检验报告单、上游药品发货商名称（退货必选）、入库单号（退货必选）、入库类型（退货必选）、入库日期（退货必选）、运输及仓储要求、退货原因（退货入出库必选）、销毁原因（销毁出库必选）、销售价格、承运方（特殊药品必选）、运输证明号（特殊药品必选）、预计运输时间（特殊药品必选）、商品条码、药品本位码等。

（2）批发环节数据采集内容

必选：上游药品发货商名称、入库单号、入库类型、入库日期、下游药品供应商名称、出库单号、出库类型、出库日期等。

可选：仓储温度、退货原因（退货入出库必选）、销毁原因（销毁出库必选）、采购价格、销售价格、承运方（特殊药品必选）、运输证明号（特殊药品必选）、预计运输时间（特殊药品必选）等。

（3）零售环节数据采集内容

必选：上游药品发货商名称、入库单号、入库类型、入库日期、出库类型、出库日期等。

可选：仓储温度、出库单号（退货出库必选）、退货原因（退货出库必选）、销毁原因（销毁出库必选）、采购价格、销售价格、购药人身份证号、医保卡号等。

28.药品电子监管码条码符号一般位于药品包装的哪个位置

药品电子监管码条码符号首选位置宜在药品包装背面的右侧下半区域内。对不同包装的具体位置如下：

（1）盒状包装：药监码条码符号宜印在包装正面的右侧下半区域，靠近边缘处，见图3-3A；其次可印在包装旁侧的右下半区域，见图3-3B。

（2）瓶状药品包装：药监码条码符号宜印在包装背面或正面的右侧下半区域，见图3-4A、图3-4B。

（3）罐状和筒状包装：药监码条码符号宜放置在包装背面或正面的右侧下半区域，见图3-5A、图3-5B。

（4）盆状和桶状包装：药监码条码符号宜放置在包装背面或正面的右侧下半区域，见图3-6A、图3-6B。背面、正面及侧面不宜放置时，药监码条码符号可放置在包装的盖子上，见图3-6C。

（5）袋状包装：药监码条码符号宜放置在包装背面或正面的右侧下半区域，尽可能靠近袋子中间的地方，或放置在填充内容物后袋子平坦、不起皱折处，见图3-7A、图3-7B。

（6）中包装：采用不透明盒类包装时，可参照"盒状包装"的说明选择药监码放置位置，采用透明的热缩膜作为中包装时，中包装药监码不可与小包装药监码重合，应放置于另一平面，见图3-8。

（7）外箱包装：同一外包装箱上至少在两个不同面上使用两个完全相同的药监码条码符号，分别放置在外包装箱两个相对侧面的右侧下半区域，靠近边缘处，见图3-9。也可放置在外包装箱两个相邻侧面下半区域的拐角处，见图3-10。

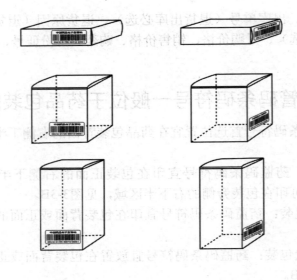

A首选　　　　　　　**B可选**

图3-3　盒状包装赋码示例

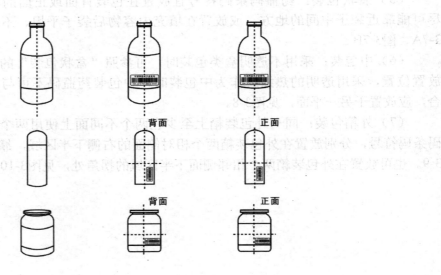

A首选　　　　**B可选**

图3-4　瓶状包装赋码示例

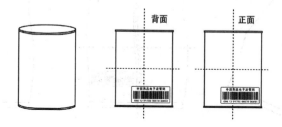

A 首选   B 可选

图3-5 罐状和筒状包装赋码示例

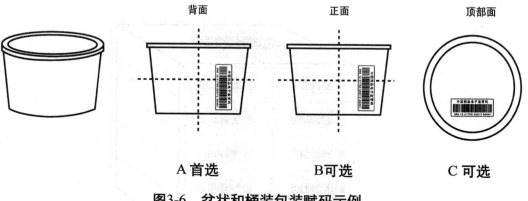

A 首选   B可选   C 可选

图3-6 盆状和桶装包装赋码示例

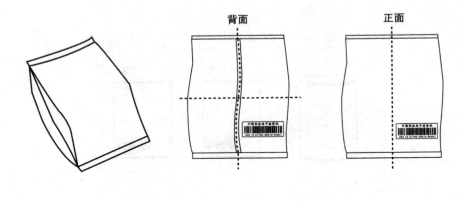

A首选 B可选

图3-7 袋状和桶装包装赋码示例

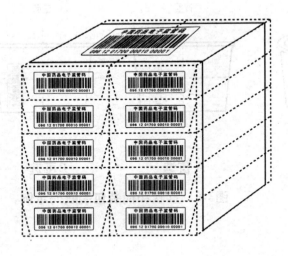

图3-8 中包装赋码示例

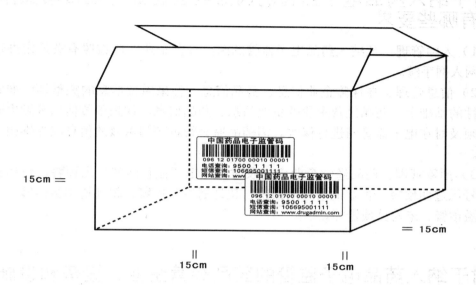

图3-9 外箱包装赋码示例

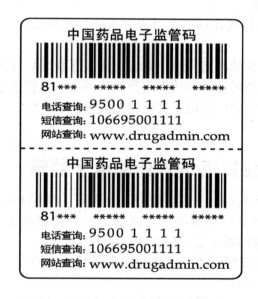

图3-10 双重药监码标签示例

29.对于纳入药品电子监管的药品经营企业，在日常操作管理时有哪些要求

（1）入网管理。凡纳入药品电子监管的药品经营企业，应按照有关规定办理电子监管网入网手续。

（2）信息管理。在保障企业信息、药品信息、往来单位信息的完整性、准确性和唯一性的基础上，药品经营企业的企业信息、药品信息、往来单位信息等发生变化时，必须及时在电子监管网进行修改。需药品监督管理部门审核的信息应提供相应齐备资料。

（3）预警管理。药品经营企业应当及时处理电子监管网产生的预警，包括药品批准文号已过期预警、企业证书过期预警、超计划生产预警、超计划购买预警、库存报损报溢预警、未勾兑预警等。

30.对于纳入药品电子监管的药品经营企业，设备和设施有哪些要求

纳入药品电子监管的药品经营企业，应具备药品电子监管码采集及核注核销的硬（软）件设备。具体如下：

（1）建立能够满足核注核销全过程要求的计算机系统，计算机系统配置符合药品电子监管技术要求。

（2）有稳定、安全的网络环境，有固定接入互联网的方式。

（3）数据采集设备的选择和使用应符合药品电子监管技术要求。

（4）计算机系统内须安装电子监管网企业客户端软件。

31.药品经营企业如何进入药品电子监管

药品经营企业进入药品电子监管流程（流程图见图3-11）：

（1）企业登录电子监管网填写入网登记表，并将相关材料邮寄至所在地的省局，并向电子监管网缴纳数字证书服务费。

（2）各级药品监督管理部门负责在电子监管网政府端，对所辖范围内申请加入电子监管网的企业进行审核。

（3）中国药品电子监管网客户服务中心为审核通过并已缴纳数字证书服务费的企业制作数字证书。

（4）中国药品电子监管网客户服务中心完成数字证书制作后，邮寄至申请入网的企业。

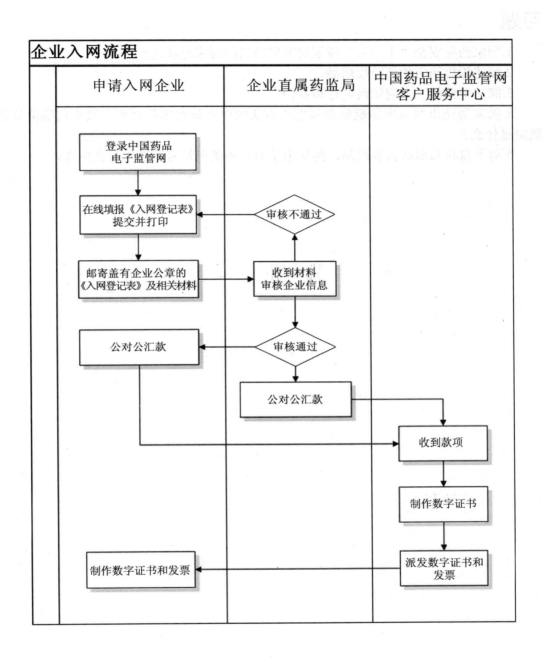

图3-11　企业进入药品电子监管流程图

习题

1.国家药品安全"十二五"规划对零售药店的要求是什么？

2.简述零售药店如何验收药品。

3.简述中药材三七应如何贮存和养护。

4.国家遴选出的可保留硫磺熏蒸加工方法的中药材有哪些？其二氧化硫残留量的规定是什么？

5.对于盒状和瓶状包装药品，药品电子监管码条码符号首选于什么位置？

第四篇
药品经营管理知识篇

课程目标：本篇主要讲解和回答以下问题

◆ 新版GSP对零售药店、从业人员有哪些监管要求？

◆ 零售药店从业人员如何做好与消费者的交流、沟通？如何应对和处理投诉？

◆《药品经营许可证》的申领、年检、变更、补换和日常管理有哪些规定？

◆ 国家对经营、销售麻黄碱类药物、抗菌药物有哪些管理规定？

◆ 什么是互联网药品交易？互联网药品交易有哪些管理要求和注意事项？

1.零售药店有哪些类型及特点

零售药店的分类方法多样，形成了各类型的药店。按照所销售的药品分类，可分为处方药店（也可销售非处方药）和非处方药店（不能销售处方药）；也可分为中药店和西药店。还可按组织形式、所有制、规模、销售方法等分类。

零售药店与药品批发企业相比，具有私有化、小型化、经营多元化等特点。与医院药房相比有以下特点：

（1）数量众多、分布很广：我国的药品零售企业有11.5万家，基本遍布城乡。

（2）具有企业性质：零售药店是从事流通活动，给社会提供药品，为盈利而进行的具有自主经营法人资格的经济组织，其性质为企业性质，需承担投资风险，这与医疗机构药房的性质不同。

（3）经营多种商品：与医院药房相比，零售药店除了经营药品外，还可兼营卫生保健用品等。

2.哪些药店被称为医保定点零售药店

经统筹地区劳动保障行政部门审查，并经社会保险经办机构确定的，为城镇职工基本医疗参保人员提供处方外配服务的零售药店被称为医保定点零售药店。

3.定点零售药店审查和确定的原则是什么

（1）保证医保用药的品种和质量。

（2）引入竞争机制，合理控制药品服务成本。

（3）方便参保人员就医后购药和便于管理。

4.定点零售药店应具备哪些资格和条件

（1）持有药品经营许可证、GSP证书，药品监督管理部门年检合格。

（2）遵守药品管理法规，有健全和完善的药品质量保证制度，确保供药安全、有效和服务质量。

（3）严格执行药品价格政策，物价部门监督检查合格。

（4）具备及时供应医疗保险用药、24小时提供服务的能力。

（5）营业时间内至少有1名药师在岗，营业员经地级以上药品监督管理部门培训考核合格。

（6）严格执行医疗保险制度，有规范的内部管理制度，配备必要的管理人员和设备。

5.零售药店各岗位人员分别应具备哪些资质

零售药店从事药品经营和管理的工作人员，应符合相关规范及其他相关法律、法规、规章等规定的从业资格和经验要求。

（1）药店负责人应熟知药店执行国家有关药品管理的法律、法规及药品经营质量管理规范。

（2）经营处方药、甲类非处方药的，应当配备执业药师，只经营乙类非处方药品的，应该按照《药品管理法实施条例》第十五条的规定配备有关人员。

（3）中药配方审核人员应具备中药学类执业药师或者具有中药学中级以上专业技术职称。

（4）营业员应具有高中以上文化程度或者符合省级药品监督管理部门规定要求的条件。

6.零售药店各岗位人员分别应接受哪些培训和检查

根据《药品经营质量管理规范（修订草案）》规定，零售药店应开展相关药品监管法律、法规以及药品经营相关专业与技能的教育或培训，并建立档案，零售药店各岗位人员均应接受相关培训。

（1）质量管理、处方调配、购进、验收及营业等岗位的人员，应接受上岗培训，合格后方可上岗。

（2）零售药店负责人、质量管理人员应定期接受药品监督管理部门组织的有关法律法规及药品质量管理等内容的培训。

（3）从事特殊管理的药品购销、冷藏药品管理等工作的人员，应接受药品监督管理部门组织的相关法规和专业知识的培训。

质量管理、验收、养护、贮存以及处方调配、营业等直接接触药品的岗位人员应进行岗前及年度常规健康检查，建立健康档案。患有痢疾、伤寒、甲型病毒性肝炎、戊型病毒性肝炎等消化道传染病，以及患有活动性肺结核、化脓性或者渗出性皮肤病等有碍药品安全的疾病的人员不得从事直接接触药品的工作，其他不符合相应岗位健康要求的不得从事相关工作。

7.零售药店购进药品应满足哪些要求

零售药店应从合法的供货单位购进合法的药品，其购进活动应符合以下要求：

（1）确定供货单位的合法资格及质量信誉。

（2）确定所购入药品的合法性。

（3）核实与本药店有业务联系的供货单位销售人员合法资格。

（4）对首营企业、首营品种，购进部门应填写相关申请表格，经过质量管理部门和企业质量负责人的审核批准。必要时企业应组织实地考察，以便对供货单位质量管理体系进行评价。

（5）与供货单位签有质量保证协议。

8.零售药店购进药品时如何进行验收

购进的药品到货时，药店应按规定的程序和要求对到货药品逐批进行收货验收，防止假劣药品或不合格药品进入。

（1）冷藏药品到货时，应对其运输方式及工具、运输过程温度记录、运输时间等进行重点检查并记录，对不符合温度要求运输的应拒收。

（2）验收药品应按照药品批号查验同批号的检验报告书。供货单位为批发企业的，检验报告书应加盖其质量管理专用章原印章。检验报告书的传递和保存可以采用电子数据形式，但应保证其合法性和有效性。

（3）依据验收规定，药店应对药品进行逐批抽样验收，验收抽取的样品应具有代表性。

（4）特殊管理的药品应按照相关规定进行验收。

（5）验收药品应做好验收记录，包括通用名称、规格、批准文号、批号、生产日期、有效期限、生产厂商、供货单位、到货数量、到货日期、验收合格数量、验收日期、验收结果和验收人员等内容。

中药材验收记录应包括品名、产地、数量、供货单位等内容。中药饮片验收记录应包括品名、规格、批号、生产日期、产地、生产厂商、数量、供货单位等内容，实施批准文号管理的中药饮片还应记录批准文号。

验收不合格的，记录应注明原因及处置措施。

（6）验收后，应将验收合格药品及时入库或上架。对相关证明资料或药品的标签、说明书不符合规定、标签脱落或文字模糊不清、包装破损或污染以及有其他质量疑问的药品，不得入库和上架，并报告质量管理人员处理。

（7）连锁门店由连锁总部统一配送药品的，在接收药品配送时可简化验收程序。验收人员应按送货凭证对照实物，进行药品通用名称、规格、批号、有效期、生产厂商以及数量的核对，并在凭证上签字。

9.零售药店营销宣传时应遵守哪些规定

零售药店在药品营销宣传时应严格执行国家有关广告管理的法律、法规。药品广告应当有药品监督管理部门的批准证明文件，宣传内容应与批准的内容一致。

10.零售药店销售药品时应遵守哪些规定

《药品经营质量管理规范（修订草案）》规定零售药店在销售药品时应遵守以下规定：

（1）应按照国家药品分类管理规定的要求销售处方药。

（2）零售药店在店堂内应悬挂或张贴处方药、非处方药标识，并在明显位置悬挂或者张贴"处方药必须凭医师处方销售"的提示语。

（3）应正确介绍药品的性能、用途、使用方法、禁忌及注意事项，不得夸大药品疗效，不得将非药品以药品名义向顾客介绍。

（4）处方药需经符合资格的药学技术人员调配后方可销售。

（5）对处方所列药品不得擅自更改或代用；对有配伍禁忌或超剂量的处方，应当拒绝调配，但经原处方医师更正或再次签字确认的，可以调配和销售。

（6）处方调配及销售人员应在处方上签字或盖章，并按照有关规定保存处方或其复印件。

（7）药学技术人员暂时离岗时，应暂停销售处方药和甲类非处方药，并在店堂内挂牌告知。

（8）处方药不得采用开架自选的方式销售。

（9）药学技术人员应指导非处方药的购买和使用。

（10）销售近期有效药品应向顾客告知有效使用期限。

（11）销售中药饮片应做到剂量准确。

11.零售药店药品拆零销售时应注意哪些问题

药品拆零销售时应注意以下问题：

（1）负责拆零的人员应经过专门培训。

（2）使用的拆零调配工具应当清洁卫生，防止交叉污染。

（3）使用安全、洁净的包装用品，包装上应注明药品的品名、规格、数量、用法、用量、批号、有效期以及药店名称等内容。

（4）应提供药品说明书原件或复印件。

（5）拆零销售期间，应保留原包装和说明书。

（6）药品拆零销售应做好记录，内容应包括拆零起始日期、通用名称、规格、批号、生产厂商、有效期限、销售数量、销售日期、销售人员等。

12.零售药店从业人员与消费者沟通有哪些技巧

零售药店从业人员在进行药品销售时，与消费者进行良好的沟通是建立和保持药患关系、审核药物相关问题和治疗方案、监测药物疗效以及开展患者健康教育的基础。以下就沟通的技巧作相应的陈述：

（1）认真聆听

聆听既表达尊重和礼节，同时也表达关注和重视的程度，体现药品从业人员的素质。药品从业人员要仔细听取并分析消费者表述的内容和意思，不要轻易打断对方的谈话，以免影响说话者的思路和内容的连贯性。

（2）注意语言的表达

要求药品从业人员在与消费者沟通时应注意多使用服务用语和通俗易懂的语言，尽量避免使用专业术语，谈话时尽量使用短句，以便于消费者理解和领会。使用开放式的提问方式，比如"关于这种药医生都跟你说了什么？"，而不是封闭式的提问（用"是"、"不是"或简单一句话就可以答复的问题），开放式的提问可以使药品从业人员从消费者那里获得更多、更详细的信息。

（3）注意非语言的运用

人际交往必须借助一定的符号系统，通常分为语言和非语言两个系统。语言符号系统是最便捷、应用最广泛、收效最快的符号；但非语言符号系统也占很大的比重，如手势、体位、微笑、点头、目光接触等。在沟通时，话语占7%，语气语调占38%，态势（肢体）语言占55%。与消费者沟通时，眼睛要始终注视对方，注意观察对方的表情变化，从而判断其对谈话的理解和接受程度。

（4）注意掌握时间

与消费者的谈话时间不宜过长，提供的信息也不宜过多，过多的信息不利于消费者掌握，反而会成为沟通的障碍。药品从业人员可事先准备一些宣传资料，咨询时发给消费者，这样既可以节省谈话时间，也方便消费者认真阅读、充分了解。

（5）关注特殊人群

对特殊人群，如妊娠期妇女、哺乳期妇女、老年人、婴幼儿、特殊体质以及少数民族等，需要特别详细提示服药的方法。

13.药品从业人员在药品经营中应遵守哪些道德要求

药品经营是实现为消费者服务的中心环节，药品经营在市场交易中应遵守自愿、平等、公平、诚实守信的原则。加强药品经营道德建设，对于保证药品质量、提高服务质量、促进合理用药具有重要的意义。药品从业人员在药品经营中应遵守以下道德要求：

（1）诚实守信，确保药品质量：在销售药品时，不夸大药效，不虚高定价，不做虚假广告，实事求是地介绍药品的疗效与不良反应。

（2）依法促销，诚信推广：应在符合国家政策、法律以及一般道德规范的条件下进行药品促销。所有药品的促销口号必须真实合法、准确可信。药品广告中不得含有不科学的表示功效的语言或保证用词。

（3）指导用药，做好药学服务：在零售药店的药品销售过程中，药品从业人员应耐心地向用药者进行用药指导，在有条件的地方，还可以为购药者建立药历。坚持执业药师在岗，严格自觉按照药品分类管理规定，处方药必须凭医师处方才能调配；非处方药不需医师处方即可销售。做到把消费者的利益放在首位。

14.导致零售药店消费者投诉的原因有哪些

在药品销售过程中，经常会遇到消费者的投诉，找准投诉的原因对正确妥善地处理消费者的投诉具有重要作用。以下为消费者投诉的一般原因：

（1）对药师的服务态度不满意

零售药店是药学服务工作的窗口，药师的工作承受着来自各方面的压力。药师服务质量的优劣直接影响着药物治疗的安全性和有效性，影响着消费者的心情。目前我国大多数药店中药师的服务态度仍不尽如人意，服务质量和专业水平尚有待提高。

（2）对药品的数量、质量或价格有疑问

我们通过适当的工作可以降低对药品数量不对的投诉。对药品质量有疑问的投诉往往发生在患者取药后发现与过去用过的药有外观上的差异，从而怀疑药品的质量存在问题。对确属药品质量有问题的，应立即予以退换。对包装改变等引致患者疑问的，应耐心细致地予以解释。对于药品价格或收费有误的，应查明原因并退还多收的费用。

（3）退药投诉

退药投诉多发生于医疗机构内，这类投诉的原因比较复杂。有证据显示，由于医师对药品的性质、规格、剂量、适应证、禁忌证等不甚了解，从而处方不当，造成越来越多的此类投诉。

（4）用药后发生严重不良反应

这种投诉应会同临床医师共同应对，原则上应先处理不良反应，减轻对患者的伤害。

【案例1】

在某零售药店中，某李姓顾客拿来一瓶已开启并溶化好的氨苄青霉素干糖浆，要求退药。李姓顾客说这种药以前是淡黄色，这次变成粉红色了，而且是同一药厂生产的，认为是假药劣药。此时，该药店的一名店员解释道，这只是着色剂变化的原因，药品本身的活性成分并没有改变，其疗效不会发生变化。可李姓顾客态度坚决，坚持非退不可。随后该店员建议他可以向厂家查询，如果药品质量有问题，不仅全额退货，还会加倍赔偿，并替顾客拨通了药品生产企业的电话。经顾客亲自咨询，确实是该药品生产企业在生产中按质量规定使用了另一种着色剂。解除了疑虑，该顾客及当时在店内购药的其他顾客均对店员的态度及处理问题的方法表示非常满意。

【点评】

这是一起对药品质量有疑问而导致的消费者投诉案例。

本案例中，由于厂家更换了着色剂，导致药品颜色发生变化，顾客以为是假药劣药，向药店投诉，要求退货。药店店员在了解了顾客的投诉原因后，耐心地向顾客解释以及向药品生产企业求证，最终解除了顾客的疑虑，较好地避免了一次纠纷。

15.零售药店如何监督并处理消费者投诉

零售药店应通过在营业场所公布药品监督管理部门的监督电话，设置顾客意见簿来监督消费者投诉。对顾客的投诉应及时处理，对投诉反映的可能与药品相关的不良反应，应当按照规定报告当地药品不良反应监测机构。

在处理消费者投诉中，药店店员必须从顾客的思维模式出发，寻求可以解决问题的方法，牢记四个原则：树立正确的服务理念，顾客至上；建立和维护良好的口碑与信誉；分清责任，勇于承担；及时处理，切勿拖延。

处理投诉涉及的实质问题，要以国家法律法规、行业惯例为依据，兼顾双方利益。当药店的短期利益和长远利益发生矛盾时，可以放弃眼前利益而维护药店的声誉和长远利益。

在具体接待和处理过程中，店员要始终态度坦诚，亲切和蔼。无论消费者的情绪多么激烈，店员也要努力克制自己的情绪，不要与消费者发生冲突，激化矛盾。

（1）记录信息，快速响应

消费者找到谁，谁就是受理者，就是处理问题的第一责任人。在接到消费者投诉时，店员应专注地倾听，用专门的笔记本记录消费者投诉的问题和要求，表示出解决问题的最大诚意。要表示感谢和歉意，不要吝啬这样的话，比如"给您添麻烦了，真对不起"，"您的感受我非常了解，发生这样的事我很抱歉"。记录了投诉要点后，在最短时间内，按照药店部门和岗位职责分工确定并找到投诉的处置者，即有权力做最后决定的人。

（2）主动积极沟通，快速解决问题

投诉处置者在明确消费者反馈的问题和要求后，提出解决问题的初步方案。需要注意的是：接待投诉是重要而紧迫的工作，要优先于手头的其他工作。如果消费者的要求符合药店规定，就按规定办理。如果不符合规定，就耐心地予以引导和沟通，求同存异。只属于药店方责任的，应坦诚道歉，承担责任，及时做好补救工作；属于药店方和消费者方责任的，先解决自身不足，并请对方配合解决问题；消费者方理解有误的，力争以对方能接受的方式指出来，帮助对方理解问题的实质；若责任在于供应商，药店要协助联系供应商，直到问题解决。解决问题的方法得到双方认可后，要马上落实。

不得拖延问题的解决，避免问题升级，一方面要告诉消费者解决问题的一般时限，另一方面把问题及时反馈给上级领导，一旦陷入僵局，马上借助领导的力量解决问题，防止冲突升级。

【案例2】

50岁的王某去药店买药，某种药品的价格为7.8元。后王某因感冒去某医院输液，无意间发现该医院药品价格公示栏中公布的药品，与其在药店购买的同种药品相比，价格低了2.1元，而且两种药品的生产厂家、生产日期、生产批号、包装等完全一致。由于该药店发放的宣传单上承诺所售药品为全市最低价，王某认为自己上当受骗，带上药店购买的凭证和宣传单，来到药店质问店员，并声称"该药店欺诈，要进行投诉"。店员在听取王某诉说的情况后，热情地接待了王某，承认工作失误，对未能及时发现药品价格问题深表歉意。根据王某提供的票据，药店立即对药品高出医院部分的药款给予了双倍退赔，并表示以后一定加强这方面的工作，不再出现类似的漏洞。王某感到该药店重信守诺，非常满意，并表示以后还会继续在该药店买药。

【点评】

这是一起零售药店成功处理消费者投诉的案例。

在这起案例中，消费者是因为药品价格问题向药店投诉。该药店曾承诺过所售药品是全市最低价，而消费者王某却发现其在该药店购买的某种药品比医院的价格高，此事责任在药店。该店店员在处理这起投诉时态度诚恳，处理问题及时，成功化解了顾客的不满，并重新获得了顾客的信任。此案件说明，在处理消费者投诉时应积极热情，辨清责任归属者后，及时对问题进行处理，不仅能解决投诉本身，还能美化药店本身的形象，赢得顾客的信赖。

16.零售药店发现有质量问题的药品应如何处理

药品是用于防治疾病的特殊商品，其质量与人体的健康密切相关，《药品零售企业质量管理制度》详细地规定了有质量问题的药品的处理办法，具体内容如下：

（1）对于有质量问题的药品，不得购进和销售。

（2）对药品的内在质量有怀疑而不能确定其质量状况时，应抽样送当地药品检验机构检验。

（3）有质量问题的药品的确认与存放。

1）在购进验收时发现有质量问题，验收人员应填写《药品拒收通知单》，报质量管理人员进行复核，经质量管理人员确认为有质量问题的药品，应通知保管人员将其存放在红色标志的不合格药品库（区）。

2）在库质量检查中，经质量管理人员复核确认为有质量问题的药品，通知保管人员将其存放在红色标志的不合格药品库（区），并通知将该批号药品撤离柜台，不得继续销售。

（4）对质量有问题的药品，应查明原因，分清责任，及时制定与采取纠正、预防措施。

（5）有质量问题的药品应按规定进行报损和销毁。一般药品的销毁经批准后应有质量管理人员在场监销；特殊管理药品的销毁还应报当地药品监督管理部门批准，并由当地药品监督管理部门派人监毁。销毁工作应有记录，销毁的地点应远离水源、住宅等。

（6）应及时、规范地做好有质量问题的药品的处理、报损和销毁记录，记录应至少保存5年。

17.什么是处方外配　外配处方应如何管理

处方外配是参保人员持定点医疗机构处方，在定点零售药店购药的行为。

对外配处方的管理应注意以下几点：

（1）外配处方由定点医院医师开具，有医师签名和定点医疗机构盖章。

（2）处方有药师审核签字，保存2年以上备查。

（3）定点零售药店应配备专（兼）职管理人员，与社会保险经办机构共同做好各项管理工作。

（4）外配处方应分别管理，单独建账。

（5）定点零售药店要定期向统筹地区社会保险经办机构报告处方外配服务及费用发生情况。

18.开办药品零售企业申领《药品经营许可证》需要符合哪些条件

根据《药品经营许可证管理办法》，开办药品零售企业申领《药品经营许可证》需要符合以下条件：

（1）销售处方药必须配有执业药师、从业药师或者其他依法经过资格认定的药学技术人员，质量负责人应有一年以上（含一年）药店质量管理工作经验。

（2）人口稀少的边远地区设置药品零售企业没有药学技术人员的，只允许销售乙类非处方药。经营乙类非处方药，应当配备经设区的市级药品监督管理机构或者省（区、市）人民政府药品监督管理部门直接设置的县级药品监督管理机构组织考核合格的业务人员。

（3）企业负责人、质量负责人应严格遵守有关的法律、法规，具有良好的商业道德，在法律上无不良品行记录。

（4）具有与所经营药品相适应的营业场所、设备、仓储设施、卫生环境。

（5）备有能够满足当地消费者需要的药品，并能保证24小时供应。药店应备有的国家基本药物品种数量由省（区、市）药品监督管理部门根据当地具体情况确定。

（6）设置特许药店，应具有特许经营合同，合同中应有统一的质量标准、统一商号、统一采购等条款，并明确特许方培训、指导和监督被特许方执行上述条款的义务及具体措施，以及被特许方违反上述条款的处理办法。

（7）药品零售企业的设置应遵循合理布局和方便群众购药的原则。各省、自治区、直辖市药品监督管理局应依据本办法的有关规定，结合当地常住人口数量、地域、交通状况和实际需要制定具体规定，并报国家药监局备案。

（8）《药品经营许可证验收标准》（零售）由各省、自治区、直辖市药品监督管理局依据本办法和《药品经营质量管理规范》的有关内容组织制定，并报国家药监局备案。

19.《药品经营许可证》包括哪些核定事项

《药品经营许可证》包括正本和副本，正本、副本具有同等法律效力，其主要核定事项包括：

（1）企业名称、经营地址、仓库地址（指批发企业）、企业法定代表人（负责人）、《药品经营许可证》证号、有效期。

（2）企业经营方式：批发（包括配送）、零售（包括零售连锁）。

（3）企业经营范围：中药材、中成药、中药饮片、化学原料药、化学药制剂、抗生素、生化药品、放射性药品、血清、疫苗、血液制品、诊断药品、非处方药、乙类非处方药等。

20.药品零售企业申办《药品经营许可证》应提交哪些材料

药品零售企业申办《药品经营许可证》时应向拟办企业所在地设区的市级药品监督管理机构或省、自治区、直辖市药品监督管理局直接设置的县级药品监督管理机构提交以下材料：

（1）药品经营企业筹建申请表。

（2）符合《药品零售企业设置规定》要求的相关证明材料。

（3）企业法定代表人（负责人）、质量负责人身份、学历、职称证明复印件及个人简历。

（4）拟设营业场所、仓储设施、设备情况。

（5）法律、法规及受理申请的药品监督管理部门要求提供的其他资料。

21.《药品经营许可证》如何进行年检

《药品经营许可证》的年检方法如下：

（1）申请《药品经营许可证》年检的企业应在每年3月15日前向原发证机关报送年检材料，发证机关应在每年4月30日前，对申请《药品经营许可证》年检企业的上一年度情况进行审查。

（2）对申请《药品经营许可证》年检的企业，发证机关应按每年不少于25%的比例实施现场检查。有下列情况之一的企业，必须进行现场检查：

1）上一年度新开办的企业。

2）上一年度年检不合格的企业。

3）发生质量事故的企业。

4）发证机关认为需要进行现场检查的企业。

5）其他随机抽取的企业。

（3）国家药品监督管理局公布的免检企业以及通过GSP认证的企业，可在免检期内或通过GSP认证工作一年内免于年检的现场检查；《药品经营许可证》换证工作当年，《药品经营许可证》的年检和换证审查工作，可一并进行。

22.《药品经营许可证》如何进行变更与换证

（1）药品经营企业变更《药品经营许可证》许可事项的，应当在许可事项发生变更30日前，向原发证机关申请《药品经营许可证》变更登记；未经批准，不得变更许可事项。原发证机关应当自收到企业申请之日起15个工作日内作出核准变更或不予变更的决定。变更后的《药品经营许可证》有效期不变。

　　企业因违法经营已被立案查处，尚未结案的；或已经结案，尚未履行处罚的，发证机关应暂停受理其《药品经营许可证》的变更申请。

　　（2）企业改变经营地址、仓库地址，以及增设仓库或增加经营范围的，必须经过原发证机关同意，并按GSP认证标准验收合格后，方可办理变更手续。

　　（3）企业改变经营方式，以及非企业法人变更为企业法人的，必须按《药品经营许可证管理办法》的规定重新办理《药品经营许可证》。

　　（4）分支机构及有主管部门的企业变更《药品经营许可证》许可事项的，必须出具上级法人或主管部门签署的变更申请书。

　　（5）《药品经营许可证》许可事项变更后，应由原发证机关在《药品经营许可证》副本上记录变更的内容和时间，正本按变更后的内容重新核发。

　　（6）《药品经营许可证》有效期为5年。有效期届满，需要继续经营药品的，持证企业应在有效期届满前6个月向原发证机关提出换发《药品经营许可证》申请，由发证机关按原发证程序审查合格后，收回原证，换发新证；经审查不合格的，由发证机关收回《药品经营许可证》。

23.《药品经营许可证》日常管理有哪些规定

　　《药品经营许可证》的日常管理规定如下：

　　（1）国家和省、自治区、直辖市药品监督管理局负责对全国和辖区内《药品经营许可证》的发证、换证、年检、变更等工作进行监督和管理，发现下级药品监督管理部门在《药品经营许可证》的核发、换证、年检、变更等工作中违反规定的，有权予以纠正。

　　（2）《药品经营许可证》发证机关应指定专人负责《药品经营许可证》管理工作，建立《药品经营许可证》的核发、换证、年检、变更等方面的工作档案，并实行微机管理，及时将《药品经营许可证》的核发、换证、年检、变更等情况报上一级药品监督管理部门。

　　（3）省、自治区、直辖市和各设区的市级药品监督管理局或省、自治区、直辖市药品监督管理局直接设置的县级药品监督管理机构应设立《药品经营许可证》审查员库，并负责对《药品经营许可证》审查员进行培训、考核和管理。《药品经营许可证》审查员负责本辖区内《药品经营许可证》发证、换证、年检、变更的现场检查验收工作。

　　GSP认证检查员经过培训后，可参加《药品经营许可证》发证、换证、年检、变更的现场检查验收工作。

24.药品经营企业遗失《药品经营许可证》该如何处理

药品经营企业在遗失《药品经营许可证》后，应立即向发证机关报告，并登报声明。发证机关在企业登报声明2个月后，按原核准事项为其补发《药品经营许可证》。

25.违反《药品经营许可证管理办法》将受到哪些处罚

国家对违反《药品经营许可证管理办法》的处罚如表4-1所示。

表4-1 国家对违反《药品经营许可证管理办法》的处罚

违法行为	法律责任				
	没收	罚款	警告、整改、改正、取缔	撤销、吊销、行政处分	刑事责任
超出《药品经营许可证》许可的经营方式、经营范围经营药品	没收违法销售的药品和违法所得	并处违法销售的药品（包括已售出的和未售出的药品）货值金额2~5倍罚款	取缔		构成犯罪的，依法追究刑事责任
伪造、涂改、出租、出借和转让《药品经营许可证》	没收违法所得	并处违法所得1~3倍的罚款；无违法所得的，处2万~10万的罚款		情节严重的，吊销卖方、出租方、出借方的《药品经营许可证》，5年内不受理其申请	构成犯罪的，依法追究刑事责任
擅自改变经营场所或仓库地址	没收异地经营的药品和违法所得	并处1万~3万的罚款		情节严重的吊销其《药品经营许可证》，5年内不受理其申请	
年检不合格			责令限期整改	整改后仍不合格的吊销其《药品经营许可证》，5年内不受理其申请	

续表

违法行为	法律责任				
	没收	罚款	警告、整改、改正、取缔	撤销、吊销、行政处分	刑事责任
申请《药品经营许可证》发证、换证、年检、变更时提供虚假证明文件、数据或采取其他欺骗手段取得《药品经营许可证》		并处1万~3万的罚款	责令改正	情节严重的吊销其《药品经营许可证》，5年内不受理其申请	
变更《药品经营许可证》许可事项，而未办理变更登记手续			警告，责令限期补办登记手续	逾期不补办的，宣布其《药品经营许可证》无效	
《药品经营许可证》被判无效，而经营药品	没收违法销售的药品和违法所得	并处违法销售的药品（包括已售出的和未售出的药品）货值金额2~5倍罚款	取缔		构成犯罪的，依法追究刑事责任
其他		并处1万以下的罚款	警告、责令改正	情节严重的吊销其《药品经营许可证》，5年内不受理其申请	

【案例3】

2007年6月21日，某县食品药品监督管理局执法人员发现李某在甲地存放并经营药品，而李某当场未能提供《药品经营许可证》和合法的购进票据。经进一步调查该药品属于刘某所有。刘某虽持有《药品经营许可证》，但许可证上核实的地址却在乙地。原来刘某因《药品经营许可证》中登记地址所在经营场所的租赁合同到期，于是在没有向药品监督管理部门申请变更的情况下，于2007年6月18日擅自将药房搬到了李某所在的乙地。该局执法人员随即对这些药品进行了查封扣押，并立案调查。

【点评】

　　《药品经营许可证管理办法》第十九条规定：药品经营企业变更《药品经营许可证》许可事项的，应当在许可事项发生变更30日前，向原发证机关申请《药品经营许可证》变更登记；未经批准，不得变更许可事项。《药品经营许可证管理办法》第三十九条规定：违反本办法第十九条规定，擅自改变经营场所或仓库地址的，没收异地经营的药品和违法所得，并处一万元以上三万元以下的罚款；情节严重的，由发证部门吊销其《药品经营许可证》。

　　本案中刘某在没有变更的情况下，擅自改变药店经营场所，违反了《药品经营许可证管理办法》，应受到相应的处罚。

26.麻黄碱类包括哪些药物　它们有什么药理作用

　　麻黄碱类的药物包括：麻黄素、伪麻黄素、消旋麻黄素、去甲麻黄素、甲基麻黄素、麻黄浸膏、麻黄浸膏粉等麻黄素类物质。

　　麻黄碱可直接激动肾上腺素受体，也可通过促使肾上腺素能神经末梢释放去甲肾上腺素而间接激动肾上腺素受体，对肾上腺素α和β受体均有激动作用。可舒张支气管并收缩局部血管，其作用时间较长；加强心肌收缩力，增加心排血量，使静脉回心血量充分；有较肾上腺素更强的兴奋中枢神经作用。具有松弛支气管平滑肌、兴奋心脏、收缩血管、升高血压等作用。

　　麻黄碱类药物临床可用于缓解荨麻疹和血管神经性水肿等过敏反应、缓解支气管哮喘的发作、缓解鼻黏膜充血肿胀引起的鼻塞等。

27.为什么国家各相关部门对麻黄碱类要加强管理

　　由于我国部分地区出现含麻黄碱类复方制剂流入非法渠道，被滥用或提取麻黄碱制毒的现象，在国内外造成不良影响，且危害公众健康安全，因此国家各相关部门采取多种措施，加强含麻黄碱类复方制剂的监管，保证医疗需求，防止含麻黄碱类复方制剂从药用渠道流失。

【案例4】

　　2012年8月，何某等4人利用药店在经销含麻黄碱类复方制剂上的管理漏洞，从几个零售药店购买了大量"新康泰克"，通过其掌握的制毒技术，从"新康泰克"胶囊中提炼出伪麻黄碱后制成甲基苯丙胺（即冰毒），并向吸毒人员贩卖。10月3日，广西壮族自治区平乐县人民法院以何某等4人因犯贩卖、制造毒品罪，分别判处有期徒刑

4~5年，并处罚金人民币3 000~4 000元。同时，当地药监管理部门，也根据《药品管理法》、《国务院关于加强食品等产品安全监督管理的特别规定》等有关法律规定，给予涉案的几家药店吊销《药品经营许可证》的处罚。

【点评】

*　　本案虽然是一起由何某等4人非法从含麻黄碱类复方制剂"新康泰克"中提取冰毒的一起制造毒品案件。但是，从客观上来讲，它也是一起由于药品经营单位、从业人员严重违反国家对"含麻黄碱类复方制剂管理规定"，违规超量销售，导致大量含麻黄碱类复方制剂从零售药店流失的一个重大事件。此案件也提醒我们的药品经营企业、药品从业人员必须严格执行国家对含有麻黄碱类药物的各项管理措施，避免此类药物流入非法渠道，不给犯罪分子可乘之机。*

28.国家各相关部门对经营含有麻黄碱类的药物有哪些管理措施

为加强含有麻黄碱类药物的监管，防止此类药物从药用渠道流失，国家各相关部门针对经营含有麻黄碱类的药物环节采取了一系列管理措施，具体内容如下：

（1）将单位剂量麻黄碱类药物含量大于30mg（不含30mg）的麻黄碱类复方制剂，列入必须凭处方销售的处方药管理，并修订了相应的药品说明书。医疗机构应当严格按照《处方管理办法》开具处方。药品零售企业必须凭执业医师开具的处方销售上述药品。

含麻黄碱类复方制剂每个最小包装规格麻黄碱类药物含量口服固体制剂不得超过720mg，口服液体制剂不得超过800mg。

相关药品生产企业应当在2013年2月28日前完成上述药品的标签、说明书和包装的修改工作，未完成的2013年3月1日后不得销售。2013年2月28日前上市的药品，按原销售方式售完为止。

（2）药品零售企业销售含麻黄碱类复方制剂，应当查验购买者的身份证，并对其姓名和身份证号码予以登记。除处方药按处方剂量销售外，一次销售不得超过2个最小包装。

药品零售企业不得开架销售含麻黄碱类复方制剂，应当设置专柜由专人管理、专册登记，登记内容包括药品名称、规格、销售数量、生产企业、生产批号、购买人姓名、身份证号码。

药品零售企业发现超过正常医疗需求，大量、多次购买含麻黄碱类复方制剂的，应当立即向当地食品药品监管部门和公安机关报告。

（3）含麻黄碱类复方制剂生产企业应当切实加强销售管理，严格管控产品销售渠道，确保所生产的药品在药用渠道流通。

凡发现多次流失或流失数量较大的含麻黄碱类复方制剂，其生产企业所在地省级食品药品监管部门应消减其生产企业相关品种的麻黄碱类原料药购用审批量，削减幅度原则上不少于上一年度审批量的50%。各省（区、市）公安机关应当按照国家食品药品监管局和公安部《关于生产含麻黄碱类复方制剂所需麻黄碱类原料药购用审批的指导意见》（国食药监安〔2009〕417号）的规定，继续做好审批前的协助核查工作。

（4）各级食品药品监管部门要认真贯彻执行《关于加强含麻黄碱类复方制剂管理有关事宜的通知》，严格执行含麻黄碱类复方制剂的监督检查，发现市场销售出现异常的，要及时提醒，坚决纠正；对违反规定的要通报批评，严肃处理。对违反规定销售造成含麻黄碱类复方制剂流入非法渠道的药品生产、经营企业，应当按照《药品管理法》、《国务院关于加强食品等产品安全监督管理的特别规定》等有关法律规定，给予吊销《药品生产许可证》、《药品经营许可证》的处罚。对涉嫌构成犯罪的，要及时移送公安机关处理。

29.国家对含麻黄碱类复方制剂、含可待因复方口服溶液、含地芬诺酯复方制剂采取哪些电子监管措施

为进一步加强药品管理，保证医疗需求，防止从药用渠道流失和滥用，国家食品药品监督管理局决定对含麻黄碱类复方制剂（不包括含麻黄的中成药）、含可待因复方口服溶液、含地芬诺酯复方制剂实施电子监管。

凡生产含麻黄碱类复方制剂、含可待因复方口服溶液、含地芬诺酯复方制剂的企业（药品品种目录见表4-2），应在2011年12月31日前加入药品电子监管网，药品出厂前，须按规定在上市产品最小销售包装上加印（贴）统一标识的药品电子监管码，上述生产企业应按国家局要求做好入网、赋码和核注核销工作。凡经营以上品种的批发企业，须按规定对上述品种进行核注核销，以确保数据完整、可靠。

2012年1月1日起，对含麻黄碱类复方制剂、含可待因复方口服溶液、含地芬诺酯复方制剂，未入网及未使用药品电子监管码统一标识的，一律不得销售。

表4-2 含麻黄碱类复方制剂、含可待因复方口服溶液、含地芬诺酯复方制剂品种参考目录

序号	药品名称	序号	药品名称
1	氨酚伪麻片（Ⅰ）	5	复方妥英麻黄茶碱片
2	安嗽糖浆	6	复方伪麻黄碱口服溶液
3	氨苯伪麻片	7	复方盐酸甲麻黄碱糖浆
4	氨酚氯雷伪麻缓释片	8	复方盐酸麻黄碱软膏

续表

序 号	药品名称	序 号	药品
9	氨酚氯汀伪麻片	35	复方盐酸伪麻黄碱缓释胶囊
10	氨酚麻美干混悬剂	36	复方盐酸伪麻黄碱缓释颗粒
11	氨酚麻美口服溶液	37	复方愈酚麻黄糖浆
12	氨酚麻美糖浆	38	甘草麻黄碱片
13	氨酚美芬伪麻分散片	39	蒿蓝感冒颗粒
14	氨酚美伪麻片	40	黄麻嗪胶丸
15	氨酚曲麻片	41	甲麻芩苷那敏片
16	氨酚伪麻滴剂	42	桔远止咳片
17	氨酚伪麻分散片	43	咖酚伪麻片
18	氨酚伪麻胶囊	44	咳立停糖浆
19	氨酚伪麻咀嚼片	45	咳痰清糖浆
20	氨酚伪麻颗粒	46	良园枇杷叶膏
21	氨酚伪麻氯汀片	47	芦根枇杷叶颗粒
22	氨酚伪麻美芬片	48	氯雷氨酚伪麻缓释片
23	氨酚伪麻美芬片（Ⅱ）	49	氯雷他定伪麻黄碱缓释片
24	氨酚伪麻美芬片（Ⅲ）	50	氯雷伪麻缓释胶囊（Ⅰ）
25	氨酚伪麻那敏分散片	51	氯雷伪麻缓释胶囊（Ⅱ）
26	氨酚伪麻那敏胶囊	52	氯雷伪麻缓释片
27	氨酚伪麻那敏咀嚼片	53	麻黄碱苯海拉明片
28	氨酚伪麻那敏颗粒	54	美酚伪麻片
29	氨酚伪麻那敏泡腾颗粒	55	美敏伪麻咀嚼片
30	氨酚伪麻那敏片	56	美敏伪麻口服溶液
31	氨酚伪麻那敏片（Ⅰ）	57	美敏伪麻溶液
32	氨酚伪麻那敏片（Ⅱ）	58	美扑伪麻分散片
33	氨酚伪麻那敏片（Ⅲ）	59	美扑伪麻干混悬剂
34	氨酚伪麻那敏溶液	60	美扑伪麻胶囊

续表

序　号	药品名称	序　号	药品名称
61	氨酚伪麻片	87	美扑伪麻颗粒
62	氨酚伪麻片（Ⅰ）	88	美扑伪麻片
63	氨酚伪麻片（Ⅱ）	89	美羧伪麻胶囊
64	氨咖麻敏胶囊	90	美羧伪麻颗粒
65	氨麻苯美片	91	美息伪麻拉明分散片
66	氨麻美敏口服溶液	92	美息伪麻软胶囊
67	氨麻美敏片	93	美愈伪麻胶囊
68	氨麻美敏片（Ⅱ）	94	美愈伪麻颗粒
69	氨麻美敏片（Ⅲ）	95	美愈伪麻口服溶液
70	氨愈美麻分散片	96	那敏伪麻胶囊
71	氨愈美麻片	97	那敏伪麻片
72	白纸扇感冒颗粒	98	萘普生钠伪麻黄碱缓释片
73	贝桔止咳糖浆	99	扑尔伪麻片
74	贝敏伪麻胶囊	100	祛痰平喘片
75	贝敏伪麻片	101	散痰宁糖浆
76	苯酚伪麻片	102	沙芬伪麻咀嚼片
77	苯海拉明伪麻黄碱胶囊	103	舒肺糖浆
78	鼻炎滴剂	104	双分伪麻胶囊
79	布洛伪麻分散片	105	双扑伪麻分散片
80	布洛伪麻干混悬剂	106	双扑伪麻颗粒
81	布洛伪麻缓释胶囊	107	双扑伪麻口服溶液
82	布洛伪麻缓释片	108	双扑伪麻片
83	布洛伪麻混悬液	109	苏菲咳糖浆
84	布洛伪麻胶囊	110	痰咳清片
85	布洛伪麻颗粒	111	特酚伪麻片
86	布洛伪麻片	112	特洛伪麻胶囊

续表

序　号	药品名称	序　号	药品名称
113	布洛伪麻软胶囊	139	天一止咳糖浆
114	茶碱麻黄碱胶囊	140	伪麻那敏胶囊
115	茶碱麻黄碱片	141	西替利嗪伪麻黄碱缓释胶囊
116	酚咖麻敏胶囊	142	西替伪麻缓释片
117	酚麻美敏混悬液	143	息喘丸
118	酚麻美敏胶囊	144	息咳糖浆
119	酚麻美敏咀嚼片	145	消咳宁片
120	酚麻美敏颗粒	146	小儿氨酚伪麻分散片
121	酚麻美敏口服溶液	147	小儿复方麻黄碱桔梗糖浆
122	酚麻美敏片	148	小儿化痰止咳冲剂
123	酚麻美软胶囊	149	小儿化痰止咳颗粒
124	酚美愈伪麻分散片	150	小儿化痰止咳糖浆
125	酚美愈伪麻口服溶液	151	小儿美敏伪麻口服溶液
126	呋麻滴鼻液	152	小儿清热止咳口服液
127	复方阿托品麻黄碱栓	153	小儿伪麻滴剂
128	复方氨茶碱暴马子胶囊	154	小儿伪麻美芬滴剂
129	复方氨酚苯海拉明片	155	小儿止咳糖浆
130	复方氨酚甲麻口服液	156	杏仁止咳糖浆
131	复方氨酚美沙糖浆	157	盐酸奥昔非君片
132	复方氨酚愈敏口服溶液	158	盐酸苯海拉明片
133	复方氨基比林茶碱片	159	盐酸甲氧那明片
134	复方苯海拉明麻黄碱糖浆	160	盐酸麻黄碱苯海拉明片
135	复方鼻炎膏	161	愈酚甲麻那敏分散片
136	复方茶碱甲麻黄碱片	162	愈酚甲麻那敏颗粒
137	复方茶碱麻黄碱片	163	愈酚甲麻那敏糖浆
138	复方茶碱麻黄碱糖浆	164	愈酚伪麻口服溶液

续表

序 号	药品名称	序 号	药品名称
165	复方茶碱片	187	愈酚伪麻片
166	复方川贝精片	188	愈美甲麻敏糖浆
167	复方胆氨片	189	苑叶止咳糖浆
168	复方酚咖伪麻胶囊	190	镇咳宁滴丸
169	复方福尔可定口服溶液	191	镇咳宁含片
170	复方福尔可定糖浆	192	镇咳宁胶囊
171	复方甘草氯化铵糖浆	193	镇咳宁颗粒
172	复方甘草麻黄碱片	194	镇咳宁口服液
173	复方枸橼酸喷托维林颗粒	195	镇咳宁糖浆
174	复方甲基麻黄碱口服液	196	支气管炎片
175	复方桔梗氯化铵糖浆	197	止咳祛痰颗粒
176	复方桔梗麻黄碱糖浆	198	止咳祛痰糖浆
177	复方桔梗麻黄碱糖浆（Ⅱ）	199	复方地芬诺酯片
178	复方桔梗枇杷糖浆	200	复方磷酸可待因口服溶液
179	复方桔梗远志麻黄碱片（Ⅰ）	201	复方磷酸可待因溶液
180	复方林非妥片	202	愈酚伪麻待因口服溶液
181	复方氯雷他定缓释胶囊（Ⅱ）	203	可愈糖浆
182	复方氯雷他定缓释片	204	复方磷酸可待因糖浆
183	复方麻黄碱色甘酸钠膜	205	复方可待因口服溶液
184	复方麻黄碱糖浆	206	愈酚待因口服溶液
185	复方枇杷氯化铵糖浆	207	复方磷酸可待因溶液（Ⅱ）（进口品种）
186	复方氢溴酸右美沙芬颗粒	208	复方磷酸可待因口服溶液（Ⅲ）（进口品种）

注：1.进口品种电子监管工作按照国家局统一部署执行；

2.该目录为参考目录，具体品种以经国家局批准的处方为准。

30.非法买卖麻黄碱类复方制剂如何处罚

非法买卖麻黄碱类复方制剂的，由公安机关没收非法买卖的麻黄碱类复方制剂，处以买卖的麻黄碱类复方制剂货值10～20倍的罚款，货值的20倍不足1万元的，按1万元罚款；有违法所得的，没收违法所得；有营业执照的，由工商行政管理部门吊销营业执照；构成犯罪的，依法追究刑事责任。

以加工、提炼制毒物品制造毒品为目的，买卖麻黄碱类复方制剂，依照刑法第三百四十七条的规定，以制造毒品罪定罪处罚。

以加工、提炼制毒物品为目的，买卖麻黄碱类复方制剂，依照刑法第三百五十条的规定，以非法买卖制毒物品罪定罪处罚。

将麻黄碱类复方制剂拆除包装、改变形态后进行非法买卖，或者明知是已拆除包装、改变形态的麻黄碱类复方制剂而进行非法买卖的，依照刑法第三百五十条的规定，以非法买卖制毒物品罪定罪处罚。

非法买卖麻黄碱类复方制剂，没有证据证明系用于制造毒品或者走私、非法买卖制毒物品，或者未达到走私制毒物品罪、非法买卖制毒物品罪的定罪数量标准，构成非法经营罪、物品罪等其他犯罪的，依法定罪处罚。

31.零售药店销售抗菌药物应遵守哪些规定

为加强抗菌药物的监督管理，促进抗菌药物的合理使用，国家食品药品监督管理局规定，未列入非处方药品目录的各种抗菌药物（包括抗生素和磺胺类、喹诺酮类、抗结核、抗真菌药物），在全国范围内所有零售药店必须凭执业医师处方才能销售。

32.零售药店违法销售抗菌药物应接受哪些处罚

根据《药品流通监督管理办法》，药品零售企业未凭处方销售抗菌药物的，责令限期改正，给予警告；逾期不改正或者情节严重的，处以一千元以下的罚款。情节严重的，要从重处罚，直至吊销《药品经营许可证》。药品零售企业在执业药师或者其他依法经过资格认定的药学技术人员不在岗时销售抗菌药物的，责令限期改正，给予警告；逾期不改正的，处以一千元以下的罚款。

33.什么是高危药品

美国安全用药规范学会（ISMP）在1995～1996年的一项研究表明：大多数致死

或严重伤害的用药错误案例仅涉及少数较特殊的药物。ISMP将这些使用不当会对患者造成严重伤害或死亡的药物称为高危药品，高危药品引起的差错可能不常见，但一旦发生则后果非常严重。

34.如何对高危药品进行管理

为了切实加强高危药品管理，中国药学会医院药学专业委员会《用药安全项目组》参照美国ISMP 2008年公布的19类及13种高危药品目录，同时结合我国医疗机构用药的实际情况，制定了《高危药品分级管理策略及推荐目录》，并推荐了高危药品的专用标识（见图4-1），各医疗机构可以参照该目录制定本医疗机构的高危药品目录和管理办法。

图4-1　高危药品专用标识

高危药品的管理可采用"金字塔式"的分级管理模式，见图4-2。

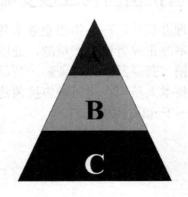

图4-2　高危药品"金字塔式"的分级管理模式图

高危药品分级管理中各级别的特点：

（1）A级高危药品是高危药品管理的最高级别，是使用频率高，一旦用药错误，患者死亡风险最高的高危药品，医疗单位必须重点管理和监护，具体有如下几类（见表4-3）：

表4-3　A级高危药品

编号	药品种类	编号	药品种类
1	静脉用肾上腺素能受体激动药（如肾上腺素）	8	硝普钠注射液
2	静脉用肾上腺素能受体拮抗药（如普萘洛尔）	9	磷酸钾注射液
3	高渗葡萄糖注射液（20%或以上）	10	吸入或静脉麻醉药（如丙泊酚等）
4	胰岛素，皮下或静脉用	11	静脉用强心药（如地高辛、米力龙）
5	硫酸镁注射液	12	静脉用抗心律失常药（如胺碘酮）
6	浓氯化钾注射液	13	浓氯化钠注射液
7	100mL以上的灭菌注射用水	14	阿片酊

A级高危药品管理措施：

1）应有专用药柜或专区贮存，药品贮存处有明显专用标识。

2）病区药房发放A级高危药品须使用高危药品专用袋，药品核发人、领用人须在专用领单上签字。

3）护理人员执行A级高危药品医嘱时应注明高危，双人核对后给药。

4）A级高危药品应严格按照法定给药途径和标准给药浓度给药。超出标准给药浓度的医嘱医生须加签字。

5）医生、护士和药师工作站在处置A级高危药品时应有明显的警示信息。

（2）B级高危药品是高危药品管理的第二层，包含的高危药品使用频率较高，一旦用药错误，会给患者造成严重伤害，但给患者造成伤害的风险等级较A级低，具体有如下几类（见表4-4）：

表4-4　B级高危药品

编号	药品种类	编号	药品种类
1	抗血栓药（抗凝剂，如华法林）	3	心脏停搏液
2	硬膜外或鞘内注射药	4	注射用化疗药

续表

编号	药品名称	编号	药品名称
5	放射性静脉造影剂	10	静脉用催产素
6	全胃肠外营养液（TPN）	11	静脉用中度镇静药（如咪达唑仑）
7	静脉用异丙嗪	12	小儿口服用中度镇静药（如水合氯醛）
8	依前列醇注射液	13	阿片类镇痛药，注射给药
9	秋水仙碱注射液	14	凝血酶冻干粉

B级高危药品管理措施：

1）药库、药房和病区小药柜等药品贮存处有明显专用标识。

2）护理人员执行B级高危药品医嘱时应注明高危，双人核对后给药。

3）B级高危药品应严格按照法定给药途径和标准给药浓度给药。超出标准给药浓度的医嘱医生须加签字。

4）医生、护士和药师工作站在处置B级高危药品时应有明显的警示信息。

（3）C级高危药品是高危药品管理的第三层，包含的高危药品使用频率较高，一旦用药错误，会给患者造成伤害，但给患者造成伤害的风险等级较B级低，具体有如下几类（见表4-5）：

表4-5　C级高危药品

编号	药品种类	编号	药品种类
1	口服降糖药	5	肌肉松弛剂（如维库溴铵）
2	甲氨蝶呤片（口服、非肿瘤用途）	6	口服化疗药
3	阿片类镇痛药，口服	7	腹膜和血液透析药
4	脂质体药物	8	中药注射剂

C级高危药品管理措施：

1）医生、护士和药师工作站在处置C级高危药品时应有明显的警示信息。

2）门诊药房药师和治疗班护士核发C级高危药品应进行专门的用药交代。

35.什么是互联网药品交易服务　包括哪些类别

互联网药品交易服务，是指通过互联网提供药品（包括医疗器械、直接接触药品的包装材料和容器）交易服务的电子商务。互联网药品交易服务就是药品电子商务。

　　互联网药品交易服务的类别包括：为药品生产企业、药品经营企业和医疗机构之间的互联网药品交易提供的服务；药品生产企业、药品批发企业通过自身网站与本企业成员之外的其他企业进行的互联网药品交易；向个人消费者提供的互联网药品交易服务。

　　根据消费者是个人或医疗机构又分为两类：提供医药企业与医疗机构之间药品交易服务的电子商务，本身不进行药品交易活动，目前主要是为药品的招标工作服务；医药企业与个人消费者之间进行药品交易的电子商务。

36.互联网药品交易应如何进行申报和审批

　　从事互联网药品交易服务的企业必须经过审查验收，取得《互联网药品交易服务机构资格证书》。验收标准和资格证书由SFDA统一制定。资格证书有效期为5年。

　　为药品生产企业、药品经营企业与医疗机构之间互联网药品交易提供服务的企业，由SFDA审批；其他两类由省级药品监督管理部门审批。

　　互联网药品交易的申报和审批程序如图4-3所示。

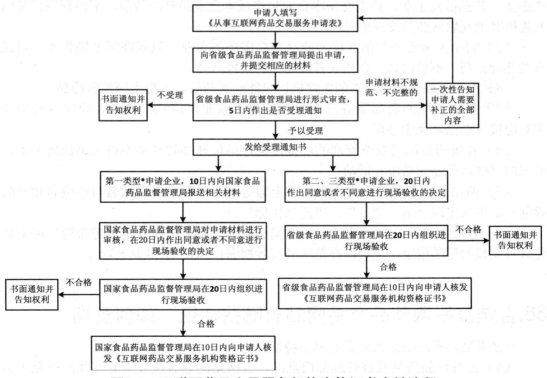

图4-3　互联网药品交易服务机构资格证书审批流程

　　注：*第一类型企业指从事为药品生产企业、药品经营企业与医疗机构之间互联网药品交易提供服

务的企业。

*第二类型是药品生产、批发企业与本企业成员之外的企业从事药品电子商务活动的企业。

*第三类型是向个人消费者提供互联网药品交易服务的药品连锁零售企业。取得资格证书的企业，应当按照《互联网信息管理办法》的规定，依法取得相应的电信业务经营许可证或备案。

37.从事互联网药品交易应遵循哪些行为规范

为了规范互联网药品交易行为，加强对互联网药品交易服务活动的监督管理，国家食品药品监督管理局制定公布了规范性文件《互联网药品交易服务审批暂行规定》（以下简称《规定》）。《规定》要求从事互联网药品交易应遵循以下行为规范。

（1）从事为药品生产企业、经营企业与医疗机构之间的互联网药品交易提供服务的企业，不得参与药品生产、经营；不得与行政机关、医疗机构、药品生产、经营企业之间存在隶属关系和其他经济利益关系。

（2）通过自身网站与本企业成员之外的其他企业进行互联网药品交易的药品生产企业、药品批发企业，只能交易本企业生产或本企业经营的药品，不得利用自身网站提供其他互联网药品交易服务。

（3）向个人消费者提供互联网药品交易服务的企业，只能在网上销售本企业经营的非处方药，不得向其他企业或者医疗机构销售药品。

（4）参与互联网药品交易的医疗机构只能购买药品，不得上网销售药品。

（5）提供互联网药品服务的企业其变更、歇业、停业、换证、收回《资格证书》应按《办法》规定办理。

（6）各级药监部门及所管理的单位及医疗单位开办的网站不得从事任何类型、形式的互联网药品交易服务活动。

（7）网站名称不得以中国、中华、全国等冠名（但申请网站名与单位名相同的除外）。可以出现"电子商务"、"药品招标"。

（8）互联网药品交易达成后，产品配送应符合有关法律规定。零售药店网上售药应有完整的配送记录；记录保存至产品有效期满1年后，不得少于3年。

38.合法互联网药品交易网站有哪些特征 如何查询

合法互联网药品交易网站具有以下特征：

（1）通过食品药品监督管理部门批准，且网站的显著位置上有互联网药品信息服务资格证书和互联网药品交易资格证书。如果消费者点击网站上的这两个标识，会出现相应的批准文号。

（2）具有网上查询、生成订单、电子合同及网上支付等交易服务功能。

可凭点击出现的批准文号在国家食品药品监督管理局网站（http://www.sda.gov.cn/WS01/CL0001/ "数据查询"项目中的"互联网药品交易服务"）中进行查询。

39.如何识别发布虚假药品信息、销售假劣药品的网站

2008年国家食品药品监督管理局发布了《发布虚假药品信息、销售假劣药品网站的特征》，通过比对特征，可以识别发布虚假药品信息、销售假劣药品的网站。此类网站具体特征如下：

（1）利用北京、上海等城市医疗机构、科研院所相对集中的特点，网站的开办单位通常为假冒或伪造的"中国人民解放军、中国、国家、北京（上海）等某疾病康复中心、科研机构、医疗单位"。整个网站只宣传和销售治疗某种疾病的一种或系列"药品"。

（2）页面上所标示的网站开办单位地址是虚假的，或者页面上所标示的地址根本不存在网站所声称的开办单位；咨询、销售"药品"的电话为小灵通号码（如010-86******，806*****，816*****，819*****，891*****，898*****等）、铁通号码（如010-51******，52******等）或手机号码，网站的开办单位拒绝消费者上门购买药品。

（3）网站宣传和销售的"药品"，通常声称可以治愈某些慢性疾病、疑难杂症或性病等，如糖尿病、高血压、冠心病、前列腺炎、近视、失眠、偏瘫、癫痫、精神郁闷、牛皮癣、红斑狼疮、乙肝、肿瘤、痛风、风湿、脱发、性功能低下、尖锐湿疣等。

（4）假借卫生部、国家食品药品监督管理局、世界卫生组织、某医学中心或医学会等政府部门或组织机构的名义，指定、推荐该"药品"为治疗疾病、康复保健的唯一或者最佳产品等。

（5）为了给消费者造成该"药品"已经过国家食品药品监督管理局批准的假象，页面上非法链接了"国家食品药品监督管理局政府网站"，并恶意篡改页面内容。消费者应登陆国家食品药品监督管理局政府网站（www.sda.gov.cn）与违法网站提供链接的网站进行核对。

（6）页面上充斥大量以"政府官员"、"权威专家"、"患者"的名义，通过使用绝对化、承诺性的语言，对"药品"疗效进行虚假宣传。如：使用"根治、根除、不反弹、药到病除、国家级、最先进科学、全球第一个、服用几个疗程病症全无、无效退款、无毒副作用、免费试用、保险公司保险"等用语，宣称产品具有极高的治愈率、有效率。

（7）网站以电话订购或在线订购的方式，让消费者向指定的银行账号、邮政信

箱汇款，然后向消费者邮寄"药品"；或者通过货到付款的方式，向消费者销售药品。特别需要说明的是，"邮寄药品"通常是不法分子销售假劣药品所采取的最主要形式，这种形式由于供需双方不见面，使消费者在上当受骗后无从投诉。

【案例5】

2012年5月国家食品药品监督管理局发布了违法发布虚假药品信息销售药品网站的公告，依法将违法网站移送至有关部门进行查处。

查处的违法发布虚假药品信息销售药品网站的名单详见表4-6。

表4-6 违法发布虚假药品信息销售药品网站名单

序 号	具体网址	网站标示单位	网站宣传产品
1	http://www.51yangchao.cn/	益肝解毒茶网	益肝解毒茶
2	http://www.haiass.com/ygc/?code=0212	益肝解毒茶官方直销网	益肝解毒茶
3	http://www.cqzssd.com/	益肝解毒茶官方网站	益肝解毒茶
4	http://www.xiaochuanyao.com/	华北永康制药有限公司	肺喘清等多种
5	http://www.zyfengshi.com/	商丘国医堂门诊	追风活血强痛定、骨痛康等
6	http://www.hkhuajitang.com/	赛华佗直销网	风痛骨康贴膜
7	http://www.x890.com/	北京骨关节康复中心	鲨力胶囊
8	http://www.xianyiyaojiu.com/	石家庄泰康生物研究中心	仙壹酒
9	http://www.heifengbadu.com/	北京润泽生物科技有效公司	黑蜂拔毒贴
10	http://www.leifengshi120.cn/	周秉德类风湿治疗网	虫草蝮蛇丸

【点评】

以上违法发布虚假药品信息销售药品的网站中，有些利用大城市科研机构较多的特点，如取名为"北京骨关节康复中心"、"北京润泽生物科技有限公司"、"石家庄泰康生物研究中心"，有些利用了名人效应，如取名为"赛华佗直销网"、"周秉德类风湿治疗网"，以误导消费者。这些违法网站宣传的药品均为一种或一类药品。这类网站中内容含有大量"专家"、"独一无二"等诱人字眼，通过误导消费者向其销售药品，对消费者是一种欺骗行为，国家应加大对这类网站的查处，全面贯彻落实打击制售假冒伪劣药品、规范药品生产经营秩序的工作任务。

40.违反互联网药品交易的规定应受到哪些处罚

根据《互联网药品交易服务审批暂行规定》，违反互联网药品交易的规定应承担以下法律责任：

（1）未取得资格证书擅自从事药品电子商务的责令限期改正，给予警告。

（2）有下列情况的限期改正，给予警告；情节严重的，撤销药品电子商务资格，注销资格证书。

1）网站主页未标明资格证书编号。

2）超标准范围提供服务的，变更未经审批的。

3）为药品招标服务的企业与行政机关、医疗机关和药品生产、经营企业之间有隶属、产权关系或其他经济利益关系。

（3）为药品招标服务的企业直接参与药品交易的，按药品管理法第七十七条处理，并撤销资格、注销资格证书。

（4）药品电子商务活动涉及违反药品管理法的，按药品管理法相关规定处罚。凡是撤销其资格，注销证书并且情节严重的，移送信息产业主管部门依法处理。

习题

1.零售药店从业人员在销售药品、处理投诉时应注意哪些问题？

2.《药品经营许可证》如何申请、如何进行年检、变更与换证和日常管理？

3.零售药店在经营含麻黄碱类药物和抗菌药物时应如何管理？

4.如何辨别合法和违法的互联网药品交易网站？

第五篇
药品临床应用管理知识篇

课程目标：本篇主要讲解和回答以下问题

◆导致不合理用药的主要原因和危害是什么？

◆如何正确认识中药不良反应和中药毒性？如何防范中药不良反应的发生？

◆基层药品从业人员应如何指导患者合理使用抗菌药物？

◆基层药品从业人员应如何防范与处理处方差错？

◆配制、使用医疗机构制剂时应如何管理？

1.我国不合理用药现象主要体现在哪些方面

（1）无明确适应证用药。无明确适应证却滥用药品的现象在我国普遍存在。例如，无抗生素使用指征而临床使用广谱抗生素、盲目联用药物、医生和患者盲目追求新药。这些无明确适应证用药现象可引起耐药率增加、不良反应发生率较高等问题。

（2）重复用药。重复用药现象普遍发生的原因比较复杂，有医生、患者、药品从业人员等各方面的责任。如一些患者患有多种疾病，病因复杂，由于求治心切，先后在多家医院或不同科室就诊，导致处方药物相同或相似，同时应用后造成重复用药。

（3）配伍不合理。对患有多种疾病或并发症的患者，经常同时应用多种药物，但实际上可能并不能达到预期的效果，反而会导致疗效降低或不良反应加重。

（4）尚未实现个体化给药。老年人和儿童由于生理特点与成年人不同，如按成人常规剂量应用，容易发生不良反应。

（5）服用方法不当。有的患者不遵医嘱，不同药物均按每日3次，同时服用，由于药物的相互作用，导致疗效降低，不良反应增加。如多潘立酮和复合维生素B，多潘立酮可促进胃动力，应在饭前15~30分钟服用；而复合维生素B在小肠吸收，应在饭后服用，以利于吸收。如果复合维生素B与多潘立酮在饭前同服，会降低前者的吸收率。

（6）长期服用单一药品或误服过期药品。长期服用单一药品容易产生药物依赖性，或机体对药物产生耐药性，导致药物疗效降低。此外，由于长期服药，一次购买大量药品，容易忽视药品的有效期，导致误服过期变质的药品，不仅达不到治疗的效果，反而导致不良反应增加。如心脏病患者常备的急救药品应定期更换，以防药品过期失效。

【案例1】

某7岁患者因呕吐、腹胀、便秘等症状入院，经诊断为不全性肠梗阻，医生给予甲氧氯普胺5mg、阿托品0.25mg肌内注射，山莨菪碱和碳酸氢钠静脉滴注，因患者症状无明显改善，次日医生又给予甲氧氯普胺10mg肌内注射，半小时后患者出现四肢抽动、颈项强直，经诊断为病毒性脑炎和甲氧氯普胺中毒，住院治疗3个月后，患者才基本痊愈出院。

【点评】

这是一起由于剂量不当、配伍不合理导致的不合理用药案例。甲氧氯普胺用于6~14岁儿童肌内注射的剂量为一次2.5~5mg，用药过量可导致锥体外系反应，出现肌肉痉挛、发音困难、共济失调、神志不清等症状。本案中医生次日使用的甲氧氯普胺剂量超过常用剂量1倍，剂量过大，且甲氧氯普胺与阿托品、山莨菪碱等抗胆碱能药品合用可产生拮抗作用，属于配伍不合理。

2.不合理用药的主观因素有哪些

（1）患者在不同医院、不同科室就诊，由于医生不清楚其具体用药情况，造成重复用药。

（2）跨科用药。有的医生对不属于自己专科的药物不熟悉，导致药品的规格、剂量和用法出错。

（3）有的医生对治愈疾病急于求成，认为药越新、价格越高，效果越好，不加选择地使用强效、昂贵的进口抗生素；部分医生甚至将4~5种抗生素联用，导致患者出现菌群失调、二重感染。

（4）经济利益驱使。目前大部分医院作为独立的非营利性经营实体，由于卫生投入有限，医院采用的科室经济核算制，加重了医生"重经济效益，轻社会效益"的倾向。

【案例2】

某女性患者，38岁，患有慢性肾炎和高血压。医生为其开具以下药物：卡托普利，口服，一次25mg，一日3次；螺内酯，口服，一次20mg，一日3次。患者用药5日后，出现下肢软弱无力、心悸。检查发现血钾为5.8mmol/L（正常值为3.5~5.5mmol/L）。

【点评】

本案中，患者血钾升高表面与医生无关系，但实际上却是因为医生不熟悉药物的作用机制和相互作用造成的。卡托普利对肾有保护作用，但在应用中会使血钾升高；螺内酯为保钾利尿药，与卡托普利联用，容易使患者出现严重高血钾。医生开具处方中包括卡托普利和螺内酯两种，药物相互作用致患者血钾升高，导致不良反应发生。故作为医生，应掌握全面的专业知识，避免因主观因素导致不合理用药现象发生。

3.不合理用药的客观原因有哪些

（1）对药物本身认识不足。虽然现代药物是经过长期的研究，通过临床前试验、临床试验以及药品监管部门的审批后才上市销售，但由于临床试验的局限性，其结果与上市后使用的安全性结果并不完全一致。有的药物由于临床试验设计有缺陷或其他因素，在上市一段时间以后其不良反应才显露出来。如西布曲明曾作为减肥辅助药物而广泛使用，但长期的研究发现该药可增加患者出现严重心血管不良反应的风险（包括非致死性心梗，非致死性卒中，可复苏的心脏骤停，心血管死亡等）。因此，该药已于2010年在我国停止生产和销售。

（2）生产厂家及其广告的负面影响。药品生产厂家为销售其产品，对医生、药师、护士和患者施加各种有形和无形的影响。例如药品生产厂家通过对医学研究的经费支持和帮助以及各种公关活动，使医生及有关的卫生人员在使用或评价某种药品时，做出有利于生产厂家的评价。医生还可能屈服于来自社会的舆论或患者的负面影响，如社会舆论可能认为医生经常使用老药是观念陈旧、医术低下的表现；患者受生产厂家广告的影响和医药知识的局限，常常希望使用新药、贵药、进口药。

（3）信息系统不健全。能够帮助医生全面准确地掌握药物信息的资料来源于有关的信息系统，例如，各级药品监督管理部门发布的法规文件、药物的评价和不良反应报告、医院的临床试验资料等。但目前我国医疗机构的药物信息系统建设尚不完善，医生不能及时地获取有关资料和信息。

4.不合理用药有什么危害

根据世界卫生组织（WHO）的统计资料，全世界死亡人数中，有1/7不是死于自然衰老和疾病，而是死于不合理用药；在患者中有近1/3是死于不合理用药而并非疾病本身。这些主要发生在发展中国家，因缺医少药、有限资源滥用等造成。在我国也开展了一些关于不合理用药危害的研究，调查显示，在武汉地区9所综合性医院的住院患者中，因不合理用药死亡的人数占住院死亡总数的11%。

不合理用药可导致严重的药源性疾病，甚至死亡。常见的药源性疾病包括输液过多、过快所致的急性肺水肿；解热镇痛药所致的胃肠出血、高血压或心力衰竭；抗菌药物使用不当所致的细菌耐药和二重感染等。不合理用药不仅可导致临床治疗延误、治疗失败、发生不良反应和药源性疾病，还会引起严重的社会后果，如医疗机构和医生信誉受损、患者投诉增加、医患关系紧张、社会资源浪费、患者费用无意义增加等。

【案例3】

四川省内江市东兴区出现输入性恶性疟疾病例，该地区疾控中心医疗人员在对与此患者有过亲密接触的人员预防性用药过程中，指导接触人员服用"磷酸氯喹/磷酸伯氨喹片"组合包装片，服药人群包括成人和儿童，其中成人4片磷酸氯喹片（每片155mg）和3片磷酸伯氨喹片；儿童4片磷酸氯喹片。服药后，先后有104名服药人员出现了呕吐、头晕、恶心等不良反应症状。其中，一名3岁儿童服药后出现头痛、脸色苍白、无力等症状，经抢救无效死亡。调查结果显示：该次群体性不良反应事件中，成人服药后出现的症状属该药物的正常不良反应；16岁以下儿童用药量和成人用量相当，属于用药剂量过大；该事件中儿童死亡原因为"用药过量"。

【点评】

这是一起由于使用剂量不当导致严重后果的不合理用药案件。磷酸氯喹片的药品说明书中并未详细给出磷酸氯喹用于儿童预防疟疾的剂量，但规定了儿童服用磷酸氯喹片的剂量信息：儿童口服磷酸氯喹片首次剂量为10mg/kg（以氯喹计），最大剂量不能超过600mg。本案中负责指导预防性服药的医疗人员未能全面了解和掌握儿童服用氯喹的用量规定，加之又缺少全面、准确的合理用药参考信息，从而错误指导儿童服用超过最大剂量的磷酸氯喹（4片磷酸氯喹片，总剂量达620mg）。本案中致患儿死亡的直接原因是用药过量，间接原因是负责指导预防性服药的医疗人员主观上未掌握用药剂量，这不仅使该地区疾控中心名誉受损，更加剧了医患矛盾。

5.中药不良反应有什么特点

中药不良反应从病因学分类上讲，主要是由药物剂量、药物配伍引起的，通常具有以下特点：

（1）与药物剂量有关的中药不良反应由药物本身或其代谢物所引起，具有剂量依赖性和可预测性，其不良反应包括药物的副作用、毒性作用，以及继发反应、首剂效应、后遗作用等。

（2）与药物剂量无关的中药不良反应主要指药物变性和特异体质引起的不良反应，主要为药物过敏反应。

（3）与中药配伍有关的中药不良反应是由存在配伍禁忌的中药及存在不良相互作用的中西药配伍引起。

6.如何正确认识中药不良反应

中药不良反应是指中药在正常用法用量下出现的与用药目的无关或意外的有害反应。该有害反应与医疗事故、药品质量问题和用药不当引起的有害反应不同，应分别对待。中药不良反应在临床上主要体现在副作用和毒性反应两方面。

中药在临床上应用了几千年，为人类健康作出了卓越的贡献。但近年来，中药新剂型的开发应用及剂型多样化、中药材种植及环境改变等问题给中药临床应用带来了诸多不稳定因素。一直以来，对中药是否存在不良反应有许多看法，从"中药没有不良反应"到"中药不良反应"被扩大化均普遍存在。

上述观点的出现与中药临床应用的复杂性有关。目前临床使用的中药包括中药饮片、中成药等，组成上十分复杂，有单味药物、复方药物、含中药单体成分或由有效部位构成的药品等。如此多的中药品种、复杂的药物构成体系增加了人们科学认识中药的难度，也造成人们对中药不良反应的误解。例如，从中药质量方面看，原材料的质量、中药质量监管是否到位等都会影响中药质量，由中药质量问题带来的不良反应事件混淆了人们对中药不良反应的认识。

随着我国中药产业的快速发展，日益频发的中药不良反应事件已经成为医药界和公众十分关注的问题。提高对现有中药的科学认识，了解中药不良反应产生的机制，研究中药不良反应发生的原因及预防措施，才能保证中药的用药安全。

7.我国中药不良反应的现状如何

近年来，中药不良反应报告的数量和涉及的品种均有增多的趋势。据统计，1980~1999年的20年中，有关中药不良反应的个案报道有2 732例，其中前10年为280例，涉及143个品种；后10年为2 452例，涉及435个品种。从药物剂型统计上看，中药注射剂出现不良反应的比例最高，约占总数的42%。

根据国家食品药品监督管理局发布的《2011年国家药品不良反应监测年度报告》，2011年全国共收到中药注射剂报告65 572例次，其中严重报告4 034例次。2011年中药注射剂报告数量排名居前的类别是理血剂、补益剂、开窍剂、解表剂、清热剂、祛痰剂，占中药注射剂总体报告的97.3%。2011年中药注射剂不良反应/事件报告数量排名前3名的药品分别是清开灵注射剂、双黄连注射剂和参麦注射剂。

国家食品药品监督管理局于2008年12月发布了关于加强中药注射剂生产管理、不良反应监测、召回和临床使用的通知，2009年1月又发布了开展中药注射剂安全性再评价的通知。

近年来，国家不良反应监测中心发布的《药品不良反应信息通报》中，涉及很多中药品种，具体见表5-1。

表5-1　近年《药品不良反应信息通报》中涉及的中药

发布时间	药品名称	不良反应
2008年12月	壮骨关节丸	皮疹、瘙痒、恶心、呕吐、腹痛、腹泻、胃痛、血压升高、肝功能异常
2008年12月	痔血胶囊	肝功能异常、胆汁淤积型肝炎、药物性肝炎等
2009年9月	穿琥宁注射剂	全身性损害，主要表现为过敏性休克、过敏样反应、发热、寒战等
2010年4月	鼻炎宁制剂（颗粒剂、胶囊）	过敏反应（包括过敏性休克、全身过敏样反应）、呼吸困难、喉头水肿、面部水肿、语言障碍和昏迷等
2010年9月	维C银翘片	皮肤及附属器损害（全身发疹型皮疹伴瘙痒、严重荨麻疹、重症多形红斑型药疹、大疱性表皮松解症）、消化系统损害（肝功能异常）、全身性损害（过敏性休克、过敏样反应、昏厥）、泌尿系统损害（间质性肾炎）、血液系统损害（白细胞减少、溶血性贫血）
2011年8月	细辛脑注射剂	全身性损害（过敏性休克、过敏样反应、紫绀等）、呼吸系统损害（呼吸困难、胸闷、喉水肿等）、皮肤及其附件损害（面部水肿等）、心血管系统损害（心悸、心动过速、心律失常等）

续表

发布时间	药品名称	不良反应
2012年1月	生脉注射液	全身性损害（发热、寒战、过敏性休克、过敏样反应等）、呼吸系统损害（呼吸困难、胸闷、憋气、喉水肿等）、心血管系统损害（心悸、紫绀、心律失常、高血压等）、皮肤及其附件损害（皮疹、剥脱性皮炎等）
2012年3月	香丹注射液	全身性损害（过敏样反应、过敏性休克、紫绀、发热、寒战、晕厥等）、呼吸系统损害（呼吸困难、咳嗽、喉水肿等）、心血管系统损害（心悸等）、中枢及外周神经系统损害（头晕、头痛等）、皮肤及其附件损害（皮疹、瘙痒等）、胃肠系统损害（恶心、呕吐等）
2012年4月	雷公藤制剂（雷公藤多苷片、雷公藤片、雷公藤双层片、雷公藤总萜片等）	药物性肝炎、肾功能不全、粒细胞减少、白细胞减少、血小板减少、闭经、精子数量减少、心律失常、胃出血、骨髓抑制等
2012年6月	喜炎平注射液	全身性损害（过敏样反应、过敏性休克等）、呼吸系统损害（呼吸困难等）、皮肤及其附件损害（全身皮疹等）、心血管系统一般损害（紫绀等）
2012年6月	脉络宁注射液	呼吸系统损害（呼吸困难、憋气、喉水肿等）、全身性损害（过敏样反应、寒战、发热、过敏性休克等）、心血管系统损害（胸闷、紫绀、低血压、高血压等）

【案例4】

某7岁患者，因上呼吸道感染，静脉滴注喜炎平注射液，约10分钟后，患者出现大汗淋漓、双眼球持续充血、两眼肿胀、全身荨麻疹伴瘙痒，停用药物，并静脉注射地塞米松5mg，口服开瑞坦，测血压为63/30mmHg，加用多巴胺、阿拉明各一支，半小时后血压上升，上述症状有所缓解，留院观察。

【点评】

本案中的喜炎平注射液是一种中药注射剂，有效成分为穿心莲内酯磺化物，功能主治为清热解毒、止咳止痢，可用于支气管炎、扁桃体炎、细菌性痢疾等。2011年1月1日至2011年12月31日，国家药品不良反应监测中心病例报告数据库中有关喜炎平注射液的病例报告共计1 476例（单用喜炎平注射液病例报告971例，占65.79%），不良反应/事件主要为全身性损害、呼吸系统损害、心血管系统一般损害、皮肤及其附件损害等。其中严重病例49例（单用喜炎平注射液病例报告32例，占65.31%），占整体报告3.32%。病例报告涉及14岁以下儿童患者较多。

针对易发生不良反应的中药，医务人员应加倍注意。如本案中喜炎平注射液易发生过敏反应，建议医务人员在用药前详细询问患者的过敏史，对穿心莲类药物过敏者禁用，过敏体质者慎用，老人、儿童、肝肾功能异常患者等特殊人群和初次使用中药注射剂的患者应慎重使用，加强监测。喜炎平注射液严禁与其他药物混合配伍，谨慎联合用药，如确需联合使用其他药品时，应谨慎考虑与本品的间隔时间以及药物相互作用等问题。医护人员应严格按照说明书规定的用法用量给药，不得超剂量使用。加强用药监护，用药时缓慢滴注，特别是开始用药后30分钟内要密切观察用药反应，发现异常应立即停药并采取积极救治措施。

8.常见的中药不良反应包括哪些类别

中药不良反应在临床上主要包括过敏反应、药物依赖性、药物致畸和致癌作用，以及呼吸系统、消化系统、泌尿系统、神经系统、造血系统、心血管（循环）系统的不良反应。

9.中药不良反应的起因有哪些

（1）药材及资源。有的中药含有毒性成分，如生物碱或毒性蛋白质等；中药饮片来源不规范，药材品种混杂等。

（2）制备工艺。药材炮制不当、制剂工艺控制不严格等。

（3）药物使用。不按照适应证用药、长期服用致蓄积、剂型和给药途径使用不当等。

（4）药物间相互作用。包括中药间相互作用和中药与西药间的相互作用。

10.中药里哪些毒性成分易引起不良反应　具体包括哪些中药

（1）含马兜铃酸的中药

关木通、马兜铃、青木香、寻骨风、广防己、朱砂莲、天仙藤、威灵仙、大风藤及细辛等中药中含有马兜铃酸，马兜铃酸具有肾毒性，在肾脏中蓄积可导致急性肾功能损害、肾小管功能损害、肾小管间质纤维化，还可通过血脑屏障在脑组织中蓄积。目前中国、美国、英国、澳大利亚都已经禁止或限制含有关木通、广防己等十多种中药材及中成药（如龙胆泻肝丸、龙荟丸、大黄清胃丸）的进出口与使用。

（2）含生物碱的中药

根据中药毒理学研究结果，乌头碱、雷公藤碱、士的宁、莨菪碱、苦楝碱和秋水仙碱等生物碱可损害神经系统、外周迷走神经和感觉神经，通常先呈异常兴奋后抑制，能直接影响心脏功能，还可引起中枢神经中毒，导致视丘、中脑、延脑的病理改变等。

川乌、草乌、附子、天雄、雪上一枝蒿等药材中均含乌头碱，乌头碱主要损害循环系统和中枢神经系统，可使迷走神经兴奋，导致胸闷、心悸、血压下降、休克、心脏骤停等。乌头碱经过炮制后生成毒性较低的乌头次碱和乌头原碱，但疗效不会降低。故炮制是保证安全用药的主要措施之一。

（3）含强心苷类的中药

强心苷是指对心脏有显著活性的苷类，常见的含有强心苷的植物包括毛花洋地黄、紫花洋地黄、黄花夹竹桃、毒毛旋花子苷、铃兰、海葱和羊角拗等。目前洋地黄类的地高辛、西地兰仍是临床应用的药物。

强心苷能够加强心肌收缩性，减慢窦性心律，是治疗心力衰竭的重要药物。但因为安全范围小，有效剂量与中毒剂量接近，对药物的敏感性个体差异大，中毒症状不易确定，故不良反应发生率较高。

（4）有毒的矿物中药

水银、轻粉、朱砂含汞，密陀僧含铅，砒霜含砷，这些重金属对机体有腐蚀和刺激作用，长期小剂量服用还可引起蓄积中毒，导致恶心、呕吐、发热、心悸甚至肝肾功能损害。例如长期服用含有朱砂的中成药活络丸、冰硼散、安宫牛黄丸、朱砂安神丸等可造成慢性汞中毒。

11.哪些中药注射剂易引起不良反应

在中药不良反应统计中，注射剂引起不良反应的报道最多。清开灵注射液、双黄连注射液、葛根素注射液、穿琥宁注射剂、参麦注射剂、鱼腥草注射液、刺五加注射液、炎毒清注射液、复方蒲公英注射液、鱼金注射液、莪术油注射液、莲必治注射液和炎琥宁注射剂等都可引起不同程度的不良反应。

【案例5】

某患者因感冒到乡卫生院就诊，在接受鱼腥草注射液静脉滴注后立即出现过敏反应，医生给予地塞米松、肾上腺素进行抢救，但抢救无效而死亡。调查后认定患者的死因是鱼腥草注射液引起的过敏反应。

【点评】

本案是一起因中药注射剂不良反应致患者死亡的案例。鱼腥草注射液是由人工提炼鱼腥草制成，并非单一成分，还含有各种杂质及植物蛋白，很可能引起不良反应。国家不良反应监测中心（CDR）收到多起有关鱼腥草注射液引起的过敏性休克、全身过敏反应、胸闷、心悸、呼吸困难和重症药疹等严重不良反应报告后，于2003年发布《药品不良反应信息通报》，要求警惕其不良反应，临床应用时务必加强用药监护，并严格按照适应证范围使用。SFDA又于2006年对该药进行再评价后，修订了药品说明书，鱼腥草注射液仅供肌内注射，一次2mL，一日2~3次。禁止大剂量、静脉给药。

12.如何避免中药注射剂不良反应的发生

（1）用药前应仔细询问过敏史，过敏体质者应慎用。

（2）选用中药注射剂应严格掌握适应证，合理选择给药途径。能口服给药的，不选用注射给药；能肌内注射给药的，不选用静脉注射或滴注给药。必须选用静脉注射或滴注给药的应加强监测。

（3）辨证施药，严格掌握功能主治。临床使用应辨证用药，严格按照药品说明书规定的功能主治使用，禁止超功能主治用药。

（4）严格掌握用法用量及疗程。按照药品说明书推荐剂量、调配要求、给药速度、疗程使用药品。不超剂量、过快滴注和长期连续用药。

（5）严禁混合配伍，谨慎联合用药。中药注射剂应单独使用，禁止与其他药品配伍使用。谨慎联合用药，如确需联合使用其他药品时，应谨慎考虑与中药注射剂的间隔时间以及药物相互作用等问题。

（6）对老人、儿童、肝肾功能异常患者等特殊人群和初次使用中药注射剂的患者应慎重使用，加强监测。长期使用的患者在每疗程间要有一定的时间间隔。

（7）加强用药监护。用药过程中，应密切观察用药反应，特别是开始30分钟。如发现异常，应立即停药，并采取积极救治措施。

13.影响中药毒性的因素有哪些

（1）用药是否对证。用药对证，能产生治疗效果，对人体有益；如果用药不对证，可导致新的病理偏向，对人体造成伤害，表现出毒性。

（2）剂量。中药毒性的大小是相对的，主要取决于用药剂量。《医疗用毒性药品管理办法》规定，医疗用毒性药品（以下简称毒性药品），系指毒性剧烈、治疗剂量与中毒剂量相近，使用不当会致人中毒或死亡的药品。在规定的毒性药品管理品种中，毒性中药品种包括：砒石（红砒、白砒）、砒霜、水银、生马钱子、生川乌、生草乌、生白附子、生附子、生半夏、生南星、生巴豆、斑蝥、青娘虫、红娘虫、生甘遂、生狼毒、生藤黄、生千金子、生天仙子、闹阳花、雪上一枝蒿、红升丹、白降丹、蟾酥、洋金花、红粉、轻粉、雄黄。其中毒性最强的是砒霜，但如果用量低于中毒量，也不会导致中毒。而一般认为毒性较低或无毒的药物，如果用量过大，也会导致中毒。

（3）药材品种。一味中药的来源可能只涉及一个品种，也可能包括多个品种。不同品种的药材，毒性强弱也存在差异。如白附子，有来源于毛茛科黄花乌头的块根的关白附和来源于天南星科独角莲块茎的禹白附，前者的毒性较后者大。

（4）药材质量。同种药材因产地、气候、采集时间、贮存及入药部位等因素不同而存在质量差异，因而毒性强弱也可能不同。例如，苦楝素在苦楝皮中的含量与季节有关，开花期含量较低，从结果开始含量升高。苦楝素含量越高的药材毒性越大。

（5）炮制。炮制具有多种效果。就毒性而言，合理的炮制可降低药物的毒性，而不合理的炮制则可导致药物毒性增强。如雄黄入药只能研细，忌用火煅，因为火煅后会生成三氧化二砷（即砒霜），使雄黄的毒性大大增强。

（6）给药途径。人体的不同部位对药物的吸收效果不同。不同的给药途径，由于药物的吸收、分布、代谢和排泄可能存在差异，不仅会影响药物的治疗效果，也会影响药物的毒性。某些药物（如蛇毒）少量口服无毒，而皮下注射则有毒。

（7）剂型与制剂工艺。药物在被人体吸收后，在一定时间内达到一定剂量时才会引起中毒，而不同剂型的药物释放速度存在差异，被人体吸收的速度和程度也不同。因此，在剂量相同的前提下，同一药物在不同剂型中的毒性强弱也可能存在差异。注射剂（特别是静脉注射剂）中的药物在给药后几乎100%直接进入全身循环，而口服制剂的吸收程度则相对较低。另外，一般中药材都含有多种成分，各种成分之间可能存在相互拮抗或协同的作用，各种成分的理化性质（如溶解度）也可能不同，使药物在汤剂、丸剂、散剂、酒剂等剂型中所显示的总体毒性存在差异。同一药物制成不同的剂型，可能由于制剂工艺不同，毒性也存在差异。

（8）配伍。利用药物之间"相畏"、"相杀"的配伍关系，通过合理配伍，可牵制其某种毒性，使其毒性减轻。如生姜能杀半夏、天南星毒，蜂蜜能杀川乌毒等，临床上常配伍应用。有的药物之间存在"相反"的配伍关系，可使毒性增强，甚至产生新的毒性。如朱砂与昆布配伍，二者的有效成分硫化汞和碘的含量明显下降，还会生成碘化汞，游离的汞离子可能导致汞中毒。

（9）服药方法。药物毒性的大小与用药剂量、用药时间都有关系。如患者求治心切，过量服用药物可导致中毒。

（10）患者个体差异。患者之间存在个体差异，不同人对毒性的反应也各有不同。

【案例6】

　　某患者因睡眠不佳到中医院就诊，医生开具的处方为每剂人参10g、麦冬15g、五味子15g、酸枣仁15g、川芎10g、知母15g、大枣20g、甘草20g、朱砂10g、女贞子20g，共四剂。处方中未注明朱砂另包及用法。患者煎汤服药后数分钟即出现剧烈呕吐、浑身颤抖、牙关紧闭、手指及颜面发绀、四肢抽搐、僵直等症状，尚未送至医院即死亡，从出现症状到呼吸、心跳停止前后不足15分钟。经鉴定患者为急性汞中毒、多脏器功能衰竭致呼吸及循环衰竭而死亡，属于一级医疗事故。

【点评】

　　这是一起由于医生忽视中药毒性导致患者死亡的严重医疗事故。朱砂的主要成分为硫化汞，《中国药典》2010年版注明该药有毒，规定其用量为0.1~0.5g。另外朱砂入药只宜生用，忌用火煅，见火则析出水银，尤易中毒。《中国药典》2010年版注明朱砂多入丸散服，不宜入煎剂。本案医生开具处方中的朱砂剂量为药典规定的30~150倍，已

属剂量过大，加之未注明用法，患者煎服后导致中毒。一般中医临床上应用朱砂十分小心，剂量低于限量，且不可长期使用，以免蓄积中毒。

14.如何正确对待中药的毒性

临床用药的目的是为了取得治疗效果，促进患者康复，但在用药的同时，必须保证安全。为保证用药安全有效，必须正确对待中药的毒性。

目前，由于对中药毒性的普遍性认识不足，将有毒药与无毒药绝对化，导致临床用药存在两个误区：其一，使用所谓无毒药时盲目加大剂量以求高效，忽视安全，反而导致中毒；其二，使用有毒药时，随意降低剂量以求安全，忽视疗效，导致疗效不佳或毫无疗效。

对待中药毒性的正确态度应该是"有毒观念，无毒用药"。即在认识上要充分重视毒性的普遍性，明确药物都具有毒物的性质，如使用不当可能造成机体损害；在具体用药时，应做到合理用药，通过炮制、配伍等各种合理措施消除或降低药物的毒性，在充分保证用药安全的前提下追求最佳疗效。

15.什么是抗菌药物　为什么要将抗菌药物列为处方药管理

抗菌药物是指治疗细菌、支原体、衣原体、立克次体、螺旋体、真菌等病原微生物所致感染性疾病的药物。

由于目前抗菌药物种类繁多，如果不能做到合理用药，不仅可使药物不良反应增加，还可导致细菌耐药现象进一步加剧。世界各国均将抗菌药物列为处方药管理，主要原因包括：

（1）细菌感染性疾病可由不同的致病菌引起，应由医生仔细检查后，作出诊断。

（2）抗菌药物种类繁多，不同的抗菌药物具有不同的杀菌或抑菌机制和抗菌谱，还有不同的化学结构，应由医生根据抗菌谱、细菌对药物的敏感性、药物在体内的药效学和药动学、感染部位以及致病菌等因素综合权衡来选择最合适的抗菌药物。

（3）感染性疾病在发生、发展过程中，感染的程度、病情严重程度、机体功能状况、细菌耐药性都在不断改变，需要医生根据患者的具体情况及时调整治疗方案，给予适当的治疗。

（4）抗菌药物可引起不良反应或导致药源性疾病，需要医生及时发现不良反应并给予对症处理。

（5）患者自行服用抗菌药物，可能因为用药不对症，或诱导细菌产生耐药性，使感染恶化；长期或经常服用广谱、强效抗菌药物可引起菌群失调，导致二重感染，增加治疗难度；也可能因自行服药发生危及生命的不良反应。

16.临床常用的抗菌药物分类有哪些

临床常用的抗菌药物分类见表5-2。

表5-2 临床常用的抗菌药物

类别		药物举例
β-内酰胺类	青霉素类	青霉素G、青霉素V
	头孢菌素类	第一代：头孢噻吩、头孢拉定、头孢匹林、头孢氨苄 第二代：头孢呋辛、头孢尼西、头孢克洛 第三代：头孢噻肟、头孢唑肟、头孢曲松、头孢他啶 第四代：头孢吡肟、头孢匹罗、头孢克定、头孢噻利
	碳青霉烯类	亚胺培南、美罗培南、帕尼培南、法罗培南
	单环β-内酰胺类	氨曲南、卡芦莫南、替吉莫南
氨基糖苷类		庆大霉素、阿米卡星、链霉素、卡那霉素、妥布霉素
大环内酯类		红霉素、罗红霉素、克拉霉素、阿奇霉素、泰利霉素
四环素类		金霉素、四环素、多西环素
林可霉素类		林可霉素、克林霉素
多肽类		万古霉素、替考拉宁、多粘菌素B、达托霉素
酰胺醇类		氯霉素、甲砜霉素
氟喹诺酮类		诺氟沙星、氧氟沙星、莫西沙星、加替沙星、吉米沙星
磺胺药与抗菌增效剂		磺胺嘧啶、磺胺甲 唑、磺胺异 唑、甲氧苄啶
硝基呋喃类		呋喃妥因、呋喃唑酮
抗真菌药物		两性霉素B、氟康唑、伊曲康唑、卡泊芬净

17.抗菌药物联合应用有哪些注意事项

抗菌药物的联合应用要有明确指征方可用药。单一药物可有效治疗的感染，不需联合用药，仅在下列情况时有指征联合用药：

（1）病原菌尚未查明的严重感染，包括免疫缺陷者的严重感染。

（2）单一抗菌药物不能控制的需氧菌及厌氧菌混合感染，2种或2种以上病原菌感染。

（3）单一抗菌药物不能有效控制的感染性心内膜炎或败血症等重症感染。

（4）需长程治疗，但病原菌易对某些抗菌药物产生耐药性的感染，如结核病、深部真菌病。

由于药物协同抗菌作用，联合用药时应将毒性大的抗菌药物剂量减少，如两性霉素B与氟胞嘧啶联合治疗隐球菌脑膜炎时，前者的剂量可适当减少，从而减少其毒性反应。联合用药时宜选用具有协同或相加抗菌作用的药物联合，如青霉素类、头孢菌素类等其他β内酰胺类与氨基糖苷类联合，两性霉素B与氟胞嘧啶联合。联合用药通常采用2种药物联合，3种及3种以上药物联合仅适用于个别情况，如结核病的治疗。此外必须注意联合用药后药物不良反应将增多。

【案例7】

　　某女性患者，42岁，患有支气管炎，对青霉素、头孢类药品过敏。医嘱以克林霉素，静脉滴注，一次0.6g，一日2次；阿奇霉素，静脉滴注，一日0.5g，一日2次，防治感染。

【点评】

　　本案例涉及2种抗菌药物的联合应用，克林霉素和阿奇霉素均作用于细菌核糖体50s亚单位，通过干扰细菌蛋白质的合成而达到速效抑菌作用。由于作用于同一位点而产生竞争拮抗作用，所以两药不宜联用。联合用药时宜选用具有协同或相加抗菌作用的药物联合。另外本案例中患者并无联合用药的指征，无须使用2种抗菌药物。

18.抗菌药物预防应用中存在哪些不合理的现象

（1）普通感冒、发热即使用抗菌药物预防感染。

（2）慢性感染患者在二次加重间歇期服用抗菌药物预防复发。

（3）外科非污染手术在术前、术后预防应用抗菌药物。

（4）围手术期预防应用抗菌药物，不恰当地延长预防用药时间。

（5）围手术期预防应用抗菌药物，不恰当地选用超广谱抗菌药物。

（6）对门诊患者不管是否为细菌感染，均在处方中给予抗菌药物。

（7）家庭自备抗菌药物，患者略有不适即服用抗菌药物。

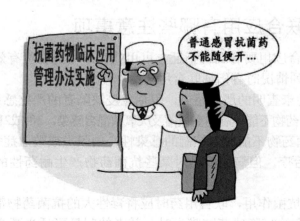

19.预防应用抗菌药物应注意哪些原则

（1）用于预防一种或两种特定病原菌入侵体内引起的感染，可能有效；如目的在于防止任何细菌入侵，则往往无效。

（2）预防在一段时间内发生的感染可能有效；长期预防用药，则常不能达到目的。

（3）患者原发疾病可以治愈或缓解者，预防用药可能有效。原发疾病不能治愈或缓解者（如免疫缺陷者），预防用药应尽量不用或少用。

（4）不宜常规预防性应用抗菌药物的情况：普通感冒、麻疹、水痘等病毒性疾病，昏迷、休克、中毒、心力衰竭、肿瘤、应用肾上腺皮质激素等患者。

（5）除非患者存在高危因素且继发感染，对患者有严重影响甚至危及生命，一般慢性感染患者不宜采取预防应用抗菌药物的措施。

（6）原则上广谱强效抗菌药物及刚上市不久的新药均不应作预防应用。

（7）外科手术预防用药目的：预防手术后切口感染，以及清洁-污染或污染手术后手术部位感染及术后可能发生的全身性感染。

（8）外科手术预防用药基本原则：根据手术野有否污染或污染可能，决定是否预防用抗菌药物。

（9）非污染的一般性非高危手术原则上不需预防应用抗菌药物。

（10）需实施围手术期预防应用抗生素的外科手术应遵照围手术期预防使用抗生素的方法进行，不应随意增减给药剂量和时间。

20.抗菌药物不合理使用会造成什么危害

（1）细菌产生耐药性。

（2）菌群失调，可导致二重感染。

（3）药不对症，可导致感染加重、恶化。

（4）引起药源性不良反应，轻者感到身体不适，重者危及生命。

（5）浪费药物资源，增加医疗费用负担。

【案例8】

国家食品药品监督管理局发布了《2012公众安全用药现状调查报告》。报告显示，近四成居民家中常备抗生素类药品，23.9%的居民感冒后选择使用抗生素，仅40.1%的居民会在服药前认真阅读药品说明书上的不良反应及注意事项。根据世界卫生组织统计，抗菌药在国外的临床使用率不超过30%，而在国内三级医院保守估计要达到60%~70%，二级医院甚至超过80%。卫生部全国细菌耐药监测结果也显示，我国住院患者中，抗生素的使用率高达70%，其中外科患者几乎人人都用抗生素，比例高达97%。

【点评】

从上述案例可知，我国抗菌药物滥用现象非常严重。抗菌药物不合理使用，会导致细菌耐药性增加。细菌耐药性又称抗药性，系指细菌对于抗菌药物作用的耐受性，是细菌在自身生存过程中的一种特殊表现形式。耐药性一旦产生，药物的治疗作用就明显下降。为了保持抗菌药物的有效性，应重视其合理使用。严格掌握抗菌药物的适应证，病毒感染不应采用抗菌药物治疗。对有适应证的病人，药物种类、用量及持续时间都要注意，能用窄谱的就不要用广谱抗菌药物，能用一种就不必用多种，以避免耐药性和二重感染。同时要加强细菌耐药监测工作并向群众开展合理应用抗菌药物有关知识的教育。

21.针对抗菌药物滥用，基层药品从业人员应如何对患者进行健康教育

针对患者滥用抗菌药物的现象，基层药品从业人员应对患者普及以下用药知识：

（1）抗菌药物在临床应用上有限。用于1~2种特定细菌感染可能有效；预防在一段时间内发生的感染可能有效，长期用药则达不到目的；免疫缺陷者尽量不用或少用；感冒、麻疹等通常不宜应用。

（2）抗菌药物不是退烧药、消炎药，它的作用只是抑制和杀灭细菌。只有在细菌感染的情况下使用抗菌药物才有效果。普通感冒90%是由病毒引起的，不需要用抗生素。

（3）选择给药途径时，能口服的就不要肌内注射，能肌内注射的就不要静脉滴注。

（4）广谱抗生素可能破坏人体内微生物的平衡，杀灭对人体有益的共生菌，造成菌群失调，能用窄谱的抗生素就不用广谱的，用一种抗生素能解决的就不用两种以上抗生素。

（5）服用抗菌药物要严格按药品说明书或医嘱用药。如果患者认为病情好转就减少剂量或延长给药间隔，不能使抗生素在血液中保持一定浓度，非但不能有效杀灭体内致病菌，而且容易使残留的致病菌产生耐药性，延迟康复时间。

22.医疗机构对抗菌药物的临床应用应如何管理

医疗机构应按照由卫生部颁布，自2012年8月1日实施的《抗菌药物临床应用管理办法》（后简称《办法》），加强对抗菌药物遴选、采购、处方、调剂、临床应用和药物评价的管理。《办法》规定，医疗机构应当按照省级卫生行政部门制定的抗菌药物分级管理目录，制定本机构抗菌药物供应目录，并向核发其《医疗机构执业许可证》的卫生行政部门备案。抗菌药物分级标准见表5-3。

表5-3　抗菌药物分级标准

分级	含义
非限制使用级	• 指经长期临床应用证明安全、有效，对细菌耐药性影响较小，价格相对较低的抗菌药物。
限制使用级	• 指经长期临床应用证明安全、有效，对细菌耐药性影响较大，或者价格相对较高的抗菌药物。
特殊使用级	• 具有明显或者严重不良反应，不宜随意使用的抗菌药物。 • 需要严格控制使用，避免细菌过快产生耐药的抗菌药物。 • 疗效、安全性方面的临床资料较少的抗菌药物。 • 价格昂贵的抗菌药物。

　　《办法》规定，医疗机构应当严格控制本机构抗菌药物供应目录的品种、数量。同一通用名称抗菌药物品种，注射剂型和口服剂型各不得超过2种。具有相似或者相同药理学特征的抗菌药物不得重复列入供应目录。对于采购的抗菌药物品种和数量，亦应严格控制。同一通用名抗菌药物品种启动临时采购程序原则上每年不得超过5例次。医疗机构应当每半年将抗菌药物临时采购情况向核发其《医疗机构执业许可证》的卫生行政部门备案。

　　医疗机构应当建立抗菌药物遴选和定期评估制度。清退或者更换的抗菌药物品种或者品规原则上12个月内不得重新进入本机构抗菌药物供应目录。医疗机构还应当开展抗菌药物临床应用监测工作，分析本机构及临床各专业科室抗菌药物使用情况，评估抗菌药物使用适宜性，如医疗机构开展细菌耐药监测工作，细菌耐药预警监测机制见表5-4。对抗菌药物使用趋势进行分析，对抗菌药物不合理使用情况（如使用量异常增长的抗菌药物、半年内使用量始终居于前列的抗菌药物、经常超适应证或超剂量使用的抗菌药物、企业违规销售的抗菌药物、频繁发生严重不良事件的抗菌药物）应当及时采取有效干预措施。

表5-4　抗菌药物细菌耐药预警机制

主要目标细菌耐药率	措施
超过30%	及时将预警信息通报本机构医务人员。
超过40%	慎重经验用药。
超过50%	参照药敏试验结果选用。
超过75%	暂停针对此目标细菌的临床应用，根据追踪细菌耐药监测结果，再决定是否恢复临床应用。

　　二级以上医院应当定期对医师和药师进行抗菌药物临床应用知识和规范化管理的培训。医师经本机构培训并考核合格后，方可获得相应的处方权。其他医疗机构依法

享有处方权的医师、乡村医生和从事处方调剂工作的药师，由县级以上地方卫生行政部门组织相关培训、考核。经考核合格的，授予相应的抗菌药物处方权或者抗菌药物调剂资格。医疗机构应对医务人员掌握抗菌药物临床应用知识和规范化管理培训知识情况定期进行考核。

医疗机构需遵从的其他抗菌药物临床管理要求，详见第八篇《抗菌药物临床应用管理办法》（卫生部令第84号）。

23.医疗机构中处方调剂人员应具备哪些资质

卫生部发布的《处方管理办法》规定，取得药学专业技术职务任职资格的人员方可从事处方调剂工作。具有药师以上专业技术职务任职资格的人员负责处方审核、评估、核对、发药以及安全用药指导；药士从事处方调配工作。药师在执业的医疗机构取得处方调剂资格。

24.处方调剂包括哪些内容

（1）处方审核

药师应当认真逐项检查处方前记、正文和后记书写是否清晰、完整，并确认处方的合法性。药师还应当对处方用药适宜性进行审核，审核内容包括：

1）规定必须做皮试的药品，处方医师是否注明过敏试验及结果的判定。

2）处方用药与临床诊断的相符性。

3）剂量、用法的正确性。

4）选用剂型与给药途径的合理性。

5）是否有重复给药现象。

6）是否有潜在临床意义的药物相互作用和配伍禁忌。

7）其他用药不适宜情况。

药师经处方审核后，认为存在用药不适宜时，应当告知处方医师，请其确认或者重新开具处方。如发现严重不合理用药或者用药错误，应当拒绝调剂，及时告知处方医师，并应当记录，按照有关规定报告。

药师调剂处方时必须做到"四查十对"：查处方，对科别、姓名、年龄；查药品，对药名、剂型、规格、数量；查配伍禁忌，对药品性状、用法用量；查用药合理性，对临床诊断。

（2）药品调配

调配药品时应注意以下事项：

1）药品外观。

2）再分装的药品，应避免污染，并注明药名、剂型、剂量、数量和有效期。

3）注射剂应单独摆放。

4）为1位患者调配2张以上处方时，需提醒发药人员，以免漏发。

5）注明药品的用法用量。

6）调配完毕后在处方上签名或者加盖专用签章，再将药品与清单一并交给发药人员。

（3）核对发药

发药人员应再次核对上述内容，并检查可打开的最小包装是否完整，数量是否准确，药品是否过期或变质。然后核对或询问患者姓名，确认无误后，核对药品清单，按照处方顺序将药品逐个交与取药者。同品种药品同时发放2袋（盒）以上时，应提示患者。再签名或者加盖专用签章。

（4）用药指导

向患者交付药品时，应进行用药指导，其内容包括：

1）药品名称。

2）给药原因。

3）给药剂量、给药间隔及疗程，特别是有给药时间要求的药品。

4）给药方法，包括解释及示范剂量的量取及给药技巧。

5）预期药品产生药效的时间及药效维持的时间。

6）遗漏用药的补救措施。

7）常见或严重的药品不良反应，避免及应对的方法。

8）对同时使用非处方药或食物所导致的相互作用，应给出建议。

9）价格昂贵的药品应向患者强调，避免破损。

10）调配数量及处方再调剂的提醒，以强调用药的依从性。

25.如何对处方进行审核

处方审核包括以下内容：

（1）处方用药与临床诊断是否相符

处方用药须与临床诊断密切相符，医师开具的处方在病情与诊断栏中明确记录对患者的诊断。药师应审查处方用药是否与临床诊断相符，加强对合理用药的监控。如必须超适应证用药，处方医生应再次签字确认。处方用药与临床诊断不符的典型情况见表5-5。

表5-5　处方用药与临床诊断不符情况举例

不符情况	举例
非适应证用药	• 咳嗽可能由寒冷刺激、花粉过敏、空气污染或气道阻塞引起，并非一定有细菌感染，但临床上常使用抗菌药物治疗。
超适应证用药	• 二甲双胍用于非糖尿病患者的减肥。
撒网式用药	• 患者轻度感染就立即使用广谱或最新的抗菌药物。 • 不作抗菌药物敏感试验，单凭经验给予广谱抗菌药物。
盲目联合用药	• 开大处方，盲目应用肿瘤辅助治疗药。 • 联合应用毒性较大的药物而不酌情降低剂量导致不良反应发生增加。
过度治疗用药	• 滥用抗菌药物、糖皮质激素、免疫球蛋白。 • 无治疗指征滥用补钙制剂或维生素类药品。

（2）药物剂量、用法的审核

药师在审核处方时应核对药物剂量和剂量单位以防药物过量，同时应注意给药的速度，特别是静脉注射或静脉滴注时的速度，给药过快可能造成人体内药物过量而引起不良反应。

（3）剂型与给药途径的审核

正确的给药途径是保证药品发挥治疗作用的关键之一，也是药师审核处方的重点。选择适宜的剂型和给药途径可调节药物作用的快慢、强度和持续时间，可减少药物的不良反应。同一种药物制成不同的剂型，其作用性质、药效、作用的快慢、强度、持续时间、不良反应等都可能不同。如甘露醇静脉注射液可用于各种原因引起的脑水肿、颅内高压和青光眼，而冲洗剂则用于经尿道前列腺切除术。氨茶碱作为支气管扩张药，其注射液起效快，适宜于哮喘发作时应用；栓剂用于直肠给药，避免氨茶碱对胃肠道的刺激，且维持药效时间较长；片剂的作用时间适中，且便于生产。

（4）是否有重复用药现象

重复用药是指一种化学结构的药物，同时或序贯应用，导致药理作用和剂量重复。重复用药易导致不良反应和用药过量。患者重复用药主要表现在同一种药品同时使用（商品名与通用名混淆）、同一类药物同时使用（如抗菌药物联合应用）、同一药物因复方制剂同时使用。药师审查处方时应从这三方面入手，判断患者是否重复用药。

（5）对规定必须做皮试的药物，处方医生是否注明过敏试验及结果判定

有些药物（如青霉素、链霉素、碘造影剂、局麻药、抗毒素、类毒素、血清、疫苗等）在给药后极易引起过敏反应，甚至出现过敏性休克。为保证安全用药，需根据具体情况在注射给药前进行皮肤敏感试验，观察一段时间后以确定是否过敏。

（6）药物相互作用的判定

在某些情况下，联合用药是有必要的。但由于药品品种繁多，联合应用后的药

物相互作用可能对人体有益，也可能增加药物毒性。如磺胺甲噁唑与甲氧苄啶分别作用于细菌叶酸代谢的两个阶段，产生协同抑菌作用；亚胺培南可被肾脏中的肾肽酶破坏，与西司他汀合用可抑制肾肽酶的作用，保证亚胺培南的有效性；而排钾利尿药可使血浆中钾离子浓度降低，导致心脏对强心苷类药物敏感，容易发生心律失常；肝素与阿司匹林等非甾体类抗炎药合用可增加出血的风险。除此之外，食物、饮酒、吸烟都可能与药物发生相互作用，如脂肪性食物可促进口服脂溶性维生素（维生素A、D、E）的吸收；服用头孢类药物后饮酒可能出现乙醛蓄积中毒。

26.药品从业人员如何防范处方调剂差错

处方调剂的差错可表现为药品名称差错、药品调剂或剂量差错、药品与其适应证差错、剂型或给药途径差错、给药时间差错、疗程差错、药物配伍禁忌、药品标识差错。为减少和预防处方调剂差错的发生，药品从业人员在工作中的不同环节需遵守不同规则：

（1）药品贮存

1）药品的码放应有利于处方调剂，药品可按药品名称的中、英文首字母顺序或药理作用分类，也可按剂型分类。

2）只允许接受过专业训练并经过授权的药学人员往药品货架码放药品，并确保药品与货架的标签严格对应。

3）相同品种不同规格的药品、包装相似或读音相似的药品应分开码放。

4）在可能发生差错的药品位置上，可加贴醒目的警示标签，提醒药师在调剂处方时注意。

（2）处方调剂

1）读懂处方：调剂处方前应先读懂处方所列的药品名称、剂型、规格与数量，有疑问时绝对不可猜测，可咨询上级药师或直接与处方医生联系。

2）逐张调配：一张处方中的药品调剂结束后再取下一张处方，以避免混淆。

3）核对标签：张贴标签时再与处方逐一核对。

（3）药品分发

1）核对处方：如果核对人员发现调剂错误，应将药品和处方退回配方人员，并提示配方人员改正。

2）核对姓名：确认患者的身份，以确保将药品发给相应的患者。

3）用药教育：对照处方逐一向患者及其家属交代每种药品的使用方法，有助于发现并纠正配方和发药中的差错。

（4）明确差错防范措施

1）制订并公示"处方调剂标准操作规程"，良好的工作规范有助于减少差错。

2）合理安排人力资源，保证轮流值班人员的数量，并在调剂高峰时间适当增加人员，减少由于工作疲劳而导致的调剂差错。

3）随时通报药品价格、规格、摆放、包装等的调整信息。

4）出现调剂差错后要及时召开讨论会，分析差错发生的原因及导致的后果，让所有工作人员了解如何避免类似的差错再次发生。

5）定期收集工作人员的反馈意见，查找差错隐患并提出改进建议。

【案例9】

出生40日的某患儿以轻度咳嗽10日、间断性惊厥3日进入某医院儿科。入院诊断为佝偻病性低钙症、上呼吸道感染、药物性皮疹。医嘱给予10%葡萄糖7mL加5%氯化钙注射液5mL，缓慢静脉注射。儿科护理员取药时，药师误将一支10mL的10%氯化钾注射液当做5%氯化钙注射液发出。儿科护理员用药前也未核查药品，结果患儿静脉注射给药后病情加重，出现面色苍白、口周发灰，继而呼吸心跳停止死亡。

【点评】

这是一起由于处方调剂差错引起的医疗事故。10%氯化钾注射液不能用于静脉注射，用于静脉滴注时需要用5%葡萄糖注射液稀释至钾浓度不超过3.4g/L（45mmol/L），控制给药的速度不超过0.75g/h（10mmol/h），是药师、护理人员在使用时需要特别注意的药物。本案中的药师在调剂处方时没有核对药品，误将氯化钾当成氯化钙发出，是造成这一事故的根本原因。儿科护理员没有核对药品标签和处方就进行静脉给药，亦属失职行为，须负次要责任。

27.发生处方调剂差错时应如何处理

（1）建立处方调剂差错报告制度

1）对各种处方调剂差错进行登记（包括时间、地点、差错的内容与性质、原因、后果、处理结果及责任人等），明确责任，所有处方调剂差错必须及时向部门负责人报告。

2）部门负责人应及时调查差错发生的原因、经过、结果、责任人，分析出现差错的危害程度和处理结果，并及时向药房主任或药店值班经理报告。

3）药房主任或药店经理应及时将发生的重大差错向医疗机构、药政管理部门报告，由医疗机构管理部门协同相关科室，共同杜绝重大差错的发生。

（2）明确应对处方调剂差错的原则

1）建立本单位的处方调剂差错处理预案。

2）建立首问负责制。无论发生的差错是否与己有关，第一个接到患者投诉的药师必须接待患者或其家属，立即按照处理预案迅速处理并上报，不得推诿或逃避，以免事态进一步扩大。

3）根据差错后果的严重程度，采取相应的处理措施，如立即联系医生救助患者，或为患者更换药品，致歉、随访等，取得患者谅解。

4）事后进行彻底调查并向药房主任或药店经理提交报告，内容包括：差错的表现、分类、原因；差错发生的详细经过；差错的处理方式；保存处方复印件；对避免再次发生类似差错的建议。

5）药房主任或药店经理应根据实际情况，修订工作流程。

28.如何申请医疗机构制剂注册

（1）申请配制医疗机构制剂，申请人应当填写《医疗机构制剂注册申请表》，向所在地省、自治区、直辖市（食品）药品监督管理部门或者其委托的设区的市级（食品）药品监督管理机构提出申请，报送有关资料和制剂实样。

（2）收到申请的省、自治区、直辖市（食品）药品监督管理部门或者其委托的设区的市级（食品）药品监督管理机构对申报资料进行形式审查，符合要求的予以受理；不符合要求的，应当自收到申请材料之日起5日内书面通知申请人并说明理由，逾期未通知的自收到材料之日起即为受理。

（3）省、自治区、直辖市（食品）药品监督管理部门或者其委托的设区的市级（食品）药品监督管理机构应当在申请受理后10日内组织现场考察，抽取连续3批检验用样品，通知指定的药品检验所进行样品检验和质量标准技术复核。受委托的设区的市级（食品）药品监督管理机构应当在完成上述工作后将审查意见、考察报告及申报资料报送省、自治区、直辖市（食品）药品监督管理部门，并通知申请人。

（4）接到检验通知的药品检验所应当在40日内完成样品检验和质量标准技术复核，出具检验报告书及标准复核意见，报送省、自治区、直辖市（食品）药品监督管理部门并抄送通知其检验的（食品）药品监督管理机构和申请人。

（5）省、自治区、直辖市（食品）药品监督管理部门应当在收到全部资料后40日内组织完成技术审评，符合规定的，发给《医疗机构制剂临床研究批件》。申请配制的化学制剂已有同品种获得制剂批准文号的，可以免于进行临床研究。

（6）完成临床研究后，申请人向所在地省、自治区、直辖市（食品）药品监督管理部门或者其委托的设区的市级（食品）药品监督管理机构报送临床研究总结资料。

（7）省、自治区、直辖市（食品）药品监督管理部门收到全部申报资料后40日内组织完成技术审评，做出是否准予许可的决定。符合规定的，应当自做出准予许可决定之日起10日内向申请人核发《医疗机构制剂注册批件》及制剂批准文号，同时报国家食品药品监督管理局备案；不符合规定的，应当书面通知申请人并说明理由，同时告知申请人享有依法申请行政复议或者提起行政诉讼的权利。

医疗机构制剂注册申请流程见图5-1：

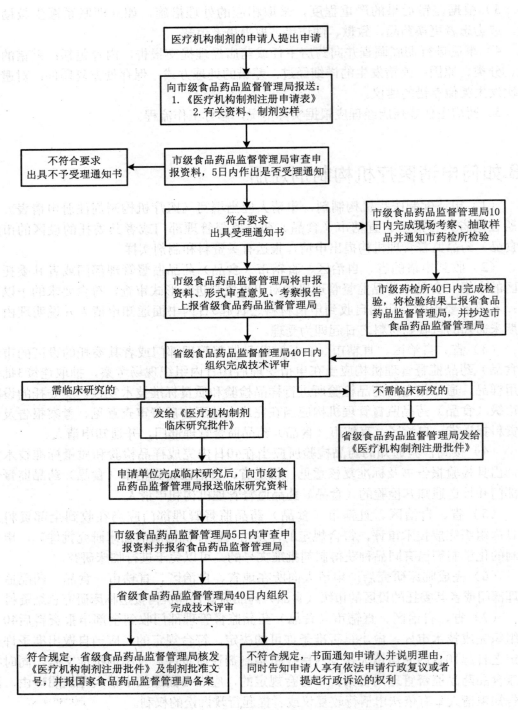

图5-1 医疗机构制剂注册申请流程图

29.药监部门如何对医疗机构制剂进行监督管理

（1）配制和使用制剂的医疗机构应当注意观察制剂不良反应，并按照国家食品药品监督管理局的有关规定报告和处理。

（2）省、自治区、直辖市（食品）药品监督管理部门对质量不稳定、疗效不确切、不良反应大或者其他原因危害人体健康的医疗机构制剂，应当责令医疗机构停止配制，并撤销其批准文号。已被撤销批准文号的医疗机构制剂，不得配制和使用；已经配制的，由当地（食品）药品监督管理部门监督销毁或者处理。

（3）医疗机构制剂的抽查检验，按照国家食品药品监督管理局药品抽查检验的有关规定执行。

（4）医疗机构不再具有配制制剂的资格或者条件时，其取得的相应制剂批准文号自行废止，并由省、自治区、直辖市（食品）药品监督管理部门予以注销，但允许委托配制的中药制剂批准文号除外。允许委托配制的中药制剂如需继续配制，可参照《医疗机构制剂注册管理办法》（试行）第三十条变更委托配制单位的规定提出委托配制的补充申请。

（5）未经批准，医疗机构擅自使用其他医疗机构配制的制剂的，责令改正，没收违法购进的药品，并处违法购进药品货值金额二倍以上五倍以下的罚款；有违法所得的，没收违法所得；情节严重的，吊销医疗机构执业许可证书。

（6）医疗机构配制假药、劣药，按照《药品管理法》中生产、销售假药、劣药的规定给予处罚。未按省、自治区、直辖市（食品）药品监督管理部门批准的标准配制制剂的，根据《药品管理法》应按劣药论处。

（7）提供虚假的证明文件、申报资料、样品或者采取其他欺骗手段申请批准证明文件的，省、自治区、直辖市（食品）药品监督管理部门对该申请不予受理，对申请人给予警告，一年内不受理其申请；已取得批准证明文件的，撤销其批准证明文件，五年内不受理其申请，并处一万元以上三万元以下罚款。

（8）医疗机构配制的制剂不得在市场上销售或者变相销售，不得发布医疗机构制剂广告。医疗机构将其配制的制剂在市场上销售或者变相销售的，责令改正，没收违法销售的制剂，并处违法销售制剂货值金额一倍以上三倍以下的罚款；有违法所得的，没收违法所得。

（9）省、自治区、直辖市（食品）药品监督管理部门违反《医疗机构制剂注册管理办法》（试行）的行政行为，国家食品药品监督管理局应当责令其限期改正；逾期不改正的，由国家食品药品监督管理局予以改变或者撤销。

【案例10】

某患者因痔疮病到甲医院痔瘘专科住院治疗，入院诊断为：三期环状混合痔，急性炎性期；原发性高血压病；颈椎、腰椎骨质增生。医生除给予注射剂治疗外，还给予该院从乙医院购进的医院制剂"痔疮1号"。用药第11天，患者出现咳嗽、手脚麻木、不能站立、手拿东西困难。检查得出患者的尿砷为0.11mg/L，患者被诊断为砷中毒性多发神经病。经医疗事故鉴定委员会鉴定，造成患者砷中毒的原因是医生在治疗过程中反复使用含有水银粉、砒石的"痔疮1号"局部外敷，致使患者在短期内接触大量砷化物。法院判决甲医院承担相应的民事赔偿责任。且在随后的调查中，药品监管部门还发现了乙医院未取得《制剂许可证》，自行配制生产、销售"痔疮1号"，遂根据药品管理的相关法规对两家医院给予了相应的处罚。

【点评】

这是一起典型的违反《医疗机构制剂注册管理办法》的案例。该案暴露出两个问题：一是，乙医院在未经过药监管理部门的批准并取得《制剂许可证》的情况下，擅自违法生产并向其他医疗机构违法销售其生产的自制制剂；二是，甲医院未经批准，擅自使用其他医疗机构配制的制剂。两家医院均违反了《医疗机构制剂注册管理办法》，因此，均应依照《药品管理法》第八十条的规定给予处罚。

此外，这个案例也说明，药监管理部门还应加大对医疗机构制剂的监管、检查力度。及时纠正、制止在生产、销售、使用医疗机构制剂等环节中，违反《医疗机构制剂注册管理办法》的各种行为，避免医疗事故的发生，切实保障用药安全。

30.配制医疗机构制剂时应如何管理

（1）配制规程和标准操作规程不得任意修改。如需修改时必须按制定时的程序办理修订、审批手续。

（2）在同一配制周期中制备出来的一定数量常规配制的制剂为一批，一批制剂在规定限度内具有同一性质和质量。每批制剂均应编制制剂批号。

（3）每批制剂均应按投入和产出的物料平衡进行检查，如有显著差异，必须查明原因，在得出合理解释，确认无潜在质量事故后，方可按正常程序处理。

（4）为防止制剂被污染和混淆，配制操作应采取下述措施：

1）每次配制后应清场，并填写清场记录。每次配制前应确认无上次遗留物。

2）不同制剂（包括同一制剂的不同规格）的配制操作不得在同一操作间同时进行。如确实无法避免时，必须在不同的操作台配制，并应采取防止污染和混淆的措施。

3）在配制过程中应防止称量、过筛、粉碎等可能造成粉末飞散而引起的交叉污染。

4）在配制过程中使用的容器须有标明物料名称、批号、状态及数量等的标志。

（5）根据制剂配制规程选用工艺用水。工艺用水应符合质量标准并定期检验。根据验证结果，规定检验周期。

（6）每批制剂均应有一份能反映配制各个环节的完整记录。操作人员应及时填写记录，填写字迹清晰、内容真实、数据完整，并由操作人、复核人及清场人签字。记录应保持整洁，不得撕毁和任意涂改。需要更改时，更改人应在更改处签字，并需使被更改部分可以辨认。

（7）新制剂的配制工艺及主要设备应按验证方案进行验证。当影响制剂质量的主要因素，如配制工艺或质量控制方法、主要原辅料、主要配制设备等发生改变时，以及配制一定周期后，应进行再验证。所有验证记录应归档保存。

31.配制医疗机构制剂的人员应具有哪些资质

（1）制剂室和药检室的负责人应具有大专以上药学或相关专业学历，具有相应管理的实践经验，有对工作中出现的问题作出正确判断和处理的能力。制剂室和药检室的负责人不得互相兼任。

（2）从事制剂配制操作及药检人员，应经专业技术培训，具有基础理论知识和实际操作技能。凡有特殊要求的制剂配制操作和药检人员还应经相应的专业技术培训。

（3）凡从事制剂配制工作的所有人员均应熟悉《医疗机构制剂配制质量管理规范》，并应通过《医疗机构制剂配制质量管理规范》的培训与考核。

32.使用医疗机构制剂时如何进行管理

（1）医疗机构制剂应按药品监督管理部门制定的原则并结合剂型特点、原料药的稳定性和制剂稳定性试验结果规定使用期限。

（2）制剂配发必须有完整的记录或凭据。内容包括：领用部门、制剂名称、批号、规格、数量等。制剂在使用过程中出现质量问题时，制剂质量管理组织应及时进行处理，出现质量问题的制剂应立即收回，并填写收回记录。收回记录应包括：制剂名称、批号、规格、数量、收回部门、收回原因、处理意见及日期等。

（3）制剂使用过程中发现的不良反应，应按《药品不良反应监测管理办法》的规定予以记录，填表上报。保留病历和有关检验、检查报告单等原始记录至少一年备查。

习题

1.结合不合理用药现象，试分析应当如何促进合理用药？
2.中药不良反应和中药毒性之间有何联系？

3.哪些因素可引起中药不良反应，应如何避免其发生？

4.药品从业人员应如何指导患者合理使用抗菌药物？

5.如何避免处方调剂差错，出现差错时应如何处理？

第六篇
药品信息管理知识篇

课程目标：本篇主要讲解和回答以下问题

◆ 基层药品从业人员向患者提供用药指导的内容、方法与技巧。

◆ 药物警戒的目的、作用、在我国的现状以及实现药物警戒的方法。

◆ 国家药品编码的适用范围、分类、编码规则。

◆ 互联网药品信息服务的含义、分类、要求，申请提供互联网药品信息服务的方法。

1.药品从业人员应如何向患者提供OTC药物咨询服务

药品从业人员应掌握非处方药物（OTC）咨询的方法步骤，可按照图6-1所示工作流程开展OTC药物咨询服务，具体内容如下所示：

（1）确定OTC药物治疗是否合适

患者到药店购买某种药物或者向药品从业人员咨询如何选择药物时，药品从业人员应首先确定OTC药物治疗对于该患者是否合适，或患者要求购买的药物是否合适。OTC药物是用来治疗病程较短、病情较轻及容易识别的疾病，不能用于掩盖需要医生诊断评估和较严重的疾病。药品从业人员须通过交谈和观察来评估患者是否适合OTC药物治疗。如适合，继续下一个程序；如不适合，应告知患者。

（2）建立治疗目标

确定患者适合OTC药物治疗后，则应建立治疗目标。如某患者出现头痛，而且已经确定没有进行性脑血管损伤和其他严重的神经系统疾患，治疗的目标就是治疗头痛。

（3）选择OTC药物

建立治疗目标后，药品从业人员应帮助患者选择最合适的OTC药物。这需要依据与患者面谈所获得的信息来确定。在选择药物时应避免药物相互作用和减少不良反应的产生。

（4）向患者提供建议

药品从业人员在帮助患者选择OTC药物后，应对使用方法提供建议，应保证患者明白自我治疗的原因、目的和结果，还应提供对药物的描述，指导患者如何使用药物并告知有关治疗指南。患者也应该理解如何对治疗的正常反应进行评估以及不良反应发生时应如何进行监测。如果患者对OTC药物治疗有疑问，药品从业人员应给予帮助。

（5）设立治疗终点

采用OTC药物治疗应设置治疗的期限。OTC药物的说明书上会对自我治疗的最长期限提供指导，使用OTC药物超过合理使用期限，会延误治疗时间。

（6）对患者进行随访

药学服务的基本前提是对治疗结果负责，对患者进行随访是确认建议是否合理的途径。随访可以通过电话来完成，在随访中，可以确定患者的反应是否正常、OTC药物的治疗是否合适以及是否需要中断治疗。

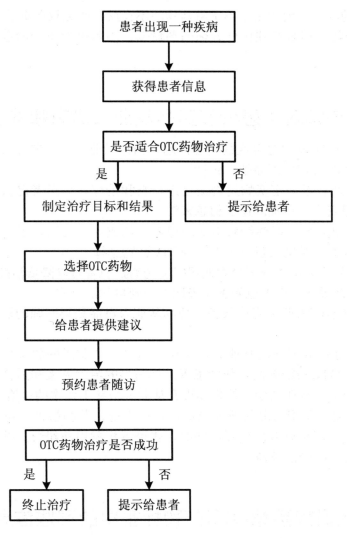

图6-1　OTC药物治疗的工作程序

2.患者使用OTC药物时存在哪些潜在问题

（1）患者购买OTC药物时，容易被药物广告误导，导致不合理使用OTC药物。

（2）患者可能由于无法分辨症状，或缺乏药物知识而不合理地使用OTC药物，从而延误正常治疗，甚至产生严重的不良后果。

（3）患者在向医生讲述用药史时，往往忽略使用过的OTC药物。

（4）患者可能由于不能正确理解药品说明书或不了解问题的本质，而同时服用两种有相互作用的药物，或者由于不了解药物的不良反应而导致严重后果。

（5）OTC药物的剂量往往比处方药的剂量低，患者可能急于治愈疾病而增加剂量。

3. OTC药物咨询对于患者和药品从业人员有哪些益处

针对患者使用OTC药物时存在的潜在问题，药品从业人员应向患者提供OTC药物咨询服务，这对患者有多方面益处，包括：

（1）可以帮助患者确定疾病是否适合进行自我治疗，为患者提供药学方面的教育并指导患者获得安全、合理的用药信息来源。

（2）药品从业人员还能够针对不同的患者（如成人、儿童、老年人、妊娠期妇女、哺乳期妇女等），帮助其进行个性化的OTC药物选择。

（3）在药品从业人员指导下合理使用OTC药物，患者可以降低治疗费用。

（4）通过咨询服务，患者也能更积极地参与到自我治疗中。

同时，通过开展OTC药物咨询服务，药品从业人员能获得明确的职业益处和经济效益。

（1）职业益处：对于药品从业人员来说，这是一个非常好的参与药学服务实践的机会。通过进行OTC药物咨询，帮助患者选择适当的治疗方案和适合的药物，可以较好地发挥自己的药学专业知识，体现和提升从业人员在工作中的价值和作用。

（2）经济效益：基层药品从业人员通过向患者提供药物咨询，可以改善、提高其服务质量，赢得患者或顾客的信任；同时，也可以规避用药纠纷，减少自身的工作风险，从而带来更好的经济效益。

4.药品从业人员应熟悉OTC药物标签中的哪些信息

为了给患者提供较好的OTC药物咨询服务，药品从业人员应熟悉OTC药物标签中的以下信息：药品的名称和成分、适应证和要求、包装规格、用法说明、禁忌证、警示、不良反应、注意事项、失效期、批号和标识等。

5.药品从业人员应如何为患者选择适合的OTC药物

药品从业人员应针对不同的用药人群，采用适宜的方法帮助患者选取适合的OTC药物。为患者选择适合的OTC药物前须对患者进行面谈、观察和检查，通过了解患者的基本情况，结合自己的用药知识为患者选择最适合的药物。

【案例1】

　　某顾客已怀孕5个月，因感冒到某药店购买抗病毒颗粒，药店销售人员在与顾客的交流中得知，该顾客购买抗病毒颗粒是给自己服用，遂向顾客耐心说明抗病毒颗粒对胎儿可能造成不良影响，属于妊娠期妇女禁用的药物。该店员还根据顾客的情况和自己掌握的药物知识，建议该顾客选用另一种对胎儿影响较小的OTC药物。顾客听取了建议，并对该店员的服务非常满意。

【点评】

　　这是药品从业人员成功为患者选择适合OTC药物的案例。妊娠期妇女用药时应格外谨慎，药品从业人员对于这类特殊用药人群，应通过交谈、观察了解患者的具体情况，灵活运用所掌握的药物知识为其选择最合适的药品。这样不仅让药店和店员赢得了患者的信任，也避免了一起因为药物选择不当而可能导致的用药纠纷。

6.药品从业人员应如何指导患者正确阅读药品说明书

　　药品说明书是药品主要特征和技术标准的介绍，是合理用药的法律和科学依据。由于患者的医药学专业知识有限，所以药品从业人员应指导患者对药品说明书进行通读，特别是对适应证、禁用、慎用、不良反应各项中的内容认真阅读。通过阅读说明书使患者了解药品的上述内容，使患者对于药品的正确使用和保管有一个完整的认识。

　　需对患者特别指导的是：每种药品都有自己独有的药品说明书，同一药品的生产厂家众多，而各生产厂家的生产工艺、原辅料、质量标准有差异，导致药品说明书的内容也有差异。以注射用头孢呋辛为例，深圳信立泰药业股份有限公司生产的药品商品名为信立欣，要求在阴凉处（不超过20℃）保存；而深圳九新药业有限公司生产的药品商品名为凯帝欣，要求在冷处（2~10℃）保存。这两种药品的规格、剂型、用法用量均相同，但储藏条件却有差异。患者应针对自己正在使用的药品，有针对性地阅读，不可因曾经用过其他厂家的同一种药品而不再仔细阅读说明书，造成不良后果。

7.药品从业人员应如何指导患者选用正确的药品规格和剂量

　　药品规格、剂量不同会导致血药浓度不同，所产生的药理作用也就不同。例如，低剂量的阿司匹林用于抑制血小板聚集（常用剂量为一日80~300mg），预防心血管系统疾病；中等剂量的阿司匹林用于解热镇痛（常用剂量为一次500mg，24小时内给药不超过4次）；而高剂量的阿司匹林则用于抗风湿（常用剂量为一次0.5~1g，一日3~4次）。药品剂量关系到疗效的发挥和给药方案的制定，也关系到患者的生命安全和健康。医生和药师对处方的剂量均负有法律责任，应注意监督和核对处方中给药剂量的准确性。

药品从业人员应指导患者严格按照药品说明书或处方中规定，选用正确的剂量，严格按说明用药，不可随意增加用药剂量或用药次数。如漏服一次药物，应根据药品说明书中的说明补服或不需补服，重新按平常的规律服药。在疗效不明显时，应考虑是否诊断、选方和用药有不妥的地方，不应随意增加剂量。

需要对患者特别指导的是：一般药品说明书中的使用剂量，是按照将人作为一个群体来考虑的，其根据是药物在人体的平均药代动力学参数。但由于个体差异的存在以及临床上影响药物药代动力学的各种原因的存在，对于特殊人群（如年龄超过60岁的老年人和年龄低于16岁的儿童）、肝肾功能不全者、血液和腹膜透析者以及肥胖者，用药剂量需要适当地调整。药物剂量的调整需要专业医师或药师通过计算进行，患者如属特殊人群，应向药师寻求指导。

8.药品从业人员应如何指导患者选择适宜的药物剂型和使用方法

药物剂型不同，给药途径也就不同，因而其价格、作用机制、吸收程度和适应证也有差异。因此在剂型的选择上要指导患者根据自己的具体情况和不同剂型的特点选用。如滴丸剂多用于病情急重者，如冠心病、心绞痛、咳嗽、急慢性支气管炎，多口服，亦可外用或局部用药。

药物剂型不同，药物的使用方法也不同。如口服泡腾片使用时宜用100~150mL凉开水或温水浸泡，待完全溶解或气泡消失后再服用，严禁直接服用或口含。药品从业人员应根据选择的剂型指导患者正确使用药物。

需要对患者特别指导的是：服用某些药物时宜多喝水。如茶碱类平喘药物，由于具有利尿作用，应多喝水以补充体液；去氢胆酸、熊去氧胆酸等利胆药可引起胆汁过度分泌和腹泻，应多喝水避免脱水。还有服用蛋白酶抑制药（如利托那韦、茚地那韦）、双磷酸盐类药物（如阿仑膦酸钠）、排尿酸药物（如苯溴马隆、丙磺舒、别嘌醇）以及部分抗菌药物（如磺胺嘧啶、磺胺甲噁唑、卡那霉素、阿米卡星）时，也应多饮水，以减轻药物的不良反应。

【案例2】

某老年白内障患者到某药店购买治疗白内障的OTC药物—吡诺克辛滴眼液。该患者咨询药店的销售人员时，A店员仅交代"用溶液滴眼"。该患者使用时未阅读说明书，就将药盒内的溶剂滴眼，片剂则直接口服。该患者第二次去药店买药时，另一店员B则根据说明书向患者详细说明了用法，应该将片剂放入溶剂中，待其完全溶解后再滴眼使用。患者对A店员进行了投诉。

【点评】

　　这是一起药品从业人员如何正确指导患者使用药品的案例。吡诺克辛滴眼液的包装中包括眼用溶液片和溶剂两部分，正确的使用方法为以溶剂将溶液片完全溶解后，再滴眼使用。该患者年纪较大且患有白内障，视力下降，无法仔细阅读说明书，而这种药品的使用方法也相对复杂。药品从业人员应根据患者和药品的不同特点，耐心、细致地指导患者按照正确的方法用药，才能有效发挥药品的治疗作用，并提高患者的满意度，减少投诉。

9.药品从业人员应如何指导患者选择最正确的服药时间

　　选择正确的服药时间，可以顺应人体生物节律变化，增强药物疗效；可以提高患者的用药依从性，减少和避免药品不良反应；可以降低给药剂量和节约医药资源。药品从业人员应根据药物的性质及用药目的指导患者选择最正确的服药时间。一些常用药物的适宜服用时间见表6-1。

表6-1　常用药物适宜服用时间

服用时间	药物类别	药物名称	注释
清晨	肾上腺皮质激素	泼尼松、泼尼松龙、地塞米松	减少对下丘脑－垂体－肾上腺皮质系统的反馈抑制而避免导致肾上腺皮质功能下降。
	抗高血压药	氨氯地平、依那普利、贝那普利、拉西地平、氯沙坦、缬沙坦、索他洛尔	有效控制高血压。
	抗抑郁药	氟西汀、帕罗西汀、瑞波西汀、氟伏沙明	抑郁、焦虑、猜疑等症状，常表现为晨重晚轻。
	利尿药	呋塞米、螺内酯	避免夜间排尿次数过多。
	驱虫药	阿苯达唑、甲苯达唑、哌嗪、双羟萘酸噻嘧啶	减少人体对药物的吸收，增加药物与虫体的直接接触。
	泻药	硫酸镁盐类泻药	可迅速在肠道发挥作用。

续表

服用时间	药物类别	药物名称	注释
餐前	胃粘膜保护药	氢氧化铝或复方制剂、复方三硅酸铝、复方铝酸铋	可充分地附着于胃壁，形成一层保护屏障。
	收敛药	鞣酸蛋白	可迅速通过胃进入小肠，遇碱性小肠液而分解出鞣酸，起到止泻作用。
	促胃动力药	甲氧氯普胺、多潘立酮、西沙必利、莫沙必利	以利于促进胃蠕动和食物向下排空，帮助消化。
	降糖药	甲苯磺丁脲、氯磺丙脲、格列苯脲、格列齐特、格列吡嗪、格列喹酮、罗格列酮	餐前服用疗效好，血浆达峰浓度时间比餐中服用提早。
	钙磷调节剂	阿仑膦酸钠、帕米膦酸二钠、氯膦酸二钠	便于吸收，避免对食管和胃的刺激。
	抗生素	头孢拉定、头孢克洛、氨苄西林、阿莫西林、阿奇霉素、克拉霉素	进食会延缓药物的吸收。
	广谱抗寄生虫药	伊维菌素	餐前1小时服用可增加疗效。
餐中	降糖药	二甲双胍、阿卡波糖、格列美脲	减少对胃肠道的刺激和不良反应。
	抗真菌药	灰黄霉素	与脂肪餐同服可促进胆汁的分泌，促进微粒型粉末的溶解，便于人体吸收，提高血液浓度。
	助消化药	干酵母、胰酶、淀粉酶	发挥酶的助消化作用，并避免被胃酸破坏。
	非甾体抗炎药	（1）舒林酸；（2）吡罗昔康、美洛昔康、奥沙普秦	（1）与食物同服可使镇痛作用持久；（2）与餐同服减少胃黏膜出血的概率。
	利胆药	熊去氧胆酸	于早晚进餐时服用，可减少胆汁、胆固醇的分泌，利于结石中胆固醇的溶解。
	抗血小板药	噻氯匹定	进餐时服用可提高生物利用度并减轻胃肠道不良反应。
	减肥药	奥利司他	进餐时服用可减少脂肪的吸收率。
	抗肿瘤药	甲磺酸伊马替尼	进餐时服用或与大量水同服可减少对消化道的刺激。
	抗结核药	乙胺丁醇、对氨基水杨酸钠	进餐时服用可减少对消化道的刺激。

续表

服用时间	药物类别	药物名称	注释
餐后	非甾体类抗炎药	阿司匹林、二氟尼柳、贝诺酯、对乙酰氨基酚、吲哚美辛、尼美舒利、布洛芬、双氯芬酸、甲氯芬那酸、甲芬那酸	减少对胃肠的刺激。
	维生素	维生素B_1、维生素B_2	随食物缓慢进入以利于吸收。
	组胺H_2受体阻断药	西咪替丁、雷尼替丁	餐后服用比餐前服用效果佳,因为餐后胃排空延迟,有更多抗酸和缓冲作用时间。
	利尿药	氢氯噻嗪	在小肠的滞留时间延长,吸收量增加。
睡前	催眠药	水合氯醛、咪达唑仑、司可巴比妥、艾司唑仑、异戊巴比妥、地西泮、苯巴比妥	失眠者可择时选用,服后安然入睡。
	平喘药	沙丁胺醇、二羟丙茶碱	哮喘多在凌晨发作,睡前服止咳效果更好。
	血脂调节药	洛伐他汀、辛伐他汀、普伐他汀、氟伐他汀	肝脏合成胆固醇峰期多在夜间,晚餐后服用有利于提高疗效。
	抗过敏药	苯海拉明、异丙嗪、氯苯那敏、特非那定、赛庚啶、酮替芬	服后易出现嗜睡、困乏,睡前服安全并有助于睡眠。
	钙剂	碳酸钙	清晨和睡前服为佳,以减少食物对钙吸收的影响;如选用含钙量高的药物,则宜睡前服,因人血钙水平在后半夜及清晨最低,睡前服用可使钙得到更好的利用。
	缓泻药	比沙可啶、液体石蜡	服用后约12小时排便,于次日晨起泻下。

10.药品从业人员应如何指导患者正确贮存和保管药品

　　正确贮存、保管药品是合理用药的前提。应根据药品的类别、性质、剂型和包装特点贮存和保管药品。药师应指导患者严格按照药品说明书的规定和要求对药品进行适宜的保存,如遮光、防晒、防冻、冷处、密封等,防止药品失效,并注意药品的有效期。

另外，需要药品从业人员特别提示的包括：对中药材和中成药尤其注意防虫蛀、防霉变、防潮和防变色；输液剂不宜横放倒置，或用力振荡；瓶签不宜脱落、涂改或覆盖；原装瓶不宜改装其他药品，以免混淆发生事故；对所有的药品均应放置于儿童不能触及的地方，以免误服。

11.药品从业人员应如何指导患者防范药物不良反应的发生

药物不良反应指正常剂量的药物用于预防、诊断、治疗疾病或调节生理机能时出现的有害的和与用药目的无关的反应。包括副作用、毒性反应、过敏反应、后遗效应、停药反应、致癌、致畸、致突变、特异质反应、药物依赖性、过度作用、首过效应等。药品从业人员应指导患者防范药物不良反应的发生，告知患者不良反应的判断方法和不良反应的处理原则。

不良反应判断方法：

（1）发生可疑不良反应时，首先要明确药品说明书是否已经注明有该反应，若有，则发生不良反应的可能性较大。

（2）根据用药时间顺序来判断：

· 在数秒至数分钟内发生的，如做皮试发生的过敏反应，患者很快出现灼热、喉头发紧、胸闷心慌、脸色苍白等症状。

· 在数分钟至数小时内发生的，如固定性红斑常发生在同一部位，呈紫红色圆形或椭圆形，常有水疱，伴有发热等症状。

·在半小时至2小时内发生，如恶心、呕吐、腹痛等症状。

·用药后1至2周发生，如多形性红斑常在用药后2～7日出现。

·停药后较长时间发生，如链霉素导致的耳聋，常在停药后6个月出现。

（3）根据具体症状判断：一般而言，药品的不良反应不同于原有疾病的症状，如阿司匹林、吲哚美辛等引起的哮喘，庆大霉素、链霉素等导致的耳聋等。但也有不良反应与原有疾病症状相同的，如可乐定、甲基多巴等降血压药，若长期应用后突然停药，会造成血压骤升、心率加快，甚至出现颅内出血，须立即抢救。

（4）是否有再激发现象：注意观察再次用药时是否发生同样的反应。

不良反应处理原则：

（1）用药前应仔细阅读药品说明书，通读药品不良反应谱。

（2）对易导致过敏的药物在用前宜进行皮肤过敏性试验。

（3）注意避免滥用药品，尽量减少合并用药。

（4）选择适宜的给药方法，严格控制给药间隔、持续时间、疗程和合并用药的数量，防止蓄积中毒。注意药品的相互作用和配伍禁忌。

（5）注意患者的个体化差异，如年龄、性别、特殊生理状态等。注意既往有药物过敏史、家族过敏史和特异质人群。

（6）对曾经发生或可疑发生不良反应的药物应尽力防范，如躲避、禁忌、替代等。

（7）一旦发生不良反应，应立即停药，对症处理，及时上报。

12.药品从业人员应如何指导特殊人群合理用药

特殊人群指生理状态不同于健康成年人的人群或处于特殊时期的健康人，包括老年人、儿童、妊娠及哺乳期妇女、更年期妇女、肝肾功能不全、特殊精神状态和特异质的患者、从事特殊职业的人员（驾车司机、高空作业者、精密仪器操作者、运动员等）。特殊人群的药物选择以及药物剂量、给药时间、给药途径与正常人均有差异，药品从业人员对这类人群应予以特殊指导。

（1）老年人

老年患者各脏器的生理储备能力降低，容易发生各种功能障碍；对药品的应激反应变弱，药物的治疗量和中毒量之间的安全范围变小；同时由于老年人的肝肾功能显著减退，对药物的代谢能力降低，排泄速度减慢，导致药物不良反应增加。

药品从业人员对老年患者用药应进行特别指导，如提醒老年患者注意药物的剂量和给药间隔；老年患者肾功能减退，应慎用抗生素类药物。老年患者对某些药物的敏感性会发生改变，如对β-肾上腺素受体阻滞药、钙通道阻滞药、抗心律失常药、中枢镇静安定药物、抗过敏药物、抗胆碱药物等较敏感，用药时应酌情降低剂量；对肾上腺素受体激动药、维生素类不敏感，用药时应酌情增加剂量。

老年患者由于行动不方便，理解、记忆力差等原因，用药的依从性可能降低，导致药物疗效明显降低，引起病情加重、恶化。为提高老年患者的用药依从性，应注意以下问题：

1）简化治疗方案，便于患者理解，并耐心向患者解释清楚，可针对具体问题写出简单的说明。

2）建议患者选择易于吞咽的剂型，如糖浆剂、口服溶液剂。

3）写清楚药品的名称和用法用量。

4）提醒患者的家属对患老年性痴呆、抑郁症的老年患者用药进行督察。

（2）儿童

药品从业人员指导儿童患者用药时，应根据儿童不同发育时期的生理特点及对药物的特殊反应选择合适的药物种类、剂型、剂量和给药方式。

1）慎重选择药物。新生儿应禁用氯霉素、磺胺药、去甲万古霉素、呋喃妥因、对乙酰氨基酚；8岁以下儿童禁用四环素类抗生素；18岁以下儿童禁用氟喹诺酮类药物。

2）选择合适的剂型，婴幼儿口服以糖浆剂为宜。

3）严格掌握剂量，注意间隔时间。用药剂量应根据儿童年龄和体重进行调整；间隔时间应适当延长，给药次数不可过多、过频；应特别注意肥胖儿童的用药，按体重计算药量对肥胖儿童可能超量。

4）根据儿童不同时期的特点，选择合适的给药途径。能吃奶或耐受经鼻给药的婴幼儿尽量采用口服给药；新生儿不宜皮下注射；较大的婴儿可用肌内注射，早产儿最好不用；婴幼儿静脉给药，一定要按规定速度滴注，不可过急，且要不断变换注射部位；婴幼儿皮肤用药不可涂过多过厚，用药时间也不能过长。

（3）妊娠期妇女

妊娠期妇女用药应特别注意，这直接关系到下一代的身心健康。药品从业人员指导妊娠期妇女用药时应了解不同药物在妊娠期不同阶段对胎儿的影响，选择对胎儿和孕妇安全的药物。在妊娠前3个月，妊娠期妇女应尽量不用药物。妊娠期使用药物时间宜短不宜长，剂量宜小不宜大。应慎用可引起子宫收缩的药物，不滥用抗菌药物。

（4）哺乳期妇女

药品从业人员指导哺乳期妇女用药应注意药物对乳儿的影响，用药原则是要减少药物对子代的影响。选药时要权衡利弊，尽量少用药物，必须用时疗程不要过长，剂量不要过大。尽量选择安全短效的药物，以单药治疗代替多药联合治疗。哺乳时避开血药浓度高峰期，可选择用药前哺乳或用药后1个半衰期后哺乳。若哺乳期妇女使用的药物对乳儿影响较大，应暂时停止母乳喂养。

（5）肝、肾功能异常的患者

肝脏是药物代谢的主要器官，对肝功能异常的患者其用药剂量和用药次数应减少，同时还应注意药物对肝脏的影响。选药时应避免或减少使用对肝脏毒性大的药物并注意药物相互作用，特别应避免有肝毒性的药物合用；初始用药宜用小剂量且须定期检查肝功能，及时调整治疗方案；对肝功能异常但肾功能正常的患者可选用对肝毒性小，并且经肾脏排出的药物。

肾脏是药物排泄的主要器官，也是药物代谢的器官之一。对肾功能不全的患者用药时应考虑药物对肾功能的损伤程度、药物从肾脏的排出量及药物的治疗指数。选药时应避免或减少使用肾毒性大的药物；应注意药物相互作用，特别应避免有肾毒性的药物合用；应根据肾功能的情况调整用药剂量和给药间隔时间，必要时进行治疗药物监测（TDM），设计个性化给药方案；肾功能不全而肝功能正常者可选用双通道（肝肾）排泄的药物。

（6）驾驶员、高空作业者、精密仪器操作者

驾驶员、高空作业者、精密仪器操作者工作时应精神集中、视野广阔、反应灵敏，而很多药物都会影响人的正常反应。所以，对这类特殊人群，应特别指导：

1）工作前4小时慎用对工作能力有影响的药物，或用药后休息6小时再工作。

2）注意复方制剂中有无影响工作能力的成分。

3）对易引起嗜睡的药物，服药的最佳时间是睡前半小时。

4）在工作期间用药应选择对中枢神经抑制作用小的药物。

5）如患有糖尿病，在注射胰岛素或服用降糖药后稍事休息，如血糖过低或头晕、眼花、手颤，可进食少量食物或巧克力、水果糖。

（7）透析者

透析包括血液透析和腹膜透析。透析可清除或部分清除一些药物（常是一些水溶液小分子），影响药物的血液浓度，从而影响治疗效果。在这种情况下，应适当调整给药剂量。

（8）少数民族患者

部分少数民族患者由于不懂汉语，可能对药品说明书不能清楚阅读或理解，药品从业人员应给予更多的关注和解释，使其能清楚药品说明书的各项内容。另外，药品从业人员在指导少数民族患者用药时应注意其饮食、风俗传统，避免矛盾。如对忌食猪肉的患者，应避免介绍脑立清、安脑丸等含猪的器官或提取物的药物。

13.什么是药物警戒

世界卫生组织（WHO）对药物警戒的解释如下：药物警戒是与发现、评价、理解和预防不良反应或其他任何可能与药物有关问题的科学研究与活动。药物警戒不仅涉及药物的不良反应，还涉及与药物相关的其他问题，如不合格药品、药物治疗错误、缺乏有效性的报告、对没有充分科学根据而未被批准的适应证用药、急慢性中毒的病例报告、与药物相关的病死率的评价、药物的滥用与错用、药物与其他药物和食品的不良相互作用。

14.药物警戒有什么目的

药物警戒的最终目的是通过对药品安全性的监测，综合评价药物的风险效益，提高临床合理用药水平，以达到保障公众用药安全有效的目的。具体包括：

（1）评估药物的效益、危害、有效及风险，以促进其安全、合理及有效地应用。

（2）防范与用药相关的安全问题，提高患者在用药、治疗及辅助医疗方面的安全性。

（3）教育、告知患者药物相关的安全问题，保障涉及用药的公众健康与安全。

15.药物警戒有什么作用

（1）药品审批上市前风险评估。对未上市药品开展药物警戒，可以避免部分药品上市后带来的安全风险。如"仙牛健骨颗粒"为某公司申报的中药六类复方制剂，由于其在Ⅲ期临床试验过程中连续发生严重不良事件，国家食品药品监督管理局（SFDA）于2008年5月9日及时发文暂停了该临床试验，组织对该事件进行全面调查处理，最终责令终止该临床试验。

（2）发现和规避假药流入市场。如"齐二药事件"。2006年4月，广东省药品不良反应监测中心通过不良反应监测和报告系统，发现中山大学附属第三医院使用齐齐哈尔第二制药有限公司生产的亮菌甲素注射液后，患者出现急性肾衰竭。国家食品药品监督管理局迅速要求在全国范围内暂停销售和使用该药品。后查明，该药处方中的"丙二醇"被化工原料"二甘醇"所替代，属于假药。

（3）发现药品质量问题。如"欣弗事件"。青海省药品不良反应监测中心通过监测和报告系统发现患者使用安徽华源生物药业有限公司生产的克林霉素磷酸酯葡萄糖注射液（商品名为欣弗）后出现严重不良反应。后查明原因为，该公司未按照批准的工艺参数灭菌，导致药品不合格。

（4）评估药品的风险－效益。2010年10月，国家食品药品监督管理局组织了对西布曲明的评估工作，综合对国内外监测和研究资料的评估结果以及国内临床专家的意见，认为西布曲明目前在市场上按照适应证使用的患者较少，停药后体重减轻持续效果较差，且可能增加严重心血管风险，减肥治疗的风险大于效益。最终决定停止西布曲明制剂和原料药在我国的生产、销售和使用。

（5）发现安全性问题根源修改说明书。根据药品不良反应监测情况及结果分析论证，国家食品药品监督管理局陆续对尼美舒利制剂、异维A酸胶丸、阿昔洛韦制剂、头孢拉定制剂、吡格列酮、米索前列醇口服制剂、丹香冠心注射液等药品采取了修改药品说明书的措施，包括修改适应证、用法用量、警示语等。

（6）发现处方问题修订药典标准。如"关木通事件"。由于关木通中含有马兜铃酸，可导致严重的肾毒性，原国家药品监督管理局于2003年4月发布通知，取消关木通药用标准，将处方中的关木通替换为不含马兜铃酸的木通。

（7）发现药品流通环节漏洞。如"刺五加注射液事件"。2008年，黑龙江完达山药业公司生产的刺五加注射液由于在流通环节被雨水浸泡，使药品受到细菌污染，后被更换包装标签并销售，结果导致3名患者用药后死亡。

（8）发现药品使用环节的用药差错。如超适应证用药、超剂量用药、配伍不合理等。

16.我国药物警戒的现状如何

　　1999年我国颁布了《药品不良反应监测管理办法（试行）》，这是我国正式实施药品不良反应报告制度的重要标志。2004年《药品不良反应监测管理办法》的正式颁布是实施药品不良反应（ADR）报告与监测，保障公众用药安全的重要工作依据。

　　目前我国已完成了ADR省级中心网络的建设，国家药品不良反应监测中心定期发布《药物不良反应信息通报》和《药物警戒快讯》。还建立了药品电子监管工作体系，将基本药物、中药注射剂、麻醉药品、精神药品、血液制品、疫苗全品种纳入监管，并在药品的最小销售包装上加贴了药品电子监管码，有利于监控、追溯和召回。国家食品药品监督管理局还建立了药品的检查（包括例行检查、专项检查和突击检查）、抽检和稽查三个工作体系。

　　虽然我国ADR监测机构建设和监测能力建设正在快速发展，但药物警戒体系尚未完全建立，表现在：缺少相关法律、法规的支持；缺少指南类技术文件的指导；缺少ADR因果关系的权威鉴定机构；尚未建立不良反应或不良事件的赔偿机构；信息整合、分析和利用技术水平有待提高；信息发布还未形成机制；全社会公众的参与程度不高等。总体来看，我国的药物警戒工作发展迅速，但与发达国家相比还有一定差距。

17.药物警戒的工作内容有哪些

　　（1）早期发现未知药品的不良反应及其相互作用。

　　（2）发现已知药品的不良反应的增长趋势。

　　（3）分析药品不良反应的风险因素和可能的机制。

　　（4）对风险/效益评价进行定量分析，发布相关信息，促进药品监督管理和指导临床用药。

18.药物警戒涉及哪些范围

　　药物警戒涉及的范围包括：对临床前安全性试验结果的分析和再评价、新药临床期间不良反应的分析与评估、不合格药品、医疗错误、对无充分科学依据且未被认可的适应证的用药、药品的滥用和误用等。

　　根据WHO的指南性文件，药物警戒涉及的范围已经扩展到草药、传统药物和辅助用药、血液制品、生物制品、医疗器械以及疫苗等。

19.如何实现药物警戒

在工作中可通过以下途径实现药物警戒：

（1）早期发现未知（新的）严重不良反应和药物相互作用，提出新信号。

（2）监测药品不良反应的动态和发生率。

（3）确定风险因素，探讨不良反应机制。

（4）对药物的风险/效益进行定量评估和分析。

（5）将全部信息进行反馈，改进相关监督、管理使用的法律、法规。

在我国，药品不良反应（ADR）监测工作是药物警戒的重要手段，主要利用自发报告系统、集中监测、药物流行病学研究、计算机自动预警等多种ADR监测方法及时对药品的安全性进行评估，这种评估已经超出了简单对ADR的评估，而是通过对药品相关安全性影响因素的全面分析，关注药品生产、使用、流通等各环节的因素，提出相对应的安全性风险干预措施。

【案例3】

近年来出现多起含奥利司他的药品引起重度肝损伤的报道。为此欧洲药品管理局（EMA）的人用药品委员会（CHMP）启动了对含奥利司他药品的安全性回顾分析。评估后得出结论认为，这些药品用于治疗体重指数≥28kg/m²的肥胖或超重患者的效益仍大于风险。委员会建议对所有含有奥利司他成分的药品说明书信息进行修改，以确保说明书中关于奥利司他可能引起非常罕见的肝脏不良反应的信息保持一致。

【点评】

这是一起通过对药物的风险/效益进行定量评估和分析以实现药物警戒的案例。药品是一种特殊的商品，其安全性体现在风险－效益的平衡，风险－效益评价贯穿于药品的整个生命周期之中。对药物的风险/效益进行评价是药物警戒的重要作用之一，也是实现药物警戒重要途径之一。

20.什么是国家药品编码　它适用于哪些范围

国家药品编码，是指在药品研制、生产、经营、使用和监督管理中供计算机使用的表示特定信息的编码标识。国家药品编码以数字或数字与字母组合形式表现。

国家药品编码适用于药品研究、生产、经营、使用和监督管理等各个领域以及电子政务、电子商务的信息化建设、信息处理和信息交换。

21.国家药品编码可分为哪些类别

药品编码分为本位码、监管码和分类码。

　　本位码由药品国别码、药品类别码、药品本体码、校验码依次连接而成。本位码用于国家药品注册信息管理，在药品包装上不体现。国家药品编码本位码由国家食品药品监督管理局统一编制赋码，药品在生产上市注册申请获得审批通过的同时获得国家药品编码，在生产、经营、使用和监督管理过程中使用。本位码是国家批准注册药品唯一的身份标识。

　　监管码用于药品监控追溯系统，直接体现于药品包装（大、中、小）上可供识读器识读并反映相关产品信息的编码。

　　分类码用于医保、药品临床研究、药品供应及药品分类管理等，在药品包装上不体现。

22.国家药品编码本位码是如何编制的　各有什么意义

　　本位码共14位，由药品国别码、药品类别码、药品本体码和校验码依次连接组成，不留空格，其结构如图6-2所示。

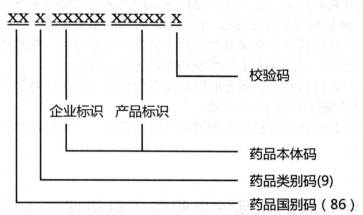

示例: 86900001000019

图6-2　国家药品编码本位码结构示意图

　　国家药品编码本位码国别码为"86"，代表在我国境内生产、销售的所有药品；国家药品编码本位码类别码为"9"，代表药品；国家药品编码本体码的前5位为药品企业标识，根据《企业法人营业执照》、《药品生产许可证》，遵循一照一证的原则，按照流水的方式编制；国家药品编码本体码的后5位为药品产品标识，是指前5位确定的企业所拥有的所有药品产品。药品产品标识根据药品批准文号，依据药品名称、剂型、规格，遵循一物一码的原则，按照流水的方式编制。

　　国家药品本位码由药品监督管理部门授权的维护管理机构统一编制赋码。校验码是国家药品编码本位码中的最后一个字符，通过特定的数学公式来检验国家药品编码本位码中前13位数字的正确性，计算方法按照"GB-18937"执行。

23.互联网药品信息服务有什么含义　可分为哪两类

互联网药品信息服务，是指通过互联网向上网用户提供药品（含医疗器械）信息的服务活动。

互联网药品信息服务分为经营性和非经营性两类。经营性互联网药品信息服务是指通过互联网向上网用户有偿提供药品信息等服务的活动。非经营性互联网药品信息服务是指通过互联网向上网用户无偿提供公开的、共享性药品信息等服务的活动。

24.提供互联网药品信息服务有什么要求

（1）提供互联网药品信息服务网站所登载的药品信息必须科学、准确，必须符合国家的法律、法规和国家有关药品、医疗器械管理的相关规定。

（2）提供互联网药品信息服务的网站不得发布麻醉药品、精神药品、医疗用毒性药品、放射性药品、戒毒药品和医疗机构制剂的产品信息。

（3）提供互联网药品信息服务的网站发布的药品（含医疗器械）广告，必须经过（食品）药品监督管理部门审查批准。

（4）提供互联网药品信息服务的网站发布的药品（含医疗器械）广告要注明广告审查批准文号。

25.申请提供互联网药品信息服务应具备哪些条件

申请提供互联网药品信息服务，除应当符合《互联网信息服务管理办法》规定的要求外，还应当具备下列条件：

（1）互联网药品信息服务的提供者应当为依法设立的企事业单位或者其他组织。

（2）具有与开展互联网药品信息服务活动相适应的专业人员、设施及相关制度。

（3）有两名以上熟悉药品、医疗器械管理法律、法规和药品、医疗器械专业知识，或者依法经资格认定的药学、医疗器械技术人员。

另外，提供互联网药品信息服务的申请应当以一个网站为基本单元。

26.提交互联网药品信息服务申请有哪些程序

（1）申请提供互联网药品信息服务，应当填写国家食品药品监督管理局统一制发的《互联网药品信息服务申请表》，向网站主办单位所在地省、自治区、直辖市（食品）药品监督管理部门提出申请，同时提交以下材料：

1）企业营业执照复印件（新办企业提供工商行政管理部门出具的名称预核准通知书及相关材料）。

2）网站域名注册的相关证书或者证明文件。从事互联网药品信息服务网站的中文名称，除与主办单位名称相同的以外，不得以"中国"、"中华"、"全国"等冠名；除取得药品招标代理机构资格证书的单位开办的互联网站外，其他提供互联网药品信息服务的网站名称中不得出现"电子商务"、"药品招商"、"药品招标"等内容。

3）网站栏目设置说明（申请经营性互联网药品信息服务的网站需提供收费栏目及收费方式的说明）。

4）网站对历史发布信息进行备份和查阅的相关管理制度及执行情况说明。

5）（食品）药品监督管理部门在线浏览网站上所有栏目、内容的方法及操作说明。

6）药品及医疗器械相关专业技术人员学历证明或者其专业技术资格证书复印件、网站负责人身份证复印件及简历。

7）健全的网络与信息安全保障措施，包括网站安全保障措施、信息安全保密管理制度、用户信息安全管理制度。

8）保证药品信息来源合法、真实、安全的管理措施、情况说明及相关证明。

（2）省、自治区、直辖市（食品）药品监督管理部门在收到申请材料之日起5日内做出受理与否的决定。受理的，发给受理通知书；不受理的，书面通知申请人并说明理由，同时告知申请人享有依法申请行政复议或者提起行政诉讼的权利。

（3）对于申请材料不规范、不完整的，省、自治区、直辖市（食品）药品监督管理部门自申请之日起5日内一次告知申请人需要补正的全部内容；逾期不告知的，自收到材料之日起即为受理。

（4）省、自治区、直辖市（食品）药品监督管理部门自受理之日起20日内对申请提供互联网药品信息服务的材料进行审核，并作出同意或者不同意的决定。同意的，由省、自治区、直辖市（食品）药品监督管理部门核发《互联网药品信息服务资格证书》，同时报国家食品药品监督管理局备案并发布公告；不同意的，应当书面通知申请人并说明理由，同时告知申请人享有依法申请行政复议或者提起行政诉讼的权利。国家食品药品监督管理局对各省、自治区、直辖市（食品）药品监督管理部门的审核工作进行监督。

互联网药品信息服务申请流程图见图6-3。

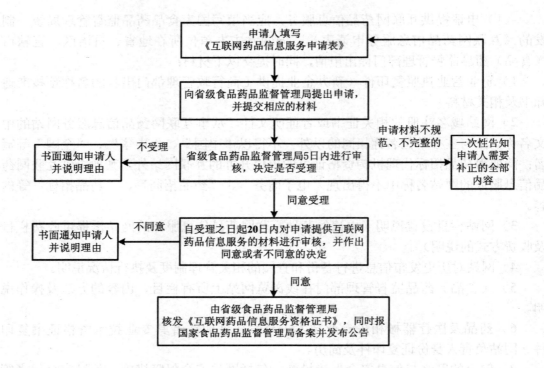

图6-3 互联网药品信息服务申请流程图

习题

1.针对患者使用OTC药物存在的问题，药品从业人员应如何应对？

2.药品从业人员在指导患者使用OTC药物时，应如何指导患者正确阅读、理解药品说明书中的内容？

3.结合药物警戒在我国的现状，分析应如何实现药物警戒？

4.国家药品编码本位码中本体码的前5位代表什么含义？

5.提供互联网药品信息服务需满足哪些条件？

第七篇
常见疾病及用药知识篇

课程目标：本篇主要讲解和回答以下问题

◆ 部分临床常见病症的基本概念、用药原则及常用药物的选择。

◆ 在本教材（第Ⅳ辑）中重点介绍以下21种常见病症：支气管哮喘、鼻窦炎、冠心病、风湿热、反流性食管炎、肠易激综合征、慢性乙型肝炎、痔疮、抽搐、三叉神经痛、晕动病、血友病、接触性皮炎、神经性皮炎、脓疱疮、头癣、日晒伤、牙龈炎、尿崩症、肥胖症、甲状腺功能亢进症。

1.支气管哮喘的药物治疗

病症简述

（1）概念：支气管哮喘简称哮喘，是机体对抗原性或非抗原性刺激引起的一种气管、支气管变应性炎症和反应性过度增高的疾病。其临床特征为发作性伴有哮鸣音的呼气性呼吸困难。我国的患病率为1%~4%，儿童患病率高于青壮年，城市高于农村。根据临床表现，哮喘可分为急性发作期、慢性持续期和缓解期三个分期。

（2）病因：哮喘的病因复杂，受遗传因素和环境激发因素的双重影响。

1）遗传因素：支气管哮喘存在家族聚集现象，亲缘关系越近，发病率越高。目前认为哮喘为多基因遗传病，特应性是导致其发生的危险因素。特应性是指机体接触环境中的变应原后，产生异常数量IgE的倾向。

2）激发因素：支气管哮喘大多在遗传因素的基础上受到体内外多种因素的激发而发病，主要包括：

· 吸入特异性或非特异性物质如植物花粉、真菌孢子、屋尘、螨、动物毛屑及排泄物、枯草、工业粉尘、油漆、染料等。

· 呼吸道感染，尤其是病毒性呼吸道感染能损伤支气管黏膜上皮、刺激特异性IgE抗体的产生、促进炎性介质释放，引起气道高反应性及哮喘发作。

· 气候如气温、湿度、气压、空气离子等改变时，有过敏体质的儿童易诱发哮喘。

· 精神因素如情绪波动、长期的精神压抑、焦虑和紧张等，均可通过神经反射诱发哮喘。

· 70%~80%的患者在剧烈运动后诱发哮喘，称为运动性哮喘。

· 一些药物可引起哮喘发作，如解热镇痛药中的阿司匹林，心血管药物中的普萘洛尔，抗菌药物中的青霉素、磺胺类药物等。

（3）症状：典型的支气管哮喘发作前多有先兆症状，如打喷嚏、流涕、咳嗽、胸闷等，如不及时处理，进一步出现以呼气为主的呼吸困难伴喘鸣。患者被迫取坐位或端坐呼吸，发作持续几十分钟至数小时，可自行缓解或经治疗缓解。少数患者可呈重度发作，如不及时治疗，可危及生命。哮喘轻度发作时两肺可闻及散在哮鸣音，中度发作时，胸廓饱满，两肺叩诊呈过清音，重度发作时可有口唇、指（趾）发绀、大汗、极度呼吸困难。

用药原则

（1）哮喘轻度发作时，可口服茶碱类药物，与β_2受体激动药、糖皮质激素、异丙托溴铵等合用，有增效作用。

（2）哮喘中度发作时，按需要联合吸入β_2受体激动药及糖皮质激素，必要时可口服长效β_2受体激动剂或加用抗胆碱药物。

（3）哮喘重度或危重度发作时，采用多种药物联合治疗，常静脉给予茶碱类药物，全身用糖皮质激素，结合吸入β₂受体激动药和抗胆碱药物。

（4）哮喘缓解期用药的目的是防止哮喘急性发作和恶化，提高生活质量。对反复呼吸道感染诱发哮喘者，可用免疫调节药物，如胸腺肽、转移因子等，提高机体免疫力，增强抗感染、抗过敏能力。也可使用色甘酸钠、酮替芬等药物预防。

常用药物选择

（1）轻度发作

• β₂受体激动药（沙丁胺醇或硫酸特布他林）：吸入给药，气雾剂，一次1~2喷（100~200μg），一日3~4次。

• 氨茶碱：口服，片剂，一次100~200mg，一日3次；缓释片，一次100mg，每12小时1次。

（2）中度发作

• 泼尼松：口服，一次30mg，一日1次，症状控制后开始降低剂量，每周降低5mg，3~4周后停药。

• 氨茶碱：口服，缓释片，一次100~200mg，每12小时1次。用于夜间发作或反复发作。

• 沙丁胺醇：口服，一次2~4mg，一日3次。用于夜间发作或反复发作。

• 部分病例可试用异丙托溴铵吸入剂，一次20~80μg，一日3~4次。

（3）重度发作

• 地塞米松10mg及氨茶碱125~250mg，缓慢静脉注射。30~60分钟后以氨茶碱500mg及氢化可的松100~400mg静脉推注。

• 5%碳酸氢钠100mL，静脉推注，必要时可重复使用。

• β₂受体激动药，禁忌反复多次吸入。

• 控制感染选用第二代或第三代头孢菌素，或选用红霉素加氯霉素。

（4）预防用药

• 色甘酸钠：吸入给药，干粉（胶囊）喷雾，一次20mg，一日4次；症状减轻后，一日40~60mg；维持量，一日20mg。气雾剂，一次3.5~7mg，一日3~4次，一日最大剂量为32mg。

• 酮替芬：口服，片剂或胶囊，一次1mg，早晚各1次，一日极量为4mg；分散片，一次1mg，一日2次，可含于口中吮服或加水分散后服用。

2.鼻窦炎的药物治疗

病症简述

（1）概念：鼻窦炎是指鼻窦黏膜的化脓性炎症，可分为急性和慢性，以慢性多见。慢性鼻窦炎多因急性鼻窦炎反复发作未彻底治愈而迁延所致。

（2）病因：急性和慢性鼻窦炎的病因相似，可由全身因素或局部因素引起。

1）全身因素：过度疲劳、受寒受湿、营养不良、维生素缺乏引起全身免疫力降低及生活与工作环境不卫生等是根本原因。

2）局部因素：急慢性鼻炎、鼻息肉等鼻腔疾病；邻近器官的感染病灶，如扁桃体炎，腺样体炎等；创伤，如鼻窦外伤骨折；医源性因素，如鼻腔填塞物留置时间过久引起局部刺激和继发感染；气压损伤，如非阻塞性航空性鼻窦炎。

（3）症状：

1）全身症状：急性鼻窦炎常继发于上呼吸道感染或急性鼻炎，故原症状加重，出现畏寒、发热、食欲减退、便秘、周身不适等。儿童患者可发生呕吐、腹泻、咳嗽等消化道和呼吸道症状。慢性鼻窦炎的全身症状轻重不等，时有时无，较常见的症状为精神不振、易疲劳、头痛、头晕、记忆力减退等。

2）局部症状：主要包括鼻塞和脓涕，还可因鼻塞而出现嗅觉暂时减退或丧失，少数为永久性。急性鼻窦炎患者最常见的症状为头痛或局部疼痛。慢性鼻窦炎一般无头痛症状，即使有头痛，亦不如急性鼻窦炎者严重。慢性鼻窦炎患者还可出现视功能障碍并发症，主要包括视力减退或失明。

用药原则

鼻窦炎药物治疗时，应以根除病因、解除鼻腔鼻窦引流和通气障碍、控制感染和预防并发症为用药原则。

（1）全身治疗：急性鼻窦炎应采用足量抗生素及时控制感染，防止发生并发症或转为慢性。明确致病菌者应选择敏感的抗生素，未能明确致病菌者可选择广谱抗生素。明确厌氧菌感染者应同时应用替硝唑或甲硝唑。对于特应性体质者（如变应性鼻炎、哮喘），必要时全身给予抗变态反应药物。

（2）局部治疗：鼻内使用血管收缩药和糖皮质激素。

（3）鼻腔冲洗：用注射器或鼻腔冲洗器，冲洗液可选择生理盐水、生理盐水+庆大霉素+地塞米松，或生理盐水+甲硝唑+地塞米松。鼻腔冲洗有助于清除鼻腔内分泌物，以利鼻腔通气。

常用药物选择

（1）鼻用糖皮质激素

• 丙酸倍氯米松：鼻腔吸入，气雾剂，一次每侧鼻孔100μg，一日2次。一日用量不超过400μg。

• 布地奈德：鼻腔吸入，气雾剂，起始剂量一日256μg，早晨1次喷入或分早、晚2次喷入。获得预期效果后，减少用量至所需的最小剂量。

• 丙酸氟替卡松：鼻腔吸入，气雾剂，一次每侧鼻孔100μg，一日1~2次，每侧最大日剂量不超过200μg。

（2）口服抗菌药

- 阿莫西林：口服，一次500mg，每8小时1次。
- 头孢呋辛酯：口服，一次250mg，一日2次。
- 阿奇霉素：口服，一次500mg，一日1次。
- 左氧氟沙星：口服，一次100mg，一日2次。
- 头孢曲松钠：口服，一次1g，一日1次。
- 盐酸克林霉素：口服，一次300mg，一日2次。

3.冠心病的药物治疗

病症简述

（1）概念：冠状动脉粥样硬化性心脏病简称冠心病，是指冠状动脉粥样硬化导致管腔狭窄或堵塞和（或）冠状动脉痉挛所引起的心肌缺血缺氧或坏死的心脏病。本病是严重危害人类健康的常见病，多发生于中老年人，男性多于女性。WHO将冠心病分为无症状性心肌缺血、心绞痛、心肌梗死、缺血性心肌病、猝死五种类型。由于篇幅所限，本次重点介绍心绞痛和心肌梗死两种类型。

心绞痛是由于冠状动脉供血不足，引起心肌急剧、暂时缺血缺氧的临床综合征，分为稳定型心绞痛和不稳定型心绞痛两种。心肌梗死是在冠状动脉粥样硬化病变基础上，冠脉内继发血栓形成，冠脉完全或几乎完全闭塞，导致的急性心肌缺血性坏死，可发生心律失常、休克或心力衰竭等，是冠心病最严重类型。

（2）病因：心绞痛与心肌梗死的发病机制不尽相同，但其均受多种因素影响，包括：

1）血脂异常：脂代谢异常是动脉粥样硬化最重要的危险因素，总胆固醇、甘油三酯、低密度脂蛋白胆固醇、极低密度脂蛋白胆固醇和载脂蛋白的异常升高，高密度脂蛋白胆固醇和载脂蛋白A的降低，均会使动脉粥样硬化的危险增加。

2）高血压：流行病学资料显示，血压在115/75mmHg至185/115mmHg的个体，收缩压每增加20mmHg，舒张压每增加10mmHg，其心血管事件的危险将增加1倍。

3）糖尿病：冠心病是糖尿病的重要并发症，冠心病、脑血管疾病和周围血管疾病在成年糖尿病患者的死亡原因中占70%~80%。

4）其他因素：吸烟、肥胖、体力活动较少、性格急躁、血中同型半胱氨酸升高、高尿酸血症以及病毒感染等。

（3）症状：

1）心绞痛：疼痛部位多在胸骨中上段后部，亦可波及心前区，常向左上肢尺侧、颈部、下颌、上腹部等放射。其性质呈压迫感、紧缩感，而非锐痛，常被迫终止一切活动。每次持续数分钟，休息或含化硝酸甘油可迅速缓解或消失。其体征无特异性，发作时可有心率加快、血压升高、表情焦虑、皮肤潮湿有汗等。

2）心肌梗死：心肌梗死常表现为剧烈胸痛、发热、心肌酶学改变以及一系列心电图改变和演变，其症状主要表现为：

·疼痛，与心绞痛相比，疼痛的程度更重、持续时间更长、休息或含化硝酸甘油不能缓解。患者常烦躁不安、恐惧、大汗、有濒死感，有时有恶心、呕吐等症状。

·心律失常，主要为多源性室性期前收缩、短阵室性心动过速等，严重者可出现心室颤动。

·泵衰竭，包括心力衰竭和心源性休克。心力衰竭主要是左心衰竭，严重者可发生肺水肿；心源性休克表现为血压下降，收缩压＜80mmHg，伴神志淡漠、烦躁不安、面色苍白、冷汗淋漓、脉搏细速、尿量减少等。

用药原则

（1）对于心绞痛患者，选用药物时，应遵循以下用药原则：

1）扩张冠状血管，增加冠脉供血从而增加心肌供氧。

2）扩张周围血管，减轻心脏前后负荷，减慢心率，抑制心肌收缩力，从而减少心肌耗氧。

3）有效调整血脂，通过抗血小板聚集及抗凝药物应用，从而稳定斑块，减轻炎症，防止血栓形成。

4）尽快终止发作，预防心绞痛复发；积极控制冠心病危险因素，防止动脉粥样硬化进展。

（2）心绞痛急性发作需立即休息，同时给予吸氧及适当镇静药物。

（3）急性心肌梗死患者应卧床休息，持续高流量吸氧，应用镇痛药物，缓解疼痛，减少心肌耗氧；尽快恢复缺血心肌再灌注，增加心肌供氧及供能，以保护心脏功能；及时处理各种并发症，防止猝死。

常用药物选择

（1）硝酸酯类药物

·硝酸甘油：舌下含服，片剂，一次250~500μg，每5分钟可重复1次，直至疼痛缓解。静脉滴注，用于不稳定型心绞痛时推荐初始剂量为10μg/min，必要时每隔30分钟以10μg/min的速度加量一次。

·硝酸异山梨醇酯：舌下含化，一次5~10mg，用于心绞痛发作时或心肌梗死；口服，一次5~10mg，一日3次，用于心绞痛缓解期。

·亚硝酸异戊酯：吸入给药，一次0.2mL，用于心绞痛发作时。

·戊四硝酯：口服，一次10~40mg，一日3~4次，用于心绞痛缓解期。

（2）β受体阻滞药

用于心绞痛缓解期，常用药物有：

·普萘洛尔：口服，一次10~20mg，一日3~4次。

·氧烯洛尔：口服，一次20~40mg，一日3次。

- 阿普洛尔：口服，一次25~50mg，一日3次。
- 美托洛尔：口服，一次25~100mg，一日3次。
- 阿替洛尔：口服，一次25mg，一日2次。

（3）钙通道阻滞药

- 维拉帕米：口服，一次80~160mg，一日3次。
- 硝苯地平：口服或舌下含服，一次10~20mg，一日3次。
- 地尔硫䓬：口服，一次30~90mg，一日3次。

（4）溶栓药

- 链激酶：用于心肌梗死，静脉滴注，粉针剂，150万U溶于5%葡萄糖注射液100mL中，于30~60分钟内滴完，之后每分钟给药3 000U，持续15~150分钟。溶栓后常以口服华法林预防再梗死。对急性心肌梗死的特殊患者（如体重明显过高或过低），应根据具体情况适当增减剂量（按2万U/kg计）。
- 尿激酶：用于心肌梗死，静脉滴注，粉针剂，一日50万~150万U，溶于0.9%氯化钠注射液或5%葡萄糖注射液50~100mL中，于30~60分钟内匀速滴入，可依患者体重及体质情况调整剂量。

（5）镇痛药

- 盐酸哌替啶：肌内注射，一次50~100mg，每4~6小时可重复应用。
- 盐酸吗啡：皮下注射，一次5~10mg，每4~6小时可重复应用。

4.风湿热的药物治疗

病症简述

（1）概念：风湿热是一种反复发作的急性或慢性全身结缔组织炎症，以心脏和关节受累最为常见。本病多见于青少年。

（2）病因：由上呼吸道A组乙型溶血性链球菌感染引起。

（3）症状：前驱症状表现为发热、咽痛、颌下淋巴结肿大等上呼吸道感染，2~6周后出现典型表现如游走性多发性大关节炎、心肌炎、皮下结节、环形红斑、舞蹈病等。

用药原则

（1）杀灭链球菌，去除病灶并预防链球菌感染，以避免风湿热的进展和复发。诊断后肌内注射青霉素或口服青霉素或红霉素10日。为预防链球菌感染，每4周肌内注射苄星青霉素或口服磺胺嘧啶或其他链球菌敏感的抗生素1周左右。

（2）抗炎治疗。

（3）活动性心肌炎需加用糖皮质激素治疗。

常用药物选择

（1）水杨酸制剂

· 阿司匹林：口服，一次0.5~1g，一日3~4次，症状控制后用量减半，维持6~12周。

· 水杨酸钠：口服，一次1.5~2g，一日4次。

对水杨酸制剂不能耐受者可选用下列药物：

· 单氯芬那酸：口服，一次0.2~0.4g，一日3次。

· 贝诺酯：口服，一次0.5~1.5g，一日3次。

（2）肾上腺糖皮质激素

· 泼尼松或泼尼松龙：口服，一次10mg，一日3~4次，随后逐渐减量，以5~10mg为维持量，总疗程为2~3个月。

· 氢化可的松：缓慢静脉滴注，一次200~300mg。

· 地塞米松：肌内注射，一日15~40mg，分3~4次给药，适于病情严重者。

· 促皮质素：一次12.5~25mg，一日1次，连续3次，用于停用肾上腺糖皮质激素前。

（3）消除链球菌感染药物

· 普鲁卡因青霉素：肌内注射，一次80万U，一日1次，共2周。

· 红霉素：口服，一次0.5g，一日4次，共10日，适用于对青霉素过敏者。

（4）预防复发的治疗

· 苄星青霉素：肌内注射，一次120万U，一月1次。

· 磺胺嘧啶：口服，一日0.5~1g，适用于对青霉素过敏者。

5.反流性食管炎的药物治疗

病症简述

（1）概念：反流性食管炎是指胃、十二指肠内容物（主要是胃酸，少数为胆汁）反流至食管，使食管下端长期反复暴露在胃酸中，引起食管黏膜炎症、糜烂、溃疡或狭窄。临床上常表现为烧心、胸骨区疼痛、酸反流及食物反流等。根据内镜下有无食管黏膜损害可分为糜烂性食管炎和非糜烂性反流病两类。

（2）病因：反流性食管炎是由多种因素造成的上消化道动力障碍性疾病。其发病机制是抗反流防御机制下降和反流物对食管黏膜攻击作用的结果，其发生与下列因素有关：

1）解剖及生理抗反流结构功能破坏。

2）食管清除力降低。

3）食管黏膜防御作用减退。

4）胃十二指肠功能异常。

5）食管感觉异样。

6）其他因素。特殊人群（如婴儿、妊娠期妇女、肥胖者）、某些不良生活习惯或方式（如吸烟、高脂饮食、睡前进食、衣带过紧、习惯性吞气、精神紧张、焦虑等）、某些疾病状态（如糖尿病）、服用非甾体类抗炎药（如阿司匹林）和抗胆碱能药物等，都可能引发本病。

（3）症状：包括食管和食管外一系列症状。

1）食管症状：胃灼热和反流是反流相关症状群的特征性表现，其他不典型的相关症状还包括嗳气、腹胀、上腹不适、咽部异物感、吞咽痛等。

2）食管外症状：可出现咳嗽、哮喘、反复发生的肺炎、肺纤维化，婴幼儿可发生窒息，甚至部分患者有呼吸道症状而无食管症状。咽喉部症状有咽喉部异物感、间歇性声音嘶哑、持久咽痛等。此外，患者的龋齿发生率也会增加。

3）并发症：包括上消化道出血、食管狭窄和Barrett食管。

用药原则

（1）目前的药物治疗以抑酸为中心，分为控制发作和维持治疗两个阶段。症状发作时，治疗药物应足量、足疗程，必要时可多种药物联用，根据不同病情采用递增疗法或降阶疗法。维持期则以按需为主要策略。

（2）药物治疗旨在增强抗反流屏障作用，提高食管清除能力，改善胃排空和幽门括约肌功能，防止十二指肠反流，抑制酸分泌，降低反流损害性，保护食管黏膜、促进修复，以达到解除症状、治愈炎症、预防并发症、防止复发的目标。

（3）目前有效治疗药物包括抗酸药、抑酸药、促胃肠动力药、黏膜保护药。抑制胃酸分泌是目前治疗胃食管反流病的基本方法。

（4）抗酸药仅用于症状轻、间歇发作的患者临时缓解症状。

（5）抑酸药是目前治疗的主要措施，包括H_2受体抑制药（如西咪替丁、雷尼替丁等）和质子泵抑制药（PPI，如奥美拉唑、兰索拉唑等）两类。H_2受体抑制药能减少胃酸分泌，但不能有效抑制进餐后引起的胃酸分泌，因此适用于轻、中症患者。PPI抑酸作用强，适用于重症、有严重食管炎的患者。

（6）促胃肠动力药可改善食管蠕动功能，促进胃排空，从而减少胃内容物食管反流及减少其在食管的暴露时间。但由于这类药物疗效有限，只适用于轻症患者，或作为抑酸药的辅助治疗。

（7）黏膜保护药一般不单独使用，适用于胃食管反流病食管糜烂、溃疡的辅助治疗。

常用药物选择

（1）抗酸药：包括单一或复方碱性药物，可选择一种或几种联用。

• 水合氢氧化铝：口服，片剂，一次600~900mg，一日3次，一般于餐前1小时服用；凝胶，一次200~320mg，一日3次，一般于餐前1小时服用。病情严重时剂量可加倍。

（2）抑酸药

• 西咪替丁：口服，片剂，一次200mg，一日2次，24小时内用药总量不超过800mg；缓释片，一次300mg，一日1次。

• 雷尼替丁：口服，一次150mg，一日2次，清晨及睡前服用。

• 奥美拉唑：口服，一日20~60mg，一日1~2次（晨起顿服或早晚各1次），疗程通常为4~8周。

• 兰索拉唑：口服，一次30mg，一日1次，连续服用6~8周。用于反复发作和复发性反流性食管炎的维持治疗时，一次15mg，一日1次。仅在此剂量治疗效果不佳或治疗期间复发时才改为一次30mg。

（3）促胃肠动力药

• 多潘立酮：口服，片剂，一次10mg，一日3次，于餐前15~30分钟服用。若病情严重或已产生耐受性，可增至一次20mg，一日3~4次。

• 莫沙必利：口服，一次5mg，一日3次，餐前服用。

• 西沙必利：口服，初始剂量为一次10mg，一日4次，于三餐前至少15分钟及睡前服用。部分患者需一次20mg，一日4次。以最低有效剂量维持治疗。与西咪替丁（口服，一日1g）联合用药，本药一次10mg，一日4次。

（4）黏膜保护药

• 枸橼酸铋钾：口服，一次300mg，一日4次。餐前半小时及睡前服用，连续使用不得超过7日。

• 硫糖铝：口服，一次1g，一日4次，餐后2~3小时嚼碎吞服。

6.肠易激综合征的药物治疗

病症简述

（1）概念：肠易激综合征是一种以腹痛或腹部不适伴排便习惯改变为特征的功能性肠病，经检查排除可引起这些症状的器质性疾病。本病是最常见的一种功能性肠道疾病，起病隐匿，症状反复发作或慢性迁延，病程可长达数年至数十年，但全身健康状况不受影响。根据临床特点，可分为腹泻型、便秘型和腹泻便秘交替型三种。

（2）病因：本病病因和发病机制尚不明确，与多种因素有关，目前认为肠道感染后和精神心理障碍是本病发病的重要因素。其他因素包括胃肠动力学异常、内脏感觉异常以及部分患者对某些食物不耐受而诱发症状加重等。

（3）症状：最主要的临床表现是腹痛与排便习惯和粪便性状的改变。

1）腹痛：部位不定，以下腹和左下腹多见。多于排便或排气后缓解。

2）腹泻：一般每日3~5次，大便多呈稀糊状，也可为成形软便或稀水样。多带有黏液，部分患者粪质少而黏液量很多，但绝无脓血。排便不干扰睡眠。部分患者腹泻与便秘交替发生。

3）便秘：排便困难，粪便干结，量少。

4）其他消化道症状：多伴腹胀感，可有排便不净感、排便窘迫感。部分患者同时有消化不良症状。

5）全身症状：相当部分患者可有失眠、焦虑、抑郁、头晕、头痛等精神症状。

用药原则

该病治疗时应包括心理、行为和对症治疗三方面，针对不同类型的患者，采用个体化的用药原则。

（1）腹泻型患者，以抗腹泻药物为主，可合用食用纤维。

（2）便秘型患者，以食用纤维为主，可加用促肠动力药物，或考虑甘露醇、山梨醇。酌情使用泻药，宜使用作用温和的轻泻剂以减少不良反应和药物依赖性。

（3）腹痛患者加用解痉药物，可选择抗胆碱药物作为缓解腹痛的短期对症治疗。

（4）精神症状明显患者加用抗精神症状药物。

常用药物选择

（1）食用纤维

• 羧甲基纤维素钠：口服，颗粒剂，一次2g，一日3次，以温开水一杯（约240mL）冲服。可用于腹泻型和便秘型患者；肠梗阻、急性腹痛者禁用。

（2）抗腹泻药物

• 盐酸洛哌丁胺：口服，胶囊或颗粒，一日4~8mg，分2~3次服用，症状控制后一日2mg。适用于腹泻症状较重患者，不宜长期使用。

• 地芬诺酯：口服，片剂，一日5~7.5mg，分3次服用。腹泻得到控制时即应减少剂量。适用于腹泻症状较重患者，不宜长期使用。

• 蒙脱石：口服，散剂，一次3g，一日3次；保留灌肠，一次3~9g，倒入50~100mL温水中充分稀释，一日1~3次。

（3）抗便秘药物

• 乳果糖：口服，颗粒剂，起始剂量为一日20g，维持剂量为一日6.7~16.7g；宜于早餐时顿服。治疗几日后，可根据患者情况酌减剂量。根据本药的作用机制，1~2日内可取得临床效果，若2日后仍未见明显效果，可考虑加量。

• 山梨醇：口服，一日6~12g，分3次服用。

（4）解痉药物

• 阿托品：口服，片剂，一日0.9mg，分3次服用。

• 溴丙胺太林：口服，片剂，一日45~90mg，分3次服用。

• 匹维溴铵：口服，片剂，一次50mg，一日3次。

（5）抗精神症状药物

- 地西泮：口服，片剂，一次2.5~5mg，一日2~3次。
- 艾司唑仑：口服，片剂，一次1mg，一日1~2次。
- 多塞平：口服，片剂，一次25mg，一日3次。
- 三唑仑：口服，片剂，一次0.25mg，一日1次，睡前服用。

7.慢性乙型肝炎的药物治疗

病症简述

（1）概念：慢性乙型肝炎是由乙型肝炎病毒（HBV）引起的，以肝脏损害为主的全身性传染病。据推算，全国有5%~10%慢性乙型肝炎患者将有可能发展为肝硬化和肝癌。感染HBV的年龄是判断慢性化的最好指标，感染的年龄越轻，慢性化的可能性越高。

（2）病因：慢性乙型肝炎主要的传染源包括慢性乙型肝炎患者和病毒携带者，主要传播途径包括母婴传播、血液和体液传播。慢性乙型肝炎的发病机制非常复杂，目前尚未完全明确，免疫耐受是关键因素之一。一般认为HBV对肝细胞无直接损害，肝细胞病变主要取决于机体的免疫应答，尤其是细胞免疫应答。HBV的复制启动和激发机体的免疫反应，导致肝细胞损伤。

（3）症状：症状可分为轻、中、重度。轻度者症状不明显或较轻微，可有乏力、食欲减退、肝区不适、腹胀等；中度者症状居于轻度和重度之间；重度者有明显或持续的症状，如乏力、食欲不振、肝区痛、腹胀、大便次数增多等，可有尿色加深、巩膜和皮肤黄染，伴肝病面容、肝掌、蜘蛛痣、丙氨酸氨基转移酶（ALT）和（或）天门冬氨酸氨基转移酶（AST）反复或持续升高、白蛋白降低、丙种球蛋白明显升高等。

用药原则

根据患者具体情况采用综合性治疗方案，药物治疗主要包括抗病毒治疗、改善和恢复肝功能、免疫调节及其他对症治疗。

（1）抗病毒治疗：目的是抑制病毒复制，减少传染性、改善肝功能、减轻肝组织病变、提高生活质量和减少或延缓肝硬化、肝衰竭和肝细胞癌的发生。符合适应证者应尽可能进行抗病毒治疗。

（2）改善和恢复肝功能：可使用非特异性护肝药（如维生素类、谷胱甘肽等），也可使用五味子类（如联苯双酯）、山豆根类（如苦参碱）、甘草提取物（如甘草酸）、齐墩果酸等降低氨基转移酶，部分患者停药后可出现ALT反跳现象，故显效后逐渐减量至停药为宜。

（3）免疫调节：如胸腺肽或胸腺素、转移因子、特异性免疫核糖核酸等。某些中草药提取物如猪苓多糖、香菇多糖也有免疫调节效果。

（4）抗肝纤维化：研究显示丹参能提高肝胶原酶活性，具有抗纤维化作用。

常用药物选择

（1）抗病毒药物

• 聚乙二醇干扰素α-2a：单药疗法，一次180μg，一周1次，共用48周。

• 拉米夫定：口服，片剂，一次100mg，一日1次，餐前或餐后服用均可。乙型肝炎病毒e抗原（HBeAg）阳性者，建议疗程至少1年。治疗后如出现HBeAg血清转换，即HBeAg转阴、乙型肝炎病毒e抗体（HBeAb）阳性，或HBV-DNA转阴、ALT正常，经连续2次（至少间隔3个月）检测，确认疗效巩固后，可考虑终止治疗。HBeAg阴性者，尚未确定合适的疗程，如治疗后出现乙型肝炎病毒表面抗原（HBsAg）血清转换或治疗无效（HBV-DNA或ALT仍持续升高），可考虑终止治疗。

• 恩替卡韦：口服，片剂，一次0.5mg，一日1次，餐前或餐后至少2小时空腹服用。拉米夫定治疗时发生病毒血症或出现耐药突变者，一次1mg，一日1次。

• 阿德福韦：口服，片剂，一次10mg，一日1次，餐前或餐后服药均可。

（2）改善肝功能药物

• 谷胱甘肽：肌内注射，一日300mg或600mg。一般30日为一疗程。

• 联苯双酯：口服，滴丸剂，开始治疗时使用较大剂量，一次7.5~15mg，一日3次。ALT正常后，原剂量维持2~3个月，以后每月减量1次，一次1.5mg。联苯双酯片剂的剂量为一次25~50mg，一日3次。如减量后ALT又升高，应回到减量前的剂量，必要时可长期使用维持量。一般疗程至少为半年，可用数年。

• 水飞蓟宾：口服，片剂，一次70~140mg，一日3次，餐后服用，症状改善后可减量维持。

（3）免疫调节药物

• 胸腺肽：静脉滴注，一日100~160mg，一日1次，3个月为一疗程。

• 胸腺肽α1：皮下注射，一次1.6mg，一周2次，6个月为一疗程。

8.痔疮的药物治疗

病症简述

（1）概念：痔是直肠下端黏膜下、肛管和肛缘皮肤下层的静脉丛淤血、扩张和迂曲所形成的柔软静脉团。痔疮是最常见的肛肠疾病，可分为内痔、外痔和混合痔三种。

（2）病因：病因尚未完全明确，可能与多种因素有关：

1）肛垫下移：肛垫的弹性回缩作用减弱，充血、下移成痔。

2）静脉曲张：长期的坐立、便秘、妊娠、前列腺肥大、盆腔巨大肿瘤等引起直肠静脉回流受阻，发生血液回流障碍的直肠静脉淤血扩张形成痔。

3）其他：长期饮酒和进食大量刺激性食物可使局部充血；肛周感染可引起静脉周围炎，使静脉失去弹性而扩张；营养不良可使局部组织萎缩无力。以上因素都可能诱发痔疮。

（3）症状：痔疮分型不同，症状亦不同。

1）内痔：无痛性间歇性便后出血是内痔的常见症状。未发生血栓、嵌顿、感染时无疼痛。部分患者可伴发排便困难，病情加重时可出现痔块脱出。

2）外痔：主要症状为肛门不适、潮湿不洁，有时有瘙痒。如血栓形成及出现皮下血肿，有剧痛。

3）混合痔：内痔和外痔的症状可同时存在。加重时，痔块呈环状脱出肛门外。脱出痔块若被痉挛的括约肌嵌顿，可导致水肿、淤血甚至坏死。

用药原则

（1）无症状的痔无须治疗，有症状的痔重在减轻或消除症状，以保守治疗为主。

（2）肛管内使用栓剂，有润滑和收敛作用，可减轻局部瘙痒不适症状。

（3）血栓性外痔可局部热敷，再外敷消炎止痛药物。

（4）出血性内痔可注射硬化剂，使痔和痔块周围产生无菌性炎症反应，黏膜下组织纤维化，致使痔块萎缩。

常用药物选择

（1）外用药物

• 复方角菜酸酯：外用，栓剂，一次1枚，一日1~2次。

（2）口服药物

• 地奥司明：口服，片剂，常用剂量为一日0.9g；用于急性痔疮发作时，前4日一日2.7g，以后3日一日1.8g。一日剂量分为2次分别于午餐、晚餐时服用。

• 草木犀流浸液：口服，片剂，成人一次0.4~1.6g，一日3次。剂量可根据年龄及症状增减。

（3）血管硬化剂

• 鱼肝油酸钠：局部注射，5%注射液，一次0.5mL，一周1次。

9.抽搐的药物治疗

病症简述

（1）概念：抽搐，俗称抽风，是全身或局部肌肉不自主的阵发性强烈收缩，呈持续或间断性痉挛，有时还可伴有意识丧失。

（2）病因：抽搐的病因复杂。常见如下：

1）原发性癫痫所致的抽搐：常伴有意识丧失，瞳孔散大，对光反射消失等。

2）高热惊厥：常见于小儿，一般神经系统无异常体征。

3）代谢性疾病：如维生素D、维生素B$_6$缺乏，低血钙、低血钠、高血镁、碱中毒、糖尿病、肝病昏迷、尿毒症等。

4）心、脑血管疾病：如高血压脑病、心源性脑缺血等。

5）破伤风、狂犬病、妊娠子痫、癔症性抽搐。

（3）症状

1）全身强直性抽搐：全身肌肉强直，表现为一阵阵的抽动，呈角弓反张（头后仰，全身向后弯呈弓形），双眼上翻或凝视，神志不清。

2）局部性抽搐：仅局部肌肉抽动，如仅一侧肢体抽动或面肌抽动。大多神志不清，时间可为几秒钟或数分钟，严重者达数分钟或反复发作。

3）高热惊厥：主要为6个月到4岁小儿在高热时发生。高热惊厥发作为时短暂，抽搐后神志恢复快，多发生在发热的早期。

用药原则

首先尽力控制抽搐，然后再根据病因进行对症治疗。用药后应密切观察患者呼吸情况，抽搐一旦停止立即停用。

常用药物选择

• 苯巴比妥钠注射液0.1~0.2g肌内注射。

• 25%硫酸镁20mL深部肌内注射。

• 硫喷妥钠0.5~1.0g加生理盐水配成0.1%的溶液缓慢静注。

10.三叉神经痛的药物治疗

病症简述

（1）概念：三叉神经痛是原发性三叉神经痛的简称，是由于三叉神经感觉神经核的病变，导致在三叉神经的分布区产生严重的、为时数秒的撕裂样疼痛发作。本病多发病于年龄较大的人群，40岁以上患者占70%~80%，女性多于男性。疼痛常可由咀嚼或刷牙引起，程度剧烈。

（2）病因：目前本病病因未明，可能为致病因子使三叉神经脱髓鞘而产生异位冲动或伪突触传递所致。

（3）症状：疼痛限于三叉神经分布区的一支或两支。通常无预兆，开始和停止都很突然。发作表现为电击样、针刺样、刀割样或撕裂样的剧烈疼痛，为时短暂，疼痛以面颊、上下颌及舌部最为明显，患者表现为面色憔悴、精神抑郁和情绪低落。严重者伴有面部肌肉的反射性抽搐，并伴有面部发红、皮温增高、结膜充血和流泪等。

用药原则

（1）原发性三叉神经痛用药原则，以止痛为目的，可首选抗癫痫类药物。药物无效或失效时可选用其他疗法。

（2）本病需与继发性三叉神经痛、牙痛、舌咽神经痛相鉴别。对于继发性三叉神经痛，可辅以下述药物治疗，但主要还需消除病因。

常用药物选择

· 卡马西平：口服，首次剂量100mg，一日2次，以后每日增加100mg，一般至一次200mg，一日3~4次；疼痛控制后逐步减量，以最小有效量维持。本药为治疗三叉神经痛首选药物。

· 苯妥英钠：口服，开始时一次100mg，一日1次；逐渐增加剂量，必要时可增加至一日600mg。卡马西平无效时可考虑使用，亦可与卡马西平合用。

· 氯硝西泮：口服，初服一次1mg，逐渐增加至一次4~8mg，一日1次，维持治疗6~9周。在上述两种药物效果不好时服用。

· 维生素B$_{12}$：肌内注射，一次0.5~1.0mg，一日1次，10~14日为一疗程。

· 巴氯芬：口服，开始时一次30mg，逐渐增至一次60~80mg，一日1次。

· 匹莫齐特：口服，第1~4日，一日4mg；第5~9日，一日6mg；第10~14日，一日8mg；14日后，一日12mg；一日2次。

11.晕动病的药物治疗

病症简述

（1）概念：晕动病即晕车病、晕船病、晕机病，或其他原因引起的摇摆、旋转、加速运动引起的以前庭功能受损为特征的疾病。

（2）病因：发病的主要原因是不正常运动对前庭器的过度刺激，可能与视觉、小脑受刺激也有关系。此外，高温、高湿、通风不良、噪音、特殊气味、情绪紧张、睡眠不足、过度疲劳、饥饿或饱餐、身体虚弱、内耳疾病等均易诱发本病。

（3）症状：常在乘坐交通运输工具数分钟至数小时后发生，初时感觉上腹不适，继有恶心、面色苍白、出冷汗，旋即有眩晕、精神抑郁、唾液分泌增多和呕吐。可有血压下降、呼吸深而慢、眼球震颤。严重者因呕吐引起失水和电解质紊乱。症状一般在停止运动或减速后数十分钟至几小时内消失或减轻。亦有持续数日后才恢复，并伴有精神委靡、四肢乏力等症状。重复运行或加速运动后，症状又可再度出现。但经多次发病后，症状反而可减轻，甚至不发生。

用药原则

（1）应积极寻找诱发因素并加以避免。在旅行前30分钟至1小时，先服用抗组胺和抗胆碱能药物预防或减轻症状。

（2）有呕吐剧烈、脱水和低血压者，应静脉补充液体和电解质。

常用药物选择

• 氢溴酸东莨菪碱：经皮给药，贴剂，一次1.5mg，于抗晕动4小时前贴于一侧耳后无头发的干燥皮肤上。

• 茶苯海明：口服，片剂，一次25~50mg，预防于出行前30分钟服用，治疗则每4小时1次，最大日剂量300mg。含片，在出现恶心、呕吐、眩晕等症状时含服，一次40mg，一日1~6次，最大日剂量为240mg。

• 美克洛嗪：口服，片剂，一次25mg，一日3次。用于预防时，应提前1小时用药，一次25~50mg，一日1次。

12.血友病的药物治疗

病症简述

（1）概念：血友病是一组因遗传性凝血活酶生成障碍引起的出血性疾病，包括血友病A、血友病B及遗传性FXI缺乏症。血友病以阳性家族史、幼年发病、自发或轻度外伤后出血不止、血肿形成及关节出血为特征。我国的血友病中，血友病A约占80%，血友病B约占15%，遗传性FXI缺乏症则极少见。

（2）病因：血友病类型不同，病因亦不同。

1）血友病A：又称遗传性抗血友病球蛋白缺乏或FVIII:C缺乏症，由于遗传或突变使X染色体发生缺陷，人体不能合成足够量的FVIII:C，导致内源性凝血途径障碍及出血倾向的发生。

2）血友病B：又称遗传性FIX缺乏症，是由于X染色体因遗传或突变发生缺陷，不能合成足够量的FIX因子，造成内源性凝血途径障碍及出血倾向。

3）遗传性FXI缺乏症：又称Rosenthal综合征，也属于遗传性凝血活酶生成障碍所致的出血性疾病。

（3）症状

1）出血：出血的轻重与血友病类型及相关因子缺乏程度有关。血友病A出血较重，血友病B则较轻。出血多为自发性或轻度外伤、小手术后（如拔牙、扁桃体切除）出血不止，且具备下列特征：生之具有，伴随终身；常表现为软组织或深部肌肉内血肿；负重关节（如膝关节、踝关节）反复出血甚为突出，最终可导致关节肿胀、僵硬、畸形，可伴骨质疏松、关节骨化及相应肌肉萎缩。重症患者可发生呕血、咳血，甚至颅内出血。

2）血肿压迫：血肿压迫周围神经可导致局部疼痛、麻木及肌肉萎缩；压迫血管可致相应供血部位缺血性坏死或淤血、水肿；口腔底部、咽后壁及颈部出血可致呼吸困难甚至窒息；压迫输尿管可致排尿障碍。

用药原则

（1）肾上腺皮质激素有助于减轻毛细血管出血，并减少或延缓抗因子Ⅷ抗体的产生。

（2）对于轻症血友病，可使用去氨基-D-精氨酸血管加压素。

（3）对于顽固性血尿患者，可使用女性避孕药复方炔诺酮，效果较佳。

（4）对于血友病A患者，可使用绒毛激素生成抑制剂，可使因子Ⅷ水平提高20%~30%。

常用药物选择

• 血宁糖浆：口服，一次10~30mL，一日3次。

• 止血宁片：口服，一次3片，一日3次。

• 去氨基-D-精氨酸血管加压素：静脉滴注，用于轻症血友病，0.3~0.5µg/kg加入生理盐水30mL中，12小时重复，2~5次为一疗程。用时加用6-氨基己酸口服，一次1g，一日3次。

• 复方炔诺酮片：口服，一次1mg，一日1次，女性服用22日，停用8日；男性服用1~2个月，停用1个月。

• 达那唑：口服，一次50mg，一日1~2次。

13.接触性皮炎的药物治疗

病症简述

（1）概念：接触性皮炎是皮肤或黏膜接触某些外源性物质后，在皮肤黏膜接触部位发生的急性或慢性炎症反应。根据病程可分为急性、亚急性和慢性三种。

（2）病因：根据发病机制的不同可将病因分为原发性刺激物和接触性致敏物。

1）常见原发性刺激物：有机酸及无机酸类、有机碱及无机碱类、金属元素及其盐类、有机溶剂等。

2）常见接触性致敏物：重铬酸盐、硫酸镍、二氧化汞、巯基苯丙噻唑、对苯二胺、松脂精、甲醛、俾斯麦棕、秘鲁香脂、碱性菊棕、六氯酚、除虫菊酯等。

（3）症状：在接触部位出现境界清楚的红斑水肿，上有密集丘疹、水疱、大疱，可有糜烂、渗出等损害，多有瘙痒。

用药原则

（1）局部治疗用药原则：根据皮损情况，选择适应的剂型和药物，以消炎、收敛、缓和对症为原则，禁用刺激性或易致敏的药物。

（2）全身治疗用药原则：以脱敏止痒为主，轻者可口服或注射抗组胺药；对重症泛发患者可短期应用皮质类固醇激素，有感染者可酌情选用抗生素。

常用药物选择

（1）局部治疗

• 生理盐水或3%硼酸溶液湿敷至损害减轻或治愈。红肿、水疱及糜烂渗出等明显时使用。

• 前法湿敷或外涂炉甘石洗剂，一日4~6次，无明显红肿、无糜烂渗出时使用；若红肿不明显，有轻度糜烂渗出时可用氧化锌糊剂包敷，有继发感染时用1%~2%龙胆紫糊剂包敷，一日1~2次至损害基本消退或治愈。

• 皮质激素制剂外擦，如泼尼松冷霜，哈西奈德溶液，一日2~3次至痊愈。皮疹基本消退，仅留淡红色斑，微痒时使用。

（2）全身治疗

• 损害广泛且瘙痒明显时，口服抗组胺药物。

• 病情严重者用肾上腺皮质激素，如泼尼松片，一次10mg，一日3次，或用地塞米松6~7.5mg、维生素C 2g，加入5%葡萄糖注射液500mL静脉滴注，一日1次，待损害减轻后（一般3~5日）减量至停用。

14.神经性皮炎的药物治疗

病症简述

（1）概念：神经性皮炎即慢性单纯性苔藓，是一种常见的慢性皮肤神经功能障碍性皮肤病。好发于颈项、上睑、肘髁等处，本病慢性经过，典型皮损呈苔藓样变，表面皮沟加深，革化肥厚。本病病程慢性，常年不愈或反复发作。

（2）病因：本病病因尚不明确，可能与神经精神因素（如性情急躁、思虑过度、紧张、忧郁、劳累、睡眠不佳等）、胃肠道功能障碍、内分泌失调、饮食（如饮酒、进食辛辣食物和鱼虾等）、局部刺激（如硬质衣领、毛织品、化学物质、感染病灶、汗水浸渍）等诸多内外因素有关。搔抓及慢性摩擦可能是主要的诱因或加重因素，病程中形成的瘙痒—搔抓—瘙痒的恶性循环，造成本病发展并导致皮肤苔藓样变。

（3）症状：基本皮损为针头至米粒大小的多角形扁平丘疹，淡红、淡褐色或正常肤色，质地较为坚实而有光泽，表面可覆有少量糠秕状鳞屑，久之皮损渐融合扩大，形成苔藓样变，直径可达2~6cm或更大，中央皮损较大且明显，边缘可见散在的扁平丘疹，境界清楚。部分患者皮损分布广泛。自觉阵发性瘙痒，常于局部刺激、精神烦躁时加剧，夜间明显。皮损及其周围常见抓痕或血痂，也可因外用药不当而产生接触性皮炎或继发性感染。

用药原则

（1）外用药物治疗：避免搔抓、摩擦等各种刺激。根据皮损类型、部位及发病季节不同，合理选用药物种类和剂型。皮损泛发者可选用药浴、紫外线治疗等。

（2）内服药物治疗：可口服抗组胺药，配合谷维素、复合维生素B等。如不能控制，可于晚餐后或睡前加用镇静安眠类药物（如地西泮或多塞平等），严重者可用普鲁卡因静脉封闭。

常用药物选择

（1）局部治疗

• 泼尼松冷霜、哈西奈德溶液、复方曲安奈德乳膏、复方地塞米松乳膏：外涂，一日3~4次至痊愈（适用于初发或无明显苔藓化损害）。

• 醋酸氟轻松、醋酸去炎松尿素等激素软膏：厚涂后包敷，一日1次（适用于轻度至中度苔藓化）。

• 5%松馏油软膏或5%~10%黑豆馏油软膏：包敷，一日1次（适用于明显苔藓化损害）。

• 泼尼松龙注射剂加适量普鲁卡因：损害内注射，一周1~2次，共5~6次（适用于顽固性局限性神经性皮炎）。泼尼松龙的用量一次不超过25mg。

（2）全身治疗

• 马来酸氯苯那敏：口服，片剂，一次4mg，一日3次；控释胶囊，一次8mg，一日2次（适用于皮损多发、瘙痒剧烈者）。

• 普鲁卡因：静脉滴注，粉针剂，一次450mg，4~5小时滴完，一日1次，10~15日为一疗程（适用于播散性神经性皮炎）。

15.脓疱疮的药物治疗

病症简述

（1）概念：脓疱疮俗称"黄水疮"，是一种由化脓球菌（主要包括凝固酶阳性的金黄色葡萄糖球菌、溶血性链球菌）引起的常见化脓性皮肤病。本病多见于夏秋季，好发于学龄前儿童。根据临床表现，可分为寻常型脓疱疮、大疱型脓疱疮、葡萄球菌烫伤样皮肤综合征三种类型。

（2）病因：以金黄色葡萄糖球菌感染为主（50%~70%），其次是乙型溶血性链球菌感染，或两者混合感染。温度较高、出汗较多和皮肤浸渍时有利于细菌在局部繁殖。可通过密切接触或自身接种传播。

（3）症状：

1）寻常型脓疱疮：皮损初起为红色斑点或小丘疹，迅速转变为脓疱，周围有明显的红晕，疱壁薄，易破溃、糜烂，脓液干燥后形成蜜黄色厚痂，常因搔抓使相邻脓疱向周围扩散或融合。陈旧的痂一般于6~10日后脱落，不留瘢痕。病情严重者可有全身中毒症状伴淋巴结炎，甚至引起败血症或急性肾小球肾炎。

2）大疱型脓疱疮：皮损初起为米粒大小水疱或脓疱，迅速变为大疱，疱内容物先清澈后浑浊，疱壁先紧张后松弛，直径1cm左右，疱内可见半月状积脓，疱周红晕不明显，疱壁薄，易破溃形成糜烂结痂，痂壳脱落后留有暂时性色素沉着。

3）葡萄球菌烫伤样皮肤综合征：起病前常伴有上呼吸道感染或咽、鼻、耳等处的化脓性感染，皮损常由口周和眼周开始，迅速波及躯干和四肢。特征性表现是在大片红斑基础上出现松弛性水疱，尼氏征阳性，皮肤大面积剥落后留有潮红的糜烂面，似烫伤样外观，手足皮肤可呈手套、袜套样剥落，口角周围可见放射状裂纹，但无口腔黏膜损害。皮损处有明显疼痛和触痛。病情轻者1~2周后痊愈，重者可因并发败血症、肺炎而危及生命。

用药原则

（1）口服抗菌药物对治疗脓疱疮的效果有限，因为体表血液循环较微弱，药物达不到有效浓度，故治疗以外用药物涂敷为主，少数皮损累及多部位或病情严重患者可辅以抗菌药物治疗。

（2）局部用药前，可用0.05%小檗碱液或0.02%高锰酸钾液清洗患部。

（3）局部用药治疗原则为清洁、消炎、杀菌、干燥、收敛。首选抗菌药物，如莫匹罗星软膏、夫西地酸软膏或鱼石脂软膏等，还可用龙胆紫溶液。

（4）皮损泛发，全身症状明显者（特别是葡萄球菌烫伤样皮肤综合征患者），应及时内用抗生素治疗。根据药敏试验结果选择抗生素，可选用头孢唑林、氯唑西林等。

常用药物选择

• 莫匹罗星：2%软膏局部外用，一日2~3次，一日最多使用3次，连续外用不应超过10日。

• 夫西地酸：2%软膏局部外用，一日2~3次，疗程为7日。

• 红霉素：1%软膏局部外用，一日2次。

• 鱼石脂：10%~30%软膏局部外用，一日2次，连续使用一般不超过7日，不得用于皮肤溃烂处。

• 头孢唑林钠：肌内注射，一次250~500mg，一日3~4次。

• 氯唑西林钠：肌内注射，一次500mg，一日4次。

16.头癣的药物治疗

病症简述

（1）概念：头癣是由皮肤癣菌感染头皮及毛发所致的疾病。根据致病菌种类和宿主反应性不同可分为黄癣、白癣、黑点癣以及脓癣。头癣多发于少年儿童，成人少见。

（2）病因：黄癣由许兰毛癣菌引起；白癣主要由犬小孢子菌、铁锈色小孢子菌等小孢子菌属真菌引起；黑点癣由紫色毛癣菌和断发毛癣菌引起；脓癣是由亲动物性皮肤癣菌引发的头皮强烈感染性超敏反应。头癣主要通过与患者或患畜、无症状带菌者密切接触而传染，共用污染的理发工具、帽子、枕巾等物品也可间接传染。

（3）症状：不同类型的头癣症状不同。

1）黄癣：皮损初起为针尖大小的淡黄红色斑点，覆薄片状鳞屑，以后形成黄豆大小的淡黄色痂，边缘翘起，中央紧附头皮形成碟状，除去痂后，其下炎症明显，呈潮红糜烂面。真菌在发内生长，造成病发干燥无光泽，变脆易折断，毛囊破坏，毛发脱落并形成大片永久性秃发，愈后遗留萎缩性瘢痕。患者一般无明显症状或伴轻度瘙痒，皮损处散发出特殊的鼠臭味。

2）白癣：皮损初起为群集的红色小丘疹，很快向四周扩大成圆形或椭圆形斑，上覆灰白色鳞屑，而后附近出现数片较小的相同皮损。病发在高出头皮2~4mm处折断，残根部包绕灰白色套状鳞屑，称为菌鞘，由真菌寄生于发干而形成。患者有不同程度的瘙痒，一般无炎症反应，至青春期可自愈。不破坏毛囊，不造成永久性秃发，愈后不留瘢痕。

3）黑点癣：皮损初起为散在的灰白色鳞屑斑，以后逐渐扩大成片。病发刚出头皮即折断，残根在毛囊口处呈现黑点状。皮损处炎症轻或无炎症，稍痒。病程发展缓慢，长期不愈。愈后留有秃发和点状萎缩性瘢痕。

4）脓癣：皮损初起为成群的炎性毛囊丘疹，渐融合成隆起的炎性肿块，质地软，毛囊口处形成脓疱并排脓，如同蜂窝状。皮损处毛发松动，易拔出。常伴耳后、颈、枕部淋巴结肿大，轻度疼痛和压痛；继发细菌感染后可形成脓肿。愈后常留有永久性秃发和瘢痕，近年来有增多趋势。

用药原则

头癣应采取综合治疗，即口服药物、外用药物以及剃发消毒联合应用。各项措施需配合进行，不可偏废，以免造成治疗失败。

常用药物选择

（1）口服药物

• 灰黄霉素：口服，儿童一日15~20mg/kg，成人一日600~800mg，分3次服用，连续服药3~4周。本药为治疗头癣首选药物。

• 伊曲康唑：口服，儿童一日3~5mg/kg，成人一日100~200mg，餐后立即服用，疗程4~6周。

• 盐酸特比萘芬：口服，儿童体重<20kg者，一日62.5mg，体重20~40kg者，一日125mg，成人一日250mg。疗程4~6周。

（2）外用药物

• 硫磺：外用，5%~10%软膏，搽遍整个头皮，一日2次，连续2个月。

17.日晒伤的药物治疗

病症简述

（1）概念：日晒伤也称为晒斑或日光性皮炎，是由于强烈日光照射后，暴晒处皮肤发生的急性光毒性反应。

（2）病因：皮肤接受超过耐受量的紫外线引起，以中波紫外线（UVB）为主。一方面因日光过强、暴晒时间过长，另一方面可因个体皮肤的易晒伤因素，如白、嫩、薄的皮肤。皮肤经紫外线过度照射后，细胞中蛋白质和核酸吸收大量紫外线，产生一系列复杂的光生物化学反应，造成表皮细胞坏死，释放多种活性介质，引起真皮血管扩张，组织水肿、黑色素合成加快等反应。

（3）症状：一般日晒后数小时至十余小时内，暴露部位出现弥漫性红斑，呈鲜红色，边界清楚，后红斑渐淡和消退，脱屑，并留有色素沉着，皮损较重时可出现水肿、水疱，内容物澄清，疱壁紧张，可破裂结痂。局部可自觉灼痛。皮损广泛时可有不适、寒战和发热等全身症状。

用药原则

（1）在暴露部位外用物理性遮光剂或化学性遮光剂，可根据个人皮肤类型选择遮光剂的日光保护系数（SPF）。

（2）治疗以局部外用药物为主，以消炎、安抚、止痛为原则。一般可外用炉甘石洗剂和糖皮质激素霜剂，严重者可用3%硼酸水或冰牛奶湿敷。

（3）有全身症状者可口服抗组胺药、维生素C、非甾体类抗炎药等，严重者可系统应用糖皮质激素。

常用药物选择

（1）外用遮光剂

· 5%二氧化钛霜、10%氧化锌软膏等，外用，涂遍暴露部位。可防止有害光线穿透表皮。

（2）其他外用制剂

· 1%冰片炉甘石洗剂、3%硼酸溶液湿敷。

（3）全身治疗

· 口服维生素B族、维生素C，应用剂量宜较大。

（4）中药

· 清热除湿汤加减。

· 红肿期可用鲜马齿苋、土大黄根茎叶、紫花地丁、蒲公英全草捣烂外敷。

18.牙龈炎的药物治疗

病症简述

（1）概念：牙龈炎是指一组发生于牙龈组织的急、慢性炎症。牙龈炎一般不侵犯深层牙周组织，但若未及时治疗，可能发展为牙周炎。

（2）病因：牙龈炎可分为由菌斑引起的牙龈炎（如慢性龈缘炎、青春期龈炎、妊娠期龈炎）和由非菌斑引起的牙龈炎（如病毒、真菌等引起的牙龈炎），不同类型的具体病因见表7-1。

（3）症状：详见表7-1。

表7-1　不同牙龈炎病因、症状

分类	病因	症状
慢性龈缘炎	龈缘附近牙面上堆积的牙菌斑	·病损部位局限于游离龈和龈乳头，牙龈变为鲜红或暗红色。 ·龈乳头圆钝肥大，色彩消失，表面光亮。牙龈轻触即出血。
青春期龈炎	牙菌斑以及青春期乳恒牙更替和性激素的改变等因素	·好发于前牙唇侧的牙间乳头和龈缘，唇侧龈缘明显肿胀，龈乳头呈球状突起。 ·颜色暗红或鲜红光亮，有龈袋形成，探诊易出血。
妊娠期龈炎	菌斑及雌激素升高	·龈缘和龈乳头呈鲜红或暗红色，松软光亮，有龈袋形成，轻探易出血。
增生性龈炎	牙菌斑、各种原因引起的口呼吸、牙列不齐等	·早期以上、下前牙唇侧牙龈炎性肿胀为主，牙龈呈深红或暗红，松软发亮，探之易出血。 ·龈乳头呈球状增生，甚至盖过部分牙面，使龈沟深度超过3mm。按龈袋可见溢肿。有口臭和局部肿痒的感觉。 ·病程较长者龈乳头和龈缘呈坚韧的实质性肥大，质地较硬而有弹性。
急性龈乳头炎	牙间乳头处食物嵌塞、邻面龋尖锐边缘的刺激、充填物的悬突等。	·牙间乳头发红肿胀，探触或吸吮时易出血，有自发性胀痛和明显的探触痛，亦可表现为自发痛或冷热刺激痛。

用药原则

（1）慢性龈缘炎：采用洁治术彻底清除菌斑和牙石，纠正会加重牙菌斑的因素，再配合局部药物治疗。

（2）青春期龈炎：洁治术配合局部药物治疗。

（3）妊娠期龈炎：提倡在婚前或孕前进行彻底的口腔检查。去除局部刺激因素，严格控制菌斑。

（4）增生性龈炎：去除局部刺激因素，施行洁治术、牙龈成形术并配合药物治疗。口呼吸患者应针对原因进行治疗。

（5）急性龈乳头炎：去除局部刺激因素，以过氧化氢溶液清洗。急性炎症消退后，充填邻面龋和修改不良修复体等。

常用药物选择

- 1%~3%过氧化氢溶液冲洗龈沟，必要时氯己定漱口剂含漱，用于治疗慢性龈缘炎。
- 龈袋冲洗及袋内上药，含漱剂清洁口腔，用于治疗青春期龈炎。
- 1%过氧化氢溶液和生理盐水冲洗，含漱剂清洁口腔，用于治疗妊娠期龈炎。
- 龈袋内可用3%过氧化氢溶液冲洗，用于治疗增生性龈炎。
- 1%~3%过氧化氢溶液冲洗，用于治疗急性龈乳头炎。

19.尿崩症的药物治疗

病症简述

（1）概念：尿崩症是指精氨酸加压素（AVP，又称抗利尿激素）严重缺乏或部分缺乏或肾脏对AVP不敏感，致肾小管重吸收水的功能障碍，从而引起以多尿、烦渴、多饮与低比重尿和低渗尿为特征的一组综合征。可发生于任何年龄，但以青少年为多见。可分为中枢性尿崩症和肾性尿崩症，本节将着重介绍中枢性尿崩症的药物治疗。

（2）病因：中枢性尿崩症是由于多种原因影响了AVP的合成、转运、储存及释放所致，可分为继发性、特发性和遗传性尿崩症。

1）继发性尿崩症：约50%的患者为下丘脑－神经垂体部位的肿瘤所引起，10%由头部创伤所致。少数中枢性尿崩症由脑部感染性疾病（如脑膜炎、结核）引起。

2）特发性尿崩症：约占30%，目前临床上尚未明确病因。

3）遗传性尿崩症：少数中枢性尿崩症有家族史，呈常染色体显性遗传。

（3）症状：尿崩症的主要表现为多尿、烦渴和多饮，起病较急。当病变累及下丘脑口渴中枢时，口渴感消失，或由于手术、麻醉、颅脑外伤等原因，患者处于意识不清楚状态，如不及时补充大量水分，可出现严重失水，血浆渗透压与血清钠浓度明显升高，出现高血钠症，表现为极度软弱、发热、精神症状、谵妄甚至死亡。

用药原则

（1）完全性尿崩症主要采用抗利尿激素替代疗法，但治疗剂量应个体化且从小剂量开始，以避免治疗过度。

（2）部分性尿崩症可使用氢氯噻嗪、氯磺丙脲等利尿药治疗以减轻症状。

常用药物选择

（1）抗利尿激素替代治疗药物

- 醋酸去氨加压素：成人皮下注射，一次0.5~2μg，一日1次；或鼻喷，一次

5～20μg，一日1~2次；或口服，一次50~200μg，一日1~3次，儿童剂量减半。

• 鞣酸加压素：肌内注射，油质注射液，一次4~10mg。初次剂量可自2~4mg开始，逐渐增加至有效量。中枢性尿崩症患者应视用药后多尿减轻情况以决定给药间隔时间。

• 垂体后叶素：肌内注射，一次5U，一日2次。

（2）利尿药

• 氢氯噻嗪：口服，一次25~50mg，一日2~3次，长期应用需注意补钾，同时联用下述两种药物间歇使用，可提高疗效。

• 氯磺丙脲：口服，一次100~200mg，一日1次。易引起低血糖。

• 氯贝丁酯：口服，一次250~500mg，一日3次。

20.肥胖症的药物治疗

病症简述

（1）概念：肥胖症是指体内脂肪堆积过多和（或）分布异常，体重增加，是包括遗传和环境因素在内的多种因素相互作用所引起的慢性代谢性疾病。肥胖症与多种疾病密切相关，如2型糖尿病、血脂异常、高血压、冠心病、脑卒中和某些癌症。

（2）病因：肥胖症的病因未明，目前认为是由遗传和环境因素在内的多种因素相互作用的结果。脂肪的积聚是由于摄入的能量超过消耗的能量，即无论多食或消耗减少，或两者兼有，均可引起肥胖。

1）肥胖症有家族聚集倾向，但遗传基础未明，也不能排除共同饮食、活动习惯的影响。

2）环境因素中主要是饮食和体力活动。饮食习惯不良，如进食多、喜甜食或油腻食物使摄入能量过多；坐位生活方式、体育运动少、体力活动不足使能量消耗减少。

（3）症状：肥胖症可见于任何年龄，女性较多见。轻度肥胖症多无症状，中重度肥胖症可引起气急、关节痛、肌肉酸痛、体力活动减少以及焦虑、忧郁等。临床上肥胖症、血脂异常、脂肪肝、高血压、冠心病、糖耐量异常或糖尿病等疾病常同时发生，并伴有高胰岛素血症。肥胖症还可伴随或并发睡眠中阻塞性呼吸暂停、胆囊疾病、高尿酸血症和痛风、骨关节病、静脉血栓、生育功能受损以及某些肿瘤（乳腺癌、子宫内膜癌等）发病率增高等，且麻醉或手术并发症增加。

用药原则

（1）只有在采取充分的饮食、运动和行为治疗的前提下才考虑药物治疗。倾向于对严重肥胖患者应用药物减轻体重，但长期用药可能产生不良反应及耐药性，应根据患者具体情况权衡利弊。目前对减重药物治疗的益处和风险相对关系尚未作出最后的评价，应在医生指导下应用。

（2）根据《中国成人肥胖症防治专家共识》，采取药物治疗的适应证包括：

1）食欲旺盛，餐前饥饿难忍，每餐进食量较多。

2）合并高血糖、高血压、血脂异常和脂肪肝。

3）合并负重关节疼痛。

4）肥胖引起呼吸困难或有阻塞性睡眠呼吸暂停综合征。

5）体重指数（BMI）>24kg/m²有上述并发症情况，或BMI≥28kg/m²不论是否有并发症，经过3~6个月的单纯控制饮食和增加活动量仍不能减重5%，甚至体重仍有上升趋势者，可考虑用药物辅助治疗。

（3）儿童、妊娠期和哺乳期妇女等不宜应用减重药物。

常用药物选择

（1）食欲抑制药

• 盐酸安非拉酮：口服，片剂，一次25mg，一日2~3次，餐前0.5~1小时服用；如疗效不明显而耐受良好，可傍晚加服1次25mg。1.5~2.5个月为一疗程，必要时可隔3个月重复疗程。

• 马吲哚：口服，片剂，一次0.5mg，一日1次，最高日剂量1.5mg（分2~3次)，餐前服用，8~12周为一疗程。

（2）脂肪酶抑制药

• 奥利司他：口服，胶囊，一次120mg，一日3次，于用餐时或餐后1小时服用。如有一餐未进或食物中不含脂肪，则可省略一次服药。服药2周后体重可开始下降。可连续服用6~12个月。

21.甲状腺功能亢进症的药物治疗

病症简述

（1）概念：甲状腺功能亢进症简称甲亢，是多种原因引起甲状腺功能增强，甲状腺激素合成、释放入血过多，引起氧化过程加快，代谢率增高的一种常见内分泌疾病。其中Graves病（弥漫性甲状腺肿伴甲状腺功能亢进，又称突眼性甲状腺肿）最常见。一般临床上所说的甲亢主要是指Graves病。本病常有明显家族性，可发生于任何年龄，但以青年女性最多见。

（2）病因：Graves病主要是在遗传基础上因精神刺激等应激因素诱发自身免疫反应所致。抗促甲状腺激素（TSH）受体抗体是一种刺激性抗体，有类似TSH的作用，能刺激甲状腺功能，促进免疫球蛋白合成和细胞增殖，最终导致甲状腺功能亢进症。

（3）症状：

1）Graves病常见的症状是甲状腺肿大，局部黏液性水肿及甲状腺外的异常表现。甲状腺肿表现为甲状腺呈弥漫或结节性肿大，质地柔软或坚硬，表面光滑，可触及震颤并有血管杂音。局部黏液性水肿多见于胫前，偶见于手足背面、踝关节等处。甲状腺外的异常表现反映在眼征上，包括凝视、瞬眼滞后、上眼睑后缩、轻度巩膜充血。浸润性突眼为较严重表现，为Graves病特有，其特点包括眼眶疼痛、流泪、异物感、怕光、眶后组织增生、突眼和眼外肌淋巴细胞浸润，产生眼肌无力导致复视。

2）还表现出兴奋性增高，如易激动、烦躁易怒、多动、多言、神经过敏、失眠（老年人可表现为精神抑郁）、情绪不稳定、两手细颤等症状。

3）机体代谢表现出代谢增高综合征，如怕热、多汗、食欲亢进、低热、皮肤温暖和潮湿、乏力、体重下降、大便次数多、月经失调、闭经等。

4）心血管系统表现为心率增快、心房颤动、收缩压增高、脉压增大等。

5）其他症状还包括肌无力、肌萎缩、骨质疏松和骨痛等。

用药原则

（1）治疗目的在于控制甲亢症状，使血清中甲状腺激素水平降到正常，促使免疫监护的正常化。

（2）抗甲状腺药物通过抑制甲状腺内过氧化酶系，抑制碘离子转化为新生态或活性碘，从而妨碍甲状腺激素的合成，降低甲状腺激素水平。常用的有硫脲类和咪唑类。

（3）β受体阻滞药（如普萘洛尔）用于辅助对症治疗，对甲亢所致的心率加快、心收缩力增强等交感神经活动增强的症状有效，起迅速控制症状的作用。

（4）抗甲状腺药物作用缓慢，不能迅速控制甲亢的多种症状，尤其是交感神经兴奋性增高的症状。因此在治疗初期，可与β受体阻滞药联用。

（5）中度甲亢、年龄在25岁以上、使用抗甲状腺药物治疗无效或对其过敏、不宜手术或不愿接受手术治疗的患者，可使用放射性碘治疗。放射性碘（^{131}I）可在甲状腺浓集，^{131}I衰变时放出的β射线可使部分甲状腺上皮组织受到破坏，从而降低甲状腺功能。

（6）浸润性突眼初期3个月内，使用糖皮质激素（如泼尼松）的疗效较好，其他可选用的免疫抑制剂有环磷酰胺、甲氨蝶呤、硫唑嘌呤、环孢素等。

常用药物选择

（1）抗甲状腺药物

• 丙硫氧嘧啶：口服，片剂或胶囊，治疗可分为三个阶段。治疗阶段，一日300~400mg，分3~4次服用，重症甲亢可适当加量，极量一日600mg，症状控制之后逐渐减量，一般需要1~3个月。减量阶段：根据病情、血压及血TSH水平酌情减量，一次可减量50~100mg，3~4周减量1次。维持量：一日50~150mg，需用药6~12个月甚至更长。

• 甲巯咪唑：口服，片剂，初始剂量为一日20~40mg，分1~2次服用。如病情在2~6周得到改善，可逐步减量至维持剂量。用药1~2年内的剂量为一日2.5~10mg，早餐后顿服。如病情需要可与甲状腺激素同服。病情严重（尤其是摄入碘引起甲状腺功能亢进）的患者，可适当增加剂量。保守治疗的疗程通常为6个月至2年（平均1年）。

• 卡比马唑：口服，片剂，初始剂量为一日30mg，每8小时1次，按病情调整为一日15~40mg。病情控制后逐渐减量，维持量为一日5~15mg，疗程一般至少为18~24个月。

（2）β受体阻滞药

• 普萘洛尔：口服，片剂，一次20~40mg，一日3~4次。

• 美托洛尔：口服，片剂，一日50~100mg。

（3）放射性碘

• 碘[131]化钠：口服，溶液或胶囊，2.2~3.7MBq/g甲状腺。若[131]I治疗甲状腺功能亢进疗效不明显，可于3~6个月后进行第二疗程治疗，用药量根据临床情况增减。

（4）糖皮质激素

• 泼尼松：口服，片剂，一次10~20mg，一日3次。症状好转后减量，一般于1个月内起效，逐渐减至维持剂量一日5~10mg。

• 甲泼尼龙：严重患者可静脉滴注，一次0.5~1g，隔日1次，持续给药2~3次后，再服用泼尼松。

习题

1.心绞痛与心肌梗死有什么区别，其相同点又是什么？

2.治疗慢性乙型肝炎，可以选用何种类型药物，为什么？

3.血友病的用药原则有哪些？

4.根据牙龈炎的病因，阐述应如何预防牙龈炎？

5.哪些肥胖症患者适合药物治疗？

第八篇
药品、医疗器械管理法规及标准篇

课程目标：本篇主要讲解和回答以下问题

◆ 国家药品安全"十二五"规划

◆ 新版药品经营质量管理规范（修订草案）（征求意见稿）

◆《药品经营许可证管理办法》（征求意见稿）

◆ 2012年发布的《药品不良反应信息通报》

◆ 2012年发布的《医疗器械不良事件信息通报》

◆ 含有麻黄碱类药物的管理规定和药品类易制毒化学品管理办法

◆ 抗菌药物临床应用管理办法

◆ 重庆市食品药品监督管理局发布的法规文件

国家药品安全"十二五"规划

药品安全是重大的民生和公共安全问题，事关人民群众身体健康和社会和谐稳定。为进一步提高我国药品安全水平，维护人民群众健康权益，促进医药产业持续健康发展，依据《中华人民共和国国民经济和社会发展第十二个五年规划纲要》和党中央、国务院有关方针政策，制定本规划。

一、药品安全形势

（一）取得的成绩。"十一五"时期，国家出台了一系列政策措施，加大了政府投入，形成了较为完备的药品生产供应体系，基本建立了覆盖药品研制、生产、流通和使用全过程的安全监管体系，药品安全状况明显改善，药品安全保障能力明显提高。

1.药品安全状况明显改善。全国药品评价性抽验总合格率显著提高，化学药品、中药、生物制品的抽验合格率大幅提高，药品质量总体上保持较好水平。《药品注册管理办法》2007年修订施行后，提升了注册审批标准，严格了药品生产准入，新上市仿制药质量明显提高。药品不良反应监测、特殊药品滥用监测网络预警作用加强，药品安全事件应急处置能力大幅提升，药品安全事件逐渐减少。

2.公众用药需求基本满足。实施国家基本药物制度，保障公众基本用药权益。新药创制能力进一步提高，药品现代物流体系建设稳步推进，覆盖城乡的药品供应网络基本建成，公众日常用药需求基本得到满足。建立了国家药品储备制度，提高了应对重大疫情灾害的药品保障能力。

3.药品安全监管能力大幅提高。建立了较为完整的国家、省、市、县四级行政监管体系，构建了以药品注册审评、标准制定、检验检测、不良反应监测为重点的技术支撑体系，健全了以《中华人民共和国药品管理法》和《医疗器械监督管理条例》为核心的法律法规体系，形成了以《中华人民共和国药典》为核心的国家药品标准管理体系。进一步健全了药品质量管理规范，加强了药品全过程监管。药品监管信息化建设取得阶段性成果，特殊药品的电子监管顺利推进。药品监管基础设施明显改善，队伍素质显著提高。

（二）存在的问题。药品生产企业研发投入不足，创新能力不强，部分仿制药质量与国际先进水平存在较大差距。现行药品市场机制不健全，药品价格与招标机制不完善，一些企业片面追求经济效益，牺牲质量生产药品。医疗机构以药养医状况未明显改善，临床用药监督有待进一步加强，零售药店和医院药房执业药师配备和用药指导不足，不合理用药较为严重。不法分子制售假药现象频出，利用互联网、邮寄等方式售假日益增多，有些假药甚至进入药品正规流通渠道，药品安全风险仍然较大。同时，药品安全法制尚不完善，技术支撑体系不健全，执法力量薄弱，药品监管能力仍相对滞后。

"十二五"时期是我国全面建设小康社会的关键时期，也是促进医药产业健康快速发展的重要机遇期。随着我国经济社会进一步发展，居民生活质量改善，人民群众对药品的安全性、可及性要求不断提高。人口老龄化、疾病谱改变、新发传染性疾病频发等，对药品安全提出了新的挑战。同时，医药产业快速发展，产业结构调整，高新技术在医药产业的广泛应用，都对药品安全监管提出了更高的要求。必须进一步加强药品安全工作，为人民群众健康提供有力保障。

二、指导思想、基本原则与发展目标

（一）指导思想

以邓小平理论和"三个代表"重要思想为指导，深入贯彻落实科学发展观，结合深化医药卫生体制改革，全面提高药品标准，进一步提高药品质量，完善药品监管体系，规范药品研制、生产、流通和使用，落实药品安全责任，加强技术支撑体系建设，提升药品安全保障能力，降低药品安全风险，确保人民群众用药安全。

（二）基本原则

1.坚持安全第一，科学监管。以确保人民群众用药安全为根本目的，以提高药品标准和药品质量为工作重心，完善监管体制，创新监管机制，依法科学实施监管。

2.坚持从严执法，规范秩序。建立健全科学、公正、公开、高效的药品安全执法体系，严厉打击制售假劣药品行为，严肃追究药品安全责任，促进药品市场秩序和安全形势持续向好。

3.坚持强化基础，提升能力。加强药品安全保障基础建设，健全药品监管技术支撑体系，充实监管力量，提升队伍素质，提高监管效能。

4.坚持统一协调，分工负责。强化各级政府药品安全责任，落实部门职责分工，建立统一协调的部门联动机制，联合执法，齐抓共管，实现药品安全各领域、各环节的全面有效监管。

（三）发展目标

1.总体目标

经过5年努力，药品标准和药品质量大幅提高，药品监管体系进一步完善，药品研制、生产、流通秩序和使用行为进一步规范，药品安全保障能力整体接近国际先进水平，药品安全水平和人民群众用药安全满意度显著提升。

2.规划指标

(1) 全部化学药品、生物制品标准达到或接近国际标准，中药标准主导国际标准制定。医疗器械采用国际标准的比例达到90%以上。

(2) 2007年修订的《药品注册管理办法》施行前批准生产的仿制药中，国家基本药物和临床常用药品质量达到国际先进水平。

（3）药品生产100%符合2010年修订的《药品生产质量管理规范》要求；无菌和植入性医疗器械生产100%符合《医疗器械生产质量管理规范》要求。

（4）药品经营100%符合《药品经营质量管理规范》要求。

（5）新开办零售药店均配备执业药师。2015年零售药店和医院药房全部实现营业时有执业药师指导合理用药。

三、主要任务与重点项目

（一）全面提高国家药品标准

实施国家药品标准提高行动计划。参照国际标准，优先提高基本药物及高风险药品的质量标准。提高中药（材）、民族药（材）质量标准与炮制规范。药品生产必须严格执行国家标准，达不到国家标准的，一律不得生产、销售和使用。加强国家药品标准研究，重点加强安全性指标研究。

实施国家医疗器械标准提高行动计划。优先提高医疗器械基础通用标准，提高高风险产品及市场使用量大产品的标准。加强医疗器械检测技术和方法研究，增强标准的科学性。加快医疗器械标准物质研究和参考测量实验室建设。

全面提高仿制药质量。对2007年修订的《药品注册管理办法》施行前批准的仿制药，分期分批与被仿制药进行质量一致性评价，其中纳入国家基本药物目录、临床常用的仿制药在2015年前完成，未通过质量一致性评价的不予再注册，注销其药品批准证明文件。药品生产企业必须按《药品注册管理办法》要求，将其生产的仿制药与被仿制药进行全面对比研究，作为申报再注册的依据。

健全以《中华人民共和国药典》为核心的国家药品标准管理体系。制修订药品、医疗器械标准管理办法，健全药品、医疗器械标准制定、修订、发布、实施、废止程序，建立标准评估、淘汰机制。加强医疗器械标准管理机构建设。建立政府主导，企业、检验机构、高校和科研机构共同参与的标准提高机制，引导和鼓励企业通过技术进步提升质量标准。

专栏一：国家药品、医疗器械标准提高行动计划

提高药品标准：完成6 500个药品标准提高工作，其中化学药2 500个、中成药2 800个、生物制品200个、中药材350个、中药饮片650个。提高139个直接接触药品的包装材料标准，制订100个常用直接接触药品的包装材料标准。提高132个药用辅料标准，制订200个药用辅料标准。

完善医疗器械标准：完成医用电气设备标准150项、无源医疗器械产品标准250项、诊断试剂类产品标准100项。完成对医用电气设备通用安全性标准（第三版）、电磁兼容标准的制（修）订工作。完善标准物质研究工作机制，研制15项医疗器械标准物质。

（二）强化药品全过程质量监管

严格药品研制监管。完善药品研制规范，制修订药品研制技术指导原则和数据管理标准，促进数据国际互认。建立健全药物非临床安全性评价实验室、药物临床试验机构监督检查体系和监管机制，探索建立分级分类监督管理制度。提高药物临床试验现场检查覆盖率，加强药物临床试验安全数据的监测。所有新药申请的非临床研究数据必须来源于符合《药物非临床研究质量管理规范》的机构。鼓励罕见病用药和儿童适宜剂型研发。加强受试者保护，提高药物临床试验的社会参与度和风险管理水平。加强医疗器械临床试验管理，制订质量管理规范。加强医疗器械产品注册技术审查指导原则制订工作，统一医疗器械审评标准，提高审评能力。

严格药品生产监管。加强药品生产监管制度建设，着力推进生产质量管理规范认证工作，建立健全药品生产风险监管体系。鼓励开展常用中药材规范化生产技术研究，推动实施中药材生产质量管理规范，鼓励中药生产企业按照要求建立药材基地。完善医疗器械质量管理体系，编制重点品种医疗器械质量管理规范实施指南。加强对药品、医疗器械生产企业执行生产质量管理规范情况的经常性检查，严肃查处违规企业。加强进口药品监管，建立健全境外检查工作机制和规范，探索建立出口药品监管制度，推动药品进出口与海关的联网核销系统建设，建立和完善进出口医疗器械分类管理、出入境验证和风险管理制度。

严格药品流通监管。完善药品经营许可制度、药品经营质量管理规范认证体系。完善药品流通体系，规范流通秩序，鼓励药品生产企业直接配送，并与药品零售机构直接结算。发展药品现代物流和连锁经营，制订药品冷链物流相关标准。探索建立中药材流通追溯体系。制订实施高风险医疗器械经营质量管理规范，提高医疗器械经营企业准入门槛，完善退出机制。完善农村基本药物供应网，建立健全短缺药品供应保障协调机制，确保基本药物和短缺药品质量安全、公平可及。

严格药品使用监管。完善药品使用环节的质量管理制度，加强医疗机构和零售药店药品质量管理，发挥执业药师的用药指导作用，规范医生处方行为，切实减少不合理用药。加强在用医疗器械监管工作，完善在用医疗器械管理制度。开展药品安全宣传教育活动，普及药品安全常识，提高公众安全用药意识，促进合理用药。

（三）健全药品检验检测体系

完善药品抽验工作机制，扩大抽验覆盖面和抽验品种范围，增加抽验频次。药品抽验必须做到检验标准、检验程序公开，检验结果及时公告。对抽验不合格产品，及时依法处置。

提高药品检验能力。到"十二五"末，省级药品检验机构、口岸药品检验机构具备依据法定标准对化学药品和中药的全项检验能力，市级药品检验机构具备85%以上项目的检验能力。强化生物制品批签发检验能力，授权部分省级药品检验机构承担生物制品批签发任务，被授权的机构必须具备授权品种的独立全项检验能力。开展药品关键检验技术、药品快速检验技术和补充检验技术研究，搭建检验技术共享平台。

提高医疗器械检测能力，重点提高植入性医疗器械等高风险产品和电气安全、电磁兼容、生物安全性的检测能力。加强医疗器械检测机构资格认可和监督评审，建立退出机制。到"十二五"末，国家级医疗器械检测机构具备对所有归口产品的检测能力，省级医疗器械检测机构具备对95%以上常用医疗器械的检测能力。

（四）提升药品安全监测预警水平

加强基层药品不良反应监测，健全重点监测与日常监测相结合的监测机制，强化对药品不良反应和医疗器械不良事件的评价与预警。完善药品安全新闻发布制度，及时发布药品安全预警信息。

加强特殊药品滥用监测。完善监测网络和制度，建立敏感人群用药调查监测机制，为特殊药品监管提供技术服务和保障。

健全药品上市后再评价制度。开展药品安全风险分析和评价，重点加强基本药物、中药注射剂、高风险药品的安全性评价。完善药品再评价的技术支撑体系。经再评价认定疗效不确切、存在严重不良反应、风险大于临床效益危及公众健康的药品，一律注销药品批准证明文件。建立医疗器械再评价制度，组织开展高风险医疗器械再评价工作。

专栏二：药品上市后不良反应监测和安全性再评价工程

医疗器械不良事件监测与再评价：选取100个品种，开展重点监测，制订监测技术规范，完成上市后安全风险分析报告。

健全药品医疗器械监测机构：加强市级和县级监测机构建设。药品不良反应病例县（市、区）报告比例达到80%以上，药品不良反应报告数达到400份/百万人。医疗器械不良事件县（市、区）报告比例达到70%以上，医疗器械不良事件报告数达到100份/百万人。

（五）依法严厉打击制售假劣药品行为

深入开展药品安全专项整治。完善打击生产销售假药部际协调联席会议制度，健全部门打假协作机制，加快行政执法与刑事司法衔接的信息平台建设。完善药品检验鉴定机制，提高假劣药品检验鉴定时效。加强行政执法监督，规范执法行为，对制售假劣药品的生产经营企业，依法撤销批准证明文件。完善联合挂牌督办案件制度，加大案件查处力度，重点打击生产假劣药品以及利用互联网、邮寄、挂靠等方式销售假劣药品违法犯罪行为，坚决打击进出口假劣药品违法犯罪行为。研究解决生产销售假劣药品的定罪量刑过低问题，加大对生产销售假劣药品违法犯罪行为的惩处力度。以乡（镇）、村为重点，加大基层打假治劣力度，严厉打击流动药贩。规范药材边贸交易。

严厉打击发布违法药品广告行为。严格广告审批，完善广告监测网络，强化广告发布前规范指导、发布中动态监督、发布后依法查处。规范网上药品信息服务与广告发布行为，重点打击利用互联网发布虚假广告和虚假宣传行为。加强药品电子商务特别是网上药品零售市场监管，严格互联网药品交易服务网站资格审批，促进互联网药品交易服务健康发展。

（六）完善药品安全应急处置体系

完善药品、医疗器械突发事件应急预案，规范处置程序。强化应急平台、应急检验等技术支撑体系建设，加强国家药品安全应急演练基地和国家食品药品监督管理局投诉举报中心建设，强化应急管理培训，提高应急处置能力和水平。健全重大突发事件应急药品扩产改造和申报审批工作机制，保障应急药品的及时有效供应。

专栏三：应急管理体系建设工程

应急演练基地建设：加强国家级药品、医疗器械安全应急演练基地建设，开展应急知识和技能培训，组织应急演练。

配备应急处置装备：为国家级、省级应急队伍配备必要的应急装备。

（七）加强药品监管基础设施建设

加快实施药品安全基础设施建设工程，加强技术审评、检查认证、监测预警基础设施建设，进一步改善国家、省、市三级药品检验机构实验室条件，加强省级医疗器械检测中心基础设施建设。按标准建设药品行政监管机构办公业务用房，配备执法装备。加快推进药品快速检验技术在基层的应用，配置快速检验设备。

专栏四：药品安全基础设施建设工程

加强基础设施建设：加强药品行政监管机构业务用房建设，改善国家、省级（含口岸）、市级药品检验机构实验室条件，配备检验设备，提升基层快速检验能力。建设省级医疗器械检测机构、市级药品不良反应监测机构基础设施。

加强执法装备配备：按照配备标准，为市、县两级药品行政监管机构配备必要的执法装备。

（八）加快监管信息化建设

推进国家药品电子监管系统建设，完善覆盖全品种、全过程、可追溯的药品电子监管体系。整合信息资源，统一信息标准，提高共享水平，逐步实现国家药品电子监管系统与有关部门以及企业信息化系统对接。采取信息化手段实现药品研究和生产过程的非现场监管。建立健全医疗器械监管信息系统，启动高风险医疗器械国家统一编码工作。完成国家药品监管信息系统一期工程，启动二期工程建设。

专栏五：国家药品监管信息系统二期工程
应用平台建设：扩建行政执法、监测分析、政务公开、社会应急、内部管理等五类应用平台，建设数据中心，增建辅助决策信息平台。 　　信息系统建设：建立药物非临床研究、药物临床试验、药品生产质量管理监管信息系统，开展广告监督、医疗机构合理用药监督、药品安全性评估以及医疗器械监管试点。 　　信息资源安全建设：完善药品监管信息资源保障和配套环境建设。

（九）提升人才队伍素质

制订药品监管中长期人才发展规划，建立严格的人员准入、培训和管理制度。加强药品监管部门专业技术人员培训，加快高层次监管人才和急需紧缺专门人才培养，形成一支规模适当、结构合理、素质优良的药品监管专业队伍。建设国家食品药品监督管理局高级研修学院，逐步形成国家和省两级培训架构，建设覆盖全系统的网络教育培训平台。加强药品监管部门领导干部和基层一把手培训，提高监管水平。到"十二五"末，各级药品监管队伍大学本科以上学历人员达到75%以上，药学、医疗器械、医学、法学等相关专业人员达到75%以上。

专栏六：人才队伍素质提高工程
人才队伍基础工程：加强国家食品药品监督管理局高级研修学院基础设施建设。分批确认符合条件的机构作为全国食品药品监管系统干部教育培训基地。建设药品监管学科、课程、师资、网络培训体系。 　　专业技术人员培训工程：加强技术审评、检查认证、检验检测、监测预警、应急管理、政策研究队伍建设和人员培训，完成新一轮省、市两级技术支撑机构主要负责人国家级轮训。 　　行政监管人员培训工程：完成新一轮省级食品药品监管机构领导班子成员和市、县两级行政监管机构主要负责人国家级轮训。

四、保障措施

（一）完善保障药品安全的配套政策。完善医药产业政策，提高准入门槛，严格控制新开办企业数量，引导企业兼并重组，促进资源向优势企业集中；支持生物医药、医疗器械产业健康、快速发展；大力扶持中药、民族药发展，促进继承和创新。研究完善药品经济政策，对已达到国际水平的仿制药，在药品定价、招标采购、医保报销等方面给予支持，形成有利于提高药品质量、保障药品安全的激励机制。完善加强药品安全的科技政策，强化科技对药品安全的支撑作用。实施重大新药创制等国家科技重大专项和国家科技计划，支持和鼓励企业科技创新，提高药品、医疗器械的创新能力。以企业为主体、产学研相结合，推进药品安全研究工作。

（二）完善药品安全法律法规。推动制订执业药师法，修订《中华人民共和国药品管理法》。修订《医疗器械监督管理条例》、《放射性药品管理办法》等法规和规章。研究制订处方药和非处方药分类管理条例。

（三）加强药品安全监管能力建设。创新药品安全执法体制机制，推进专职化的药品检查员队伍建设。充实国家和省两级药品审评评价、检查认证、监测预警力量，确保药品再评价、再注册等工作顺利开展。深化药品行政审批制度改革，严格审批标准，规范审批程序。各级政府要将药品安全监管经费纳入财政预算，加大经费投入。加强基层、边远地区和民族地区药品安全保障能力建设，改善基层执法条件。加强与国际组织、国外监管机构和民间机构的交流与合作，借鉴国际先进监管经验，不断提高监管能力和水平。

（四）全面落实药品安全责任。按照"地方政府负总责，监管部门各负其责，企业是第一责任人"的要求，进一步健全药品安全责任体系。企业要切实履行药品安全主体责任，完善质量管理制度，严格执行质量管理规范，禁止不合格药品出厂、销售，及时召回问题药品和退市药品。开展企业信用等级评价工作，建立从业人员诚信档案，对严重违规和失信的企业和从业人员实行行业禁入。监管部门要认真履行监管职责，加强对药品研制、生产、流通、使用的全过程监管，监督企业严格按照国家法律法规和质量规范生产、销售药品，监测药品不良反应，及时进行风险提示，严格查处违法违规行为，确保用药安全。地方各级政府负责本行政区域的药品安全工作，将药品安全列入政府考核测评体系，建立考核评价和责任追究制度。健全各级药品监管机构和农村药品监督网络，确保药品监管机构依法独立开展工作。

（五）完善执业药师制度。配合深化医药卫生体制改革，制订实施执业药师业务规范，严格执业药师准入，推进执业药师继续教育工程，提高执业药师整体素质，推动执业药师队伍发展。加大执业药师配备使用力度，自2012年开始，新开办的零售药店必须配备执业药师；到"十二五"末，所有零售药店法人或主要管理者必须具备执业药师资格，所有零售药店和医院药房营业时有执业药师指导合理用药，逾期达不到要求的，取消售药资格。

（六）加强对规划实施工作的组织领导。地方各级政府要根据本规划确定的发展目标和主要任务，将药品安全工作纳入重要议事日程和本地区经济社会发展规划。各有关部门要按照职责分工，细化目标，分解任务，制订具体实施方案，做好相关任务的实施工作。2013年年中和2015年年底，国家食品药品监督管理局牵头对规划执行情况进行中期评估和终期考核，评估和考核结果向国务院报告。

药品经营质量管理规范（修订草案）
（征求意见稿）

第一章　总则

第一条　（目的和依据）为规范药品流通质量管理，保障人体用药安全、有效，根据《中华人民共和国药品管理法》和《中华人民共和国药品管理法实施条例》的有关规定，制定本规范。

第二条　（宗旨）药品经营质量管理是药品生产质量管理在流通环节的延续，通过在药品购进、销售、储存、运输、服务等流通环节采取适当及有效的质量控制措施，保障药品质量安全。

第三条　（适用范围）本规范适用于中华人民共和国境内药品经营企业经营药品的活动。

药品生产企业销售药品、药品流通过程中其他涉及储存和运输药品的活动以及捐赠药品的管理也应当符合本规范相关要求。

第四条　（依法经营）药品经营企业必须持有《药品经营许可证》，并按照《药品经营许可证》核准的内容从事药品经营活动。企业应当依法经营、诚实守信。

第五条　（认证管理规定）本规范是药品经营质量管理的基本准则，是实施《药品经营质量管理规范》认证检查的基本标准。

第二章　药品批发的质量管理

第一节　质量管理体系

第六条　（质量管理体系）企业应当依照本规范的要求建立质量管理体系，制定质量管理体系文件，确定质量方针和目标，开展质量策划、质量控制、质量保证、质量改进和质量风险管理等活动，确保质量管理体系的有效运行。

第七条　（质量方针）企业制订的质量方针文件应当阐明企业总的质量目标和要求，并贯彻到药品经营活动的全过程。

第八条　（体系要素）企业应当具备与其经营范围和规模相适应的条件，包括组织机构、人员、设施设备、质量管理体系文件及相应的计算机系统。

第九条　（质量管理体系内审）企业应当定期以及在质量管理体系关键要素发生重大变化时，按照本规范要求组织开展内审。

第十条　（质量管理体系改进）企业应当依据内审情况分析及结果制定相应的质量管理体系改进措施，不断提高质量控制水平，保证质量管理体系持续有效运行。

第十一条　（质量风险管理）企业应当在药品流通全过程采用前瞻或回顾的方式，对质量风险进行评估、控制、沟通和审核。

第十二条 （对外审核）企业应当对药品供货单位、购货单位的质量管理体系进行评价，确认其质量保证能力及效果，必要时进行实地考察。

第十三条 （全员质量责任）企业应当全员参与质量管理，部门和岗位人员应当正确理解并履行职责，并承担相应质量责任。

第二节　组织机构与质量职责

第十四条 （组织机构）企业应当设立与药品经营和质量管理相适应的组织机构或岗位，明确规定其职责、权限及相互关系。

第十五条 （企业负责人）企业负责人应当对企业经营的药品质量承担首要责任，保证企业执行国家有关药品管理的法律、法规及本规范，确保质量管理人员有效行使职权。

第十六条 （质量负责人）企业应当在高层管理人员中指定专人担任质量负责人，全面负责与药品质量管理相关的工作。质量负责人应当具有独立行使质量管理职权的必要权限，在企业内部对药品质量具有裁决权。

第十七条 （质量管理部门）企业应当设置质量管理部门，履行质量管理职能：

（一）督促部门和岗位人员执行药品管理的法律、法规及本规范；

（二）组织制订质量管理体系文件，并指导、监督文件的执行；

（三）负责对供货单位和购货单位的合法性、购进药品的合法性以及供货单位销售人员、购货单位采购人员的合法资格进行审核，并保证审核结果持续有效；

（四）负责质量信息的收集和管理，并建立药品质量档案；

（五）负责药品的验收，指导并监督药品购进、储存、养护、销售、退回、运输等环节的质量管理工作；

（六）负责不合格药品的确认，对不合格药品的处理过程实施监督；

（七）负责药品质量投诉和质量事故的调查、处理及报告；

（八）负责假劣药品的报告；

（九）负责药品质量查询；

（十）负责企业计算机系统质量控制功能的设定；

（十一）负责计算机系统操作权限的审核和质量管理基础数据的维护；

（十二）负责组织相关设施设备的验证、校准工作；

（十三）协助开展与质量管理相关的教育和培训；

（十四）负责药品召回的管理；

（十五）负责药品不良反应的报告；

（十六）组织质量管理体系的内审和风险评估；

（十七）组织对药品供货单位及购货单位质量管理体系和服务质量的考察和评价；

（十八）组织对被委托运输的承运方运输条件和质量保障能力的审查；

（十九）其他应当由质量管理部门履行的管理职能。

第十八条 （质管部门权限）企业质量管理部门应当具有履行其职责所需的必要权限和资源，保障质量管理工作有效开展，其职能不得委托其他部门及人员。

第三节 人员与培训

第十九条 （从业人员守法规定）企业从事药品经营和质量管理工作的人员，应符合本规范及其他相关法律、法规、规章等规定的资格和从业经验的要求，不得有相关法律、法规禁止从业的情况。

第二十条 （企业负责人资格）企业负责人应当具有大学专科以上学历或中级以上专业技术职称，经过基本的药学专业技术培训，熟悉国家有关药品管理的法律、法规及本规范。

第二十一条 （质量负责人资格）企业质量负责人应当具有大学本科以上学历、执业药师资格和3年以上药品经营质量管理的工作经历，具备对质量管理工作正确判断和保障实施的能力。

第二十二条 （质量管理部门负责人资格）企业质量管理部门负责人应当具有执业药师资格和3年以上药品经营质量管理工作经历，能独立解决经营过程中的质量问题。

第二十三条 （质管等岗位人员资格）企业应当配备符合相应资格要求的质量管理、验收及养护等岗位人员：

（一）从事质量管理工作的人员应当具有药学中专或医学、生物、化学等相关专业（下同）大专以上学历，或者有药学初级以上专业技术职称；

从事疫苗经营的应当配备2名以上专业技术人员专门负责疫苗质量管理和验收工作，专业技术人员应具有预防医学、药学、微生物或医学等专业本科以上学历及中级以上专业技术职称，并有3年以上从事疫苗管理或技术工作经历；

（二）从事验收、养护工作的人员应当具有药学或相关专业中专以上学历，或有药学初级以上专业技术职称；

（三）从事中药材、中药饮片验收及养护工作的人员，应当具有中药专业中专以上学历或有中药学初级以上专业技术职称；直接收购中药材的，应当由具有中药学中级以上专业技术职称的人员负责验收工作。具有20年以上中药工作经历的老药工可以承担以上工作。

第二十四条 （质管等岗位要求）从事质量管理、验收工作的人员应在职在岗，不得兼职其他业务工作。

第二十五条 （其他人员资格）从事购进工作的人员应当具有药学或者相关专业中专以上学历，销售、储存等工作的人员应具有高中以上文化程度。

第二十六条 （培训）企业应当按照培训工作管理制度，开展岗位培训，使岗位人员能正确理解并履行职责。培训应建立档案。

第二十七条 （上岗培训）从事质量管理、验收、储存、养护、购进、销售、运输等岗位的人员，应当接受上岗培训，合格后方可上岗。

第二十八条 （特殊岗位培训）从事特殊管理的药品、冷藏和冷冻药品、危险品储存及运输等岗位人员，应当接受药品监督管理部门组织的法规和专业知识培训后方可上岗。

第二十九条 （关键岗位培训）企业负责人、质量负责人、质量管理部门负责人应当定期接受省级药品监督管理部门组织的有关法律法规及药品质量管理等内容的培训。

企业质量管理、验收人员应当定期接受药品监督管理部门组织的有关法律法规及药品质量管理等内容的培训。

第三十条 （卫生及着装）企业应当制定个人卫生管理制度，储存、运输等岗位人员的着装应当符合工作环境及劳动保护的要求。

第三十一条 （健康检查）质量管理、验收、养护、储存等直接接触药品岗位的人员应当进行岗前及年度常规健康检查，并建立健康档案。患有痢疾、伤寒、甲型病毒性肝炎、戊型病毒性肝炎等消化道传染病，以及患有活动性肺结核、化脓性或者渗出性皮肤病等有碍药品安全的疾病的人员不得从事直接接触药品的工作，其他不符合相应岗位健康要求的不得从事相关工作。

第四节 文件

第三十二条 （文件建立）企业应当根据有关法律、法规及本规范，建立符合企业实际的质量管理体系文件并遵照执行。文件应当包括质量管理制度、部门及岗位职责、操作规程、记录及凭证、档案及报告等。

第三十三条 （文件管理）文件的起草、修订、审核、批准以及修改、替换、撤销、保管、销毁、分发等应当按照文件管理操作规程进行，并保存相关记录。

第三十四条 （文件内容要求）文件内容应当准确、清晰、易懂，便于查阅和追溯。

第三十五条 （文件时效）企业应当定期审核、修订文件，使用的文件应当为批准的现行文本，已撤销和过时的文件除留档备查外，不得在工作现场出现。

第三十六条 （文件执行）企业应当保证各项文件的正确执行，各岗位可有效获得与工作内容相对应的必要文件，并严格按照规定开展工作。

第三十七条 （质量管理制度）质量管理制度应当包括以下内容：

（一）质量管理体系内审的规定；

（二）质量否决权的规定；

（三）质量管理文件的管理；

（四）质量信息的管理；

（五）供货单位、购货单位、供货单位销售人员及购货单位采购人员等资格的审核；

（六）药品购进、收货、验收、储存、养护、销售、出库、运输的管理；

（七）特殊管理的药品的管理；

（八）药品有效期的管理；

（九）不合格药品及药品销毁的管理；

（十）退回药品的管理；

（十一）药品召回的管理；

（十二）质量查询的管理；

（十三）质量事故、质量投诉的管理；

（十四）药品不良反应报告的规定；

（十五）环境卫生及人员健康的管理；

（十六）质量培训及考核的规定；

（十七）设施设备的保管、维护管理；

（十八）设施设备验证和校准的管理；

（十九）记录和凭证的管理；

（二十）计算机系统的管理；

（二十一）其他应当制定的内容。

第三十八条 （职责）部门及岗位职责应当包括：

（一）质量管理、购进、储存、销售、运输、财务和信息管理等部门职责；

（二）企业负责人、质量负责人及质量管理、购进、储存、销售、运输、财务和信息管理等部门负责人的岗位职责；

（三）质量管理、购进、收货、验收、储存、出库复核、养护、销售、运输、财务、信息管理等岗位职责；

（四）其他与药品经营相关的岗位职责。

第三十九条 （操作规程）企业应当制定药品购进、收货、验收、储存、养护、销售、出库复核、运输等环节及计算机系统的操作规程。

第四十条 （记录建立）企业应当建立药品购进、验收、销售、出库、养护、退回、运输、储运温湿度监测、不合格药品处理等相关记录，做到真实、完整、准确、有效和可追溯。

第四十一条 （电子记录管理）通过计算机系统记录数据时，有关人员必须通过授权及密码登录后方可进行数据的录入或复核；数据的更改应当经质量管理部门审核并在其监督下进行，更改过程应当留有记录。

第四十二条 （书面记录及凭证）书面记录及凭证应当及时填写，并做到字迹清晰，不得随意涂改、撕毁。更改记录及凭证应当说明理由、签名并注明日期，保持原有信息清晰可辨。

第四十三条 （记录保存）记录及凭证应当保存5年。疫苗、特殊管理的药品的记录及凭证按相关规定保存。

第五节　设施与设备

第四十四条　（设施规模）企业应当具有与药品经营范围、经营规模相适应的经营场所和库房。

第四十五条　（库房要求）库房的选址、设计、布局、建造、改造和维护必须符合药品储存的要求，防止出现药品的污染、交叉污染、混淆和差错。

第四十六条　（隔离防护）药品储存作业区、辅助作业区应当与办公区和生活区分开一定距离或有隔离措施。

第四十七条　（库房条件）库房规模及条件应当满足药品的合理、安全储存，便于开展储存作业：

（一）库房内外环境整洁，无污染源，库区地面硬化或绿化；

（二）库房内墙、顶光洁，地面平整，门窗结构严密；

（三）库房应当有可靠的安全防护措施，能够对无关人员进入实行可控管理，防止货物被盗或者被混入假药；

（四）应当有防止室外装卸、搬运、接收、发运等作业受异常天气影响的措施。

第四十八条　（库房设施设备）库房应当有以下设施设备：

（一）药品与地面之间有效隔离的地垫及货架等设备；

（二）避光、通风、防潮、防虫、防鼠等措施；

（三）有效调控温湿度及室内外空气交换的设备；

（四）自动监测、记录库房温湿度的设备；

（五）符合储存作业要求的照明设备；

（六）用于零货拣选、拼箱发货操作及复核的作业区域和设备；

（七）包装物料的存放场所；

（八）验收、发货的专用场所；

（九）不合格药品专用存放场所；

（十）经营特殊管理的药品及危险品的，有符合国家规定的储存设施。

第四十九条　（中药材、饮片库房条件）经营中药材、中药饮片的，应当有专用的库房和养护工作场所，直接收购地产中药材的应当设置中药样品室或样品柜。

第五十条　（冷链设施设备）经营冷藏及冷冻药品的，应当配备以下设施设备：

（一）与其经营规模和品种相适应的冷库，经营疫苗的应当配备两个以上独立冷库；

（二）用于冷库温度自动监测、显示、记录、调控、报警的设备；

（三）冷库制冷设备的备用发电机组或双回路供电系统；

（四）对有特殊温度要求的药品，应当配备符合其储存要求的设施设备；

（五）冷藏车及车载冷藏箱或保温箱等设备。

第五十一条　（运输设备）运输药品应当使用封闭式货物运输工具。

第五十二条 （冷链运输设备要求）运输冷藏、冷冻药品的冷藏车及车载冷藏箱、保温箱应当符合药品温度控制的特性要求，保证在运输过程中能够符合规定的温度要求。冷藏车可自动调控温度和显示温度状况，并具有存储和读取温度监测数据的功能；冷藏箱及保温箱具有外部显示和采集箱体内温度数据的功能。

第五十三条 （设施设备检查）应由专人负责储存、运输设施设备的定期检查、校准、清洁和维护工作，并建立记录和档案。

第六节 校准与验证

第五十四条 （校准与验证范围）企业应当按照国家有关规定，对计量器具、温湿度监测设备定期进行校准或检定。

应当对冷库、储运温湿度监测系统以及冷藏运输等设施设备的性能和使用方法进行使用前验证、定期验证及停用时间超过规定时限的验证。

第五十五条 （验证文件）企业应当制定验证相关管理制度，形成验证控制文件，包括验证方案、报告、评价和建议等。

第五十六条 （验证实施）验证应当按照预先确定和批准的方案实施，验证报告应当经过审核和批准，验证文件应当存档。

第五十七条 （验证设备的使用）应当根据验证结果确定的条件，正确、合理使用相关设施设备。

第七节 计算机系统

第五十八条 （计算机管理）企业应当建立能够满足经营管理全过程及质量控制要求的计算机系统，并满足电子监管的实施条件。

第五十九条 （配置要求）企业计算机系统应当符合以下要求：

（一）有支持系统正常运行的服务器和终端机；

（二）有稳定、安全的网络环境，有固定接入互联网的方式和可靠的信息安全平台；

（三）有实现相关部门和岗位信息传输和数据共享的局域网；

（四）有符合本规范要求及企业管理实际需要的应用软件和相关数据库。

第六十条 （操作管理）系统各类数据的录入、修改、保存等操作应当符合授权范围、管理制度和操作规程，以保证数据的原始性、真实性、准确性、安全性和可追溯性。

第六十一条 （数据安全）系统运行中涉及企业经营和管理的各类数据应当采用可靠的方式储存并按日备份，备份数据应当存放在安全场所，记录类数据的保存时限应当符合本规范相关记录保存的规定。

第八节 购进

第六十二条 （购进原则）企业应当从合法的供货单位购进合法的药品，其购进活动应当符合以下要求：

（一）确定供货单位的合法资格及质量信誉；

（二）确定所购入药品的合法性；

（三）核实与本企业有业务联系的供货单位销售人员合法资格；

（四）对首营企业、首营品种，购进部门应当填写相关申请表格，经过质量管理部门和企业质量负责人的审核批准。必要时企业应当组织实地考察，以便对供货单位质量管理体系进行评价；

（五）与供货单位签有质量保证协议。

第六十三条　（首营企业审核）对首营企业，应当审核加盖其公章原印章的相关资料，确认资料的真实、有效：

（一）《药品生产许可证》或《药品经营许可证》的复印件；

（二）《营业执照》及其年检证明的复印件；

（三）《药品GMP证书》或者《药品经营质量管理规范认证证书》复印件；

（四）企业印章、随货同行单（票）样式；

（五）供货单位开户户名、开户银行及帐号；

（六）《税务登记证》和《组织机构代码证》复印件；

（七）开展互联网交易的，应当有《互联网药品信息服务资格证书》、《互联网药品交易服务资格证书》复印件。

第六十四条　（首营品种审核）对首营品种应当进行合法性和质量基本情况的审核，审核合格后方可购进：

（一）从生产企业购进的，应当索取加盖供货单位公章原印章的药品生产批准文件复印件、药品质量标准以及药品包装、标签、说明书实际使用件或样稿批件等；

（二）从经营企业购进的，应当从国家食品药品监督管理部门官方网站查询药品的合法信息，并予以记载；不能通过网站确认的，应当从供货单位索取加盖其公章原印章的相关资料。

以上资料应当列入药品质量档案。

第六十五条　（销售人员资格）企业应当对供货单位销售人员以下资料进行核实：

（一）供货单位及所销售品种相关资料；

（二）加盖供货单位的公章原印章和法定代表人印章或签名的授权书，授权书应当载明授权销售的品种、地域、期限，并注明销售人员的姓名、身份证号码；

（三）加盖供货单位公章原印章的销售人员身份证复印件；

（四）授权书被授权人姓名、身份证号码应当与被授权人身份证原件相符。

第六十六条　（质量保证协议）企业应当与供货单位签订质量保证协议，协议至少包括以下内容：

（一）明确双方质量责任；

（二）供货单位须提供符合规定的资料且对其真实性、有效性负责；

（三）供货单位应当按照国家规定开具合法票据；

（四）药品质量符合药品标准等有关要求；

（五）药品包装、标签、说明书符合有关规定；

（六）药品运输的质量保证及责任；

（七）质量保证协议的有效期限。

第六十七条 （合法票据）购进药品时，企业应当向供货单位索取合法票据。票据应当列明购进药品的通用名称、规格、单位、数量、金额等，如果不能全部列明上述内容，应当附《销售货物或者提供应税劳务清单》，并加盖供货单位发票专用章原印章和注明税票号码。

第六十八条 （资金流向）合法票据的购、销单位名称及金额应当与付款流向及金额相一致，并与财务账目内容相对应，合法票据按有关规定保存。

第六十九条 （购进记录的内容）购进药品应当建立购进记录。记录应当有药品的通用名称、规格、有效期、生产厂商、供货单位、购进数量、购货日期等项内容，购进中药材的应当标明产地。

第七十条 （药品直调）除国家紧急调拨、抵御自然灾害、医疗急救等特殊情况或紧急事件以及国家有其他规定的以外，企业采用直调方式进行药品购销应当同时符合以下条件：

（一）直接从生产企业购进；

（二）一次购销数量较大；

（三）需要远距离并跨省运输；

（四）可以避免不合理运输现象。

直调药品应当建立专门的购进记录，保证有效的质量跟踪和追溯。

第七十一条 （特殊药品购进）购进特殊管理的药品，应当严格按照国家有关管理规定进行。

第七十二条 （购进评审）企业应当定期对药品购进情况进行质量评审，建立药品质量档案和供货单位质量信誉评价机制，并进行动态跟踪管理。对不符合要求的企业应当终止业务关系；对不符合要求的品种应当停止购进。

第九节 收货和验收

第七十三条 （收货验收）企业应当按照规定的程序和要求对到货药品逐批进行收货验收，防止假劣药品入库。

第七十四条 （收货）药品到货时，收货人员应当根据购进记录，对照供货单位的随货同行单（票）核实药品实物，依据运输凭证核查运输方式，做到票、账、货相符。

随货同行单（票）应当包括供货单位、生产厂商、产品名称、规格、批号、数量、收货单位、发货日期等内容，并加盖供货单位药品出库专用章原印章。

第七十五条　（冷链药品收货）冷藏、冷冻药品到货时，应当对其运输方式、运输过程的温度记录、运输时间等质量控制状况进行重点检查并记录。对不符合温度控制要求的药品应当拒收。

第七十六条　（待验）收货人员对符合收货要求的药品，按品种特性要求放于相应待验区域，或设置状态标志，通知验收。冷藏药品应当在冷库内待验。

第七十七条　（查验检验报告）验收药品应当按照药品批号查验同批号的检验报告书。供货单位为批发企业的，检验报告书应当加盖其质量管理专用章原印章。检验报告书的传递和保存可以采用电子数据形式，但应当保证其合法性和有效性。

第七十八条　（验收抽样）企业应当依据验收规定，对药品进行逐批抽样验收，验收抽取的样品应当具有代表性。

（一）每批次药品应当至少检查一个最小销售单元，但生产企业有特殊质量控制要求或打开最小销售单元可能影响药品质量的，可不打开最小销售单元；

（二）对破损、污染、渗液或封条损坏等包装异常以及零货或拼箱的，应当逐件开箱检查至每批次的最小销售单元；

（三）外包装及封签完整的原料药品、实施批签发管理的药品、贴有法定机构封签的诊断试剂等，可不开箱检查。

第七十九条　（验收检查）验收人员应当对抽样药品的外观、包装、标签、说明书以及相关的证明文件等逐一进行检查、核对；验收结束后，应当将抽取的完好样品放回原包装，加封并标示。

第八十条　（特殊管理药品验收）特殊管理的药品应当按照相关规定在专库或专区内验收。

第八十一条　（验收记录）验收药品应当做好验收记录，包括通用名称、规格、批准文号、批号、生产日期、有效期限、生产厂商、供货单位、到货数量、到货日期、验收合格数量、验收日期、验收结果和验收人员等内容。

中药材验收记录应当包括品名、产地、数量、供货单位等内容。中药饮片验收记录应当包括品名、规格、批号、生产日期、产地、生产厂商、数量、供货单位等内容，实施批准文号管理的中药饮片还应当记录批准文号。

验收不合格的，记录应注明原因及处置措施。

第八十二条　（入库）验收后，应当将验收合格药品及时办理入库。对相关证明资料或药品的标签、说明书不符合规定、标签脱落或文字模糊不清、包装破损或污染以及有其他质量疑问的药品，不得入库，并报告质量管理人员处理。

第八十三条　（电子监管码上传）药品验收合格后，对实施电子监管的药品，企业应当按规定进行扫码和数据采集，并将药品电子监管码数据及时上传至中国药品电子监管系统平台。

第八十四条　（电子监管码管理）对未按规定加印或加贴中国药品电子监管码，或者中国药品电子监管码的印刷不符合规定要求的药品，应当拒收。中国药品电子监管码信息与药品包装上实际信息不符的，应当及时报告当地药品监督管理部门，同时向供货单位查询，未得到确认之前，不得入库。

第八十五条 （药品直调验收）药品直调时，企业应当与购货单位签订委托验收协议，明确质量责任。购货单位应当指定专门验收人员负责直调药品的验收，严格按照本规范的要求验收药品和进行电子监管码的数据采集与上传，并建立专门的直调药品验收记录。验收当日应当将验收记录相关信息传递给委托验收方。

第十节 储存与养护

第八十六条 （储存管理）企业应当根据药品的质量特性对药品进行合理储存：

（一）应当按包装标示的温度要求储存药品；包装上没有具体温度标示的，按常温2~30℃、阴凉2~20℃、冷藏2~8℃的温度条件储存（方案二：包装上没有具体温度标示的，按照《中华人民共和国药典》规定的贮藏要求进行储存。阴凉储存温度的上限允许有一定浮动，但不得超过25℃；）

（二）储存药品相对湿度为35%~75%；

（三）在人工作业的库房储存药品，按质量状态实行色标管理：待确定药品为黄色，合格药品为绿色，不合格药品为红色；

（四）储存药品应当针对具体情况采取避光、遮光、通风、防潮、防虫、防鼠等措施，并避免阳光直射；

（五）搬运和堆码药品应当严格按照外包装标示要求规范操作，堆码高度符合包装图示要求，避免损坏药品包装；

（六）药品按批号堆码，不同批号的药品不得混垛；垛间距不小于5厘米，与库房内墙、顶、温度调控设备及管道等设施间距不小于30厘米，与地面间距不小于10厘米；

（七）药品与非药品、外用药与其他药品分开存放，中药材和中药饮片分库存放；

（八）特殊管理的药品应当按照国家有关规定储存；

（九）危险品按国家有关规定存放；

（十）拆除外包装的零货药品应当集中存放；

（十一）储存药品的货架、底垫等设施设备应当保持清洁，无杂物和破损；

（十二）储存作业区域内不得存放与储存管理无关的物品，不得有任何影响药品质量或安全的行为。

第八十七条 （养护管理）养护人员应当根据库房条件、外部环境、药品质量特性等对药品进行养护，主要内容是：

（一）指导和督促储存人员对药品进行合理储存与作业；

（二）检查并改善储存条件、防护措施、卫生环境；

（三）对库房温湿度进行有效监测、调控；

（四）按照养护计划对库存药品的包装或外观等质量状况进行检查，重点养护品种还应当按照规定期限进行重点检查，并建立养护记录；

（五）检查中发现有问题的药品应当暂停发货，在计算机系统中进行锁定和记录，及时报质量管理部门处理；

（六）按特性对中药材和中药饮片采取有效方法进行养护并记录，养护方法应当避免对药品造成污染；

（七）定期汇总、分析养护信息。

第八十八条 （有效期管理）企业应当采用计算机系统对库存药品的有效期进行自动跟踪和控制，实施近效期预警及超有效期自动锁定及停售等措施，防止过期药品销售和出库。

第八十九条 （破损污染控制）药品因破损而导致液体、气体、粉末泄漏时，应当根据泄漏物品的属性迅速采取安全处理措施，防止对储存环境造成污染。

第九十条 （质量问题药品控制）企业应当对存在质量问题的药品进行控制性管理：

（一）对发现的质量有疑问药品及其他应当停售的药品，及时采取停售措施，并在计算机系统中锁定；

（二）不合格药品存放于标志明显的专用场所，并有效隔离，不得销售；

（三）不合格药品应当由质量管理部门确认并监督处理；对不合格品中的假药和特殊管理的药品，应当及时报告药品监督管理部门并由其监督销毁；

（四）不合格药品的处理过程应当有完善的手续和记录；

（五）对不合格药品应当查明并分析原因，及时采取预防措施。

第九十一条 （人员管理）企业应当按照管理制度，采取相应措施，防止未经批准的人员和单位接触或获得药品。

第十一节 出库

第九十二条 （出库管理）企业应当对出库药品进行核对与质量检查，防止错发及不合格药品出库。

第九十三条 （出库复核）药品出库时应当对照销售记录对实物进行复核。发现以下情况不得出库并做好记录，报质量管理部门处理：

（一）药品包装出现破损、污染、封口不牢、衬垫不实、封条损坏等问题；

（二）包装内有异常响动或液体渗漏；

（三）标签脱落或者文字模糊不清，所示内容与实物不符；

（四）药品已超过有效期；

（五）其他不得销售的药品。

第九十四条 （出库复核记录）药品出库复核应建立记录，包括购货单位、通用名称、规格、批号、有效期限、生产厂商、数量、出库日期、质量状况和复核人员等项目。

第九十五条 （特殊管理药品出库复核）特殊管理的药品出库应当按照有关规定进行复核。

第九十六条 （拼箱发货和拆零销售）药品拼箱发货的代用包装箱应当有醒目的拼箱标志。拆零销售的药品应当使用洁净、安全的代用包装，代用包装上应当标明品名、规格、批号、有效期限等内容，并附说明书原件或复印件。

第九十七条 （随货同行票单）药品出库时，应当附加盖企业药品出库专用章原印章的随货同行票（单）。

直调药品时，开具的随货同行票（单）应当标明供货单位、直调单位以及购货单位的名称，直调药品出库时，供货单位应当将随货同行票（单）同时发往直调单位。

第九十八条 （冷藏药品装车）企业应当由专人负责冷藏、冷冻药品的装箱、装车等项工作：

（一）车载冷藏或保温设备在使用前应当达到相应的温度要求；

（二）应当在冷藏环境下完成冷藏、冷冻药品的装箱、封箱工作；

（三）装车前应当检查冷藏运输工具的启动、运行状态，达到规定温度后方可装车；

（四）启运时应做好记录，内容包括运输工具和启运时间等。

第九十九条 （电子监管码出库上传）对实施电子监管的药品，应当在出库时通过扫码采集数据，并及时将药品电子监管码数据上传至中国药品电子监管系统平台。

第十二节 销售

第一百条 （购货单位资质审核）企业应当将药品销售给合法的药品生产企业、经营企业和医疗机构。对购货单位的证明文件、业务人员及提货人员应当进行核实，确保药品销售流向的合法性和真实性。

第一百零一条 （购货单位业务审核）企业应当严格审核购货单位的生产范围、经营范围和诊疗科目，按照核准的品种范围向购货单位销售药品。

第一百零二条 （销售票据）企业销售药品，必须开具合法票据，做到票、账、货相符。

第一百零三条 （销售记录）企业应当做好药品销售记录。销售记录应当包括通用名称、规格、批号、有效期、生产厂商、购货单位、销售数量、销售日期等内容。

中药材销售记录应当包括品名、规格、产地、购货单位、销售数量、销售日期等内容；中药饮片销售记录应当包括品名、规格、批号、产地、生产厂商、购货单位、销售数量、销售日期等内容。

直调药品应当建立专门的直调销售记录。

第一百零四条 （销售特殊管理药品）销售国家特殊管理的药品以及有专门管理要

求的药品，应当严格按照国家有关规定执行。

第十三节 销后退回

第一百零五条 （销后退回药品收货）收货人员应当依据销售部门的退货凭证或通知对销后退回药品进行核对，确认为本企业销售的药品后，方可收货并放置于符合药品储存条件的专用待验场所。

第一百零六条 （冷藏药品退回）销后退回的冷藏、冷冻药品，应当有退货单位提供的药品售出期间储存、运输情况说明，确认符合规定储运条件的方可收货。

第一百零七条 （销后退回药品验收）验收人员应当对销后退回药品进行逐批检查验收，并开箱抽样检查。外包装完好的每批至少开箱抽查2件，无完好外包装的每件应当抽样检查至最小销售单元，必要时应当送药品检验机构检验。

验收合格的药品，应当按照本规范第八十四、第八十五条进行扫码、数据采集和上传。

第一百零八条 （销后退回药品记录）应当建立专门的销售退回药品验收记录，记录应当包括退货单位、退货日期、通用名称、规格、批准文号、批号、生产厂商（或产地）、有效期限、数量、验收日期、退货原因、验收结果和验收人员等内容。

第一百零九条 （验收后处理）销后退回药品经验收合格后方可入库销售，不合格药品按本规范有关规定处理。

第一百一十条 （购进退出药品）企业应当对购进后退回供货单位的药品做好记录。

第十四节 运输与配送

第一百一十一条 （运输原则）运输药品应当选用适宜的运输工具，采取有效措施保证运输过程中的药品质量安全。

第一百一十二条 （运输工具）运输药品的车辆和运载工具应当密闭，并采用防盗等安全防护措施。

第一百一十三条 （运输措施）药品运输时，应当根据药品的包装、性状并针对车况、道路、天气等因素，采取相应措施防止出现破损、污染等问题。

第一百一十四条 （运输工具检查）发运药品时，应当检查运输工具，如发现运输条件不符合规定，不得发运。

第一百一十五条 （搬运和装卸）应当严格按照外包装标示的要求搬运、装卸药品。

第一百一十六条 （运输中保温和冷藏）应当根据药品的温度控制要求，在运输过程中采取必要的保温或冷藏措施。

运输过程中，药品不得直接接触冰袋、冰排等冷媒物质，防止对药品质量造成影响。

第一百一十七条 （运输监测）在冷藏、冷冻药品运输途中，应当实时监测并记录冷藏车和车载冷藏或保温设备内的温度数据。

第一百一十八条 （应急机制）企业应当制定冷藏药品运输应急预案，对运输途中可能发生的设备故障、异常气候影响、交通拥堵等突发事件，采取相应的应对措施。

第一百一十九条 （特殊管理药品的运输）特殊管理的药品、危险品的运输应当符合国家有关规定。

第一百二十条 （委托运输）企业将药品委托其他单位运输时，应当对承运方的运输能力进行考察，索取承运工具的相关资料，符合本规范运输设施设备条件和具备质量保证能力的方可委托。

第一百二十一条 （委托运输协议）企业委托运输药品应当与承运方签订明确药品质量责任和在途时限的运输协议。

第一百二十二条 （委托运输记录）企业委托运输药品应当有记录，实现运输过程的质量追溯。记录至少应当包括发运日期、收货单位和地址、货单号、药品件数、车号、委托经办人、承运单位，并留存驾驶人员的身份证复印件。记录应当至少保存5年。

第一百二十三条 （运输时限）已装车的药品应当及时发运并尽快送达。委托运输的应当要求承运方避免或减少中转过程中储存药品，防止因在途时间过长发生药品质量问题。

第一百二十四条 （运输安全）应当采取运输安全管理措施，防止在运输过程中发生偷盗、侵吞、遗失、调换等事故。

第十五节 售后管理

第一百二十五条 （投诉机制）企业应当建立药品投诉机制，包括投诉渠道、人员配备、档案记录、投诉回复、处理程序和措施、结果公布、信息共享、事后跟踪等。

第一百二十六条 （投诉管理）企业应当对投诉的质量问题查明原因、分清责任，采取有效措施及时处理，并做好记录，必要时应当及时通知供货单位或药品生产企业，情节较严重的，应当上报药品监督管理部门。

第一百二十七条 （建立信息档案）应当建立投诉信息档案，对投诉的处理结果等信息进行查询、跟踪。

第一百二十八条 （问题药品追回）企业已售出的药品如发现重大质量问题，应当向药品监督管理部门报告，及时通知停售或追回并做好记录。

第一百二十九条 （药品召回）企业应当协助药品生产企业履行召回义务，按照召回计划的要求及时传达、反馈药品召回信息，控制和收回存在安全隐患的药品，并建立药品召回记录。

第一百三十条 （不良反应机制）企业质量管理部门应当配备专职或兼职人员，按照国家有关规定承担药品不良反应监测和报告工作。

第三章　药品零售的质量管理

第一节　质量管理

第一百三十一条　（资质明示）企业应当在营业场所的显著位置悬挂《药品经营许可证》、《营业执照》以及本规范规定的药学技术人员资格证明。

第一百三十二条　（经营条件）企业应当具有与其经营范围和规模相适应的经营条件，包括组织机构、人员、设施设备、质量管理文件，并按照规定设置计算机系统。

第一百三十三条　（企业负责人职责）企业负责人应当保证企业执行国家有关药品监督管理的法律、法规及本规范，保证质量管理人员有效行使职权。

第一百三十四条　（质量管理职能）企业应当设置质量管理部门或配备质量管理人员，行使以下职能：

（一）督促部门和岗位人员执行药品监督管理的法律、法规及本规范；

（二）组织制订质量管理文件，并指导、监督文件的执行；

（三）负责对供货单位及其销售人员资格证明的审核；负责对所购进药品合法性的审核；

（四）负责药品的验收，指导并监督药品购进、储存、陈列、销售等环节的质量管理工作；

（五）负责药品质量查询及质量信息管理；

（六）负责药品质量投诉和质量事故的调查、处理及报告；

（七）负责对不合格药品的确认及处理；

（八）负责假劣药品的报告；

（九）负责药品不良反应报告；

（十）开展药品质量管理的教育和培训；

（十一）负责计算机系统操作权限的审核、控制及质量管理基础数据的维护；

（十二）负责组织计量器具的校验工作；

（十三）指导并监督药学服务工作。

第二节　人员管理

第一百三十五条　（从业人员守法规定）企业从事药品经营和管理工作的人员，应当符合本规范及其他相关法律、法规、规章等规定的从业资格和经验的要求，不得有相关法律、法规禁止的从业情况。

第一百三十六条　（企业负责人）企业负责人应当熟知企业执行国家有关药品管理的法律、法规及本规范。

第一百三十七条　（专业人员配置）企业应当有符合规定条件的人员从事质量管理、处方调配、药学服务等专业技术工作：

（一）经营处方药、甲类非处方药的，应当配备执业药师；

（二）只经营乙类非处方药品的，应当按照《药品管理法实施条例》第十五条的规定配备有关人员。

第一百三十八条 （中药配方审核人员）经营中药饮片配方的，应当配备中药学类执业药师或者具有中药学中级以上专业技术职称的人员负责审方和复核工作，并由符合省级药品监督管理部门规定要求的人员负责中药饮片调剂。

第一百三十九条 （营业员资格）营业员应当具有高中以上文化程度或者符合省级药品监督管理部门规定要求的条件。

第一百四十条 （培训教育）企业开展药品监管法律、法规以及药品经营相关专业与技能的教育或培训，并建立档案。

第一百四十一条 （岗前培训）质量管理、处方调配、购进、验收及营业等岗位的人员，应当接受上岗培训，合格后方可上岗。

第一百四十二条 （监管培训）企业负责人、质量管理人员应当定期接受药品监督管理部门组织的有关法律法规及药品质量管理等内容的培训。

从事特殊管理的药品购销、冷藏药品管理等工作的人员，应当接受药品监督管理部门组织的相关法规和专业知识的培训。

第一百四十三条 （着装）营业时间内，营业人员和从事处方调配、药学服务等工作的人员应当穿着洁净、卫生的工作服。

第一百四十四条 （健康检查）质量管理、验收、养护、储存以及处方调配、营业等直接接触药品的岗位人员应当进行岗前及年度常规健康检查，建立健康档案。患有本规范第三十一条所列疾病的人员不得从事直接接触药品的工作，其他不符合相应岗位身体条件的不得从事相关工作。

第一百四十五条 （卫生行为）不得在药品储存、陈列等工作区域存放与药品经营无关的物品，不得在工作区域内有任何影响药品质量或不安全的行为。

第三节 文件

第一百四十六条 （文件内容）企业应当根据有关法律、法规及本规范，制定或建立符合企业实际的质量管理文件并遵照执行，包括质量管理制度、岗位职责、操作规程、记录、档案等。

第一百四十七条 （文件执行）应当保证各项质量管理制度、岗位职责、操作规程等文件的正确执行，各岗位人员应当正确掌握并理解文件内容，并严格按照文件的规定开展工作。

第一百四十八条 （文件修订与发放）文件应当定期审核、修订，使用的文件应当为现行文本。

第一百四十九条 （零售质量管理制度）药品零售质量管理制度应当包括以下内容：

（一）药品购进、验收、陈列、销售等环节的管理，独立设置库房的还应包括储存、养护的管理；

（二）供货单位和购进品种的审核；

（三）处方药销售的管理；

（四）药品拆零的管理；

（五）特殊管理的药品的管理；

（六）凭证和记录的管理；

（七）质量信息、查询、投诉及质量事故的管理；

（八）中药饮片处方调配的管理；

（九）药品有效期的管理；

（十）不合格药品和销毁药品的管理；

（十一）环境卫生、人员卫生和健康的管理；

（十二）药学服务的管理；

（十三）人员培训及考核的规定；

（十四）药品不良反应报告的规定；

（十五）计算机系统的管理；

（十六）药品电子监管的规定；

（十七）其他应当制定的内容。

第一百五十条　（岗位职责）应当制定企业负责人、质量管理人员、购进、验收、销售以及处方调配、药学服务等岗位职责，独立设置库房的还应包括储存、养护岗位的职责。

第一百五十一条　（质量职责管理）质量管理岗位、处方调配岗位的职责不得委托给其他岗位人员。

第一百五十二条　（操作规程）企业应当根据经营管理实际制定相应操作规程：

（一）药品购进、验收、销售；

（二）处方药调剂及销售；

（三）药品拆零销售；

（四）中药饮片配方、调剂；

（五）特殊管理的药品销售；

（六）营业场所陈列药品检查；

（七）营业场所冷藏药品的存放；

（八）计算机系统的管理和操作；

（九）独立设置库房的还应包括储存和养护的程序。

第一百五十三条　（记录建立）企业应当根据质量管理要求，建立药品购进、验收、销售、陈列检查、温湿度监测、不合格药品处理等相关记录，做到记录的真实、完整、准确、有效和可追溯。

第一百五十四条　（记录保存）记录及相关凭证应当保存至超过药品有效期1年，

但不得少于5年。特殊管理的药品的记录及凭证按相关规定保存。

第一百五十五条 （电子数据录入）通过计算机系统记录数据的，相关岗位人员应当按照操作规程，通过授权及密码登录计算机系统，进行数据的录入，确保电子记录数据的真实、完整、准确。

第一百五十六条 （电子数据备份）电子记录数据应当以安全、可靠方式进行备份，确保记录数据的安全。

第四节　设施设备

第一百五十七条 （经营设施）企业应当具有与药品经营范围、经营规模相适应的营业场所，符合卫生、整洁、宽敞、明亮的要求。

第一百五十八条 （营业场所条件）营业场所有独立的营业区域，应当与药品储存、生活辅助、办公及其他区域分开。营业场所要与室外环境有效隔离，以符合有关温度和环境卫生的要求。

第一百五十九条 （营业场所设备）营业场所应当有以下营业设备：

（一）货架和柜台；

（二）监测、调控温度的设备；

（三）经营中药饮片的，应当有陈列饮片和处方调配的设备；

（四）经营冷藏药品的，应当有专用冷藏设备；

（五）经营第二类精神药品、医疗用毒性药品和麻醉药品（仅限罂粟壳）的，应当有符合安全规定的专用存放设备；

（六）药品拆零销售所需的调配工具、包装用品。

第一百六十条 （计算机管理）企业应当建立计算机系统，符合经营和质量管理的有关要求，并满足电子监管的实施条件。

第一百六十一条 （库房设备）企业设置库房的，应当做到库房内墙、顶光洁，地面平整，门窗结构严密；有可靠的安全防护措施，防止非工作人员进入、货物被盗或者被混入假药。

第一百六十二条 （仓库设施设备）仓库应当有以下设施设备：

（一）药品与地面之间有效隔离的地垫及货架等设备；

（二）应当有避光、通风、防潮、防虫、防鼠等措施；

（三）有效监测和调控温湿度的设备；

（四）符合储存作业要求的照明设备；

（五）验收专用场所；

（六）不合格药品专用存放场所；

（七）经营冷藏药品的，应当有与其经营品种及经营规模相适应的专用设备；

（八）符合国家有关规定的存放易燃、易爆等危险品种的专用区域或场所。

第一百六十三条 （特殊管理药品库房）储存特殊管理药品的应当按照国家有关规

定设置库房。

第一百六十四条 （中药饮片经营条件）储存中药饮片的，应当设立专用的库房。

第一百六十五条 （校准检定）企业应当按照国家有关规定，组织对计量器具、温湿度监测设备等进行定期校准或检定。

第五节 购进与验收

第一百六十六条 （购进管理）企业自行购进药品的，应符合本规范第二章第八节相关规定的要求。

第一百六十七条 （收货）药品到货时，收货人员应当按购进记录，对照供货单位的随货同行单（票）核实药品实物，做到票、账、货相符。

第一百六十八条 （收货验收）企业应当按规定的程序和要求对到货药品逐批进行收货验收，防止假劣药品或不合格药品进入。

第一百六十九条 （冷藏药品收货）冷藏药品到货时，应当对其运输方式及工具、运输过程温度记录、运输时间等进行重点检查并记录，对不符合温度要求运输的应当拒收。

第一百七十条 （查验检验报告）验收药品应当按照本规范第七十七条规定查验药品检验报告书。

第一百七十一条 （验收抽样）应当依据验收规定，对药品进行逐批验收，验收抽取的样品应当具有代表性。

第一百七十二条 （特殊管理药品验收）特殊管理的药品应当按照相关规定进行验收。

第一百七十三条 （验收记录）验收药品应当按照本规范第八十一条要求做好验收记录。

第一百七十四条 （验收后处理）验收后，应当将验收合格药品及时入库或上架。对相关证明资料或药品的标签、说明书不符合规定、标签脱落或文字模糊不清、包装破损或污染以及有其他质量疑问的药品，不得入库和上架，并报告质量管理人员处理。

第一百七十五条 （连锁配送验收） 连锁门店由连锁总部统一配送药品的，在接收药品配送时可简化验收程序。验收人员应按送货凭证对照实物，进行药品通用名称、规格、批号、有效期、生产厂商以及数量的核对，并在凭证上签字。

第一百七十六条 （电子监管码上传）药品验收合格后，对实施电子监管的药品，应按照本规范第八十四、第八十五条进行扫码、数据采集和上传。

第六节 储存与陈列

第一百七十七条 （储存与养护）企业设置库房的，库房的药品储存与养护管理应当符合本规范第二章第十节相关规定的要求。

第一百七十八条 （场所环境）应当对营业场所温度、卫生等环境条件进行检查，并根据需要采取防虫、防鼠等措施。

第一百七十九条 （陈列药品的货柜）存放、陈列药品的设备应当保持清洁卫生，不得放置与销售药品无关的物品，防止人为污染药品。

第一百八十条 （陈列药品规则）店堂内药品的陈列方式应当符合以下规定：

（一）营业场所应当分设处方药、非处方药专售区，外用药与其他药品应当分开摆放；

（二）不得将药品放置于货架（柜）或者库房以外的地方；

（三）企业经营非药品的，营业场所必须设置非药品区域，与药品区域明显隔离，并有醒目的非药品区域标志，不得将非药品与药品陈列于同一区域内；

（四）各销售柜组应当设置醒目标志，类别标签应当放置准确、字迹清晰，药品摆放应当整齐有序；拆零药品应当集中存放于拆零专柜或专区；

（五）第二类精神药品、医疗用毒性药品和罂粟壳、危险品不得陈列；

（六）冷藏药品应当放置在冷藏设备中，按规定对温度进行监测并记录，并保证存放温度符合要求；

（七）中药饮片装斗应当复核，不得错斗、串斗，防止混药；不同批号的饮片装斗前应当清斗并记录；中药饮片斗箱应定期清斗，防止饮片质量变异或生虫；饮片斗前应当写正名正字；

（八）陈列药品应当避免阳光直射。

第一百八十一条 （药品检查）应当按月对存放、陈列药品进行检查，重点检查拆零药品和易变质、近效期、摆放时间较长的药品以及中药饮片。对有质量疑问的药品应当及时撤柜，停止销售，由质量管理人员确认和处理，并保留相关记录。

第一百八十二条 （有效期管理）应当对药品的有效期进行跟踪管理，防止近效期药品售出后可能发生的过期使用。

第七节 销售管理

第一百八十三条 （合法销售）企业应当按照依法核准的经营方式和经营范围销售药品。

第一百八十四条 （在岗执业）营业时间内，执业药师或药学技术人员应当在岗，要佩戴有照片、姓名、执业资格或技术职称等内容的工作牌，并按照国家有关药学服务规范开展药学服务。

第一百八十五条 （销售凭证）零售企业销售药品应当开具标明药品名称、生产厂商、数量、价格、批号、规格等内容的凭证，销售记录至少应当保存5年。

第一百八十六条 （销售药品）零售药品应当符合以下规定：

（一）应当按照国家药品分类管理规定的要求销售处方药；

（二）企业在店堂内应当悬挂或者张贴处方药、非处方药标识，并在明显位置悬挂或者张贴"处方药必须凭医师处方销售"的提示语；

（三）应当正确介绍药品的性能、用途、使用方法、禁忌及注意事项，不得夸大药品疗效，不得将非药品以药品名义向顾客介绍；

（四）处方需经符合资格的药学技术人员调配后方可销售；

（五）对处方所列药品不得擅自更改或代用；对有配伍禁忌或超剂量的处方，应当拒绝调配，但经原处方医师更正或再次签字确认的，可以调配和销售；

（六）处方调配及销售人员应当在处方上签字或盖章，并按照有关规定保存处方或其复印件；

（七）药学技术人员暂时离岗时，应当暂停销售处方药和甲类非处方药，并在店堂内挂牌告知；

（八）处方药不得采用开架自选的方式销售；

（九）药学技术人员应当指导非处方药的购买和使用；

（十）销售近效期药品应当向顾客告知有效使用期限；

（十一）销售中药饮片应当做到计量准确。

第一百八十七条 （拆零销售）药品拆零销售应当符合以下规定：

（一）负责拆零销售的人员应当经过专门培训；

（二）使用的拆零调配工具应当清洁卫生，防止交叉污染；

（三）使用安全、洁净的包装用品，包装上应当注明药品的品名、规格、数量、用法、用量、批号、有效期以及药店名称等内容；

（四）应当提供药品说明书原件或复印件；

（五）拆零销售期间，应当保留原包装和说明书；

（六）药品拆零销售应当做好记录，内容应包括拆零起始日期、通用名称、规格、批号、生产厂商、有效期限、销售数量、销售日期、销售人员等。

第一百八十八条 （特殊药品零售）销售特殊管理的药品，应当严格按照国家有关规定，凭盖有医疗单位公章的医师处方进行调配和销售，调配和销售人员应当在处方上签字或盖章。

第一百八十九条 （特殊药品处方）销售特殊管理的药品应当专门建立登记台账，及时记录并按规定将处方留存5年。

第一百九十条 （销售专门管理要求的药品）销售国家有专门管理要求的药品，应当严格执行有关规定。

第一百九十一条 （营销宣传）药品销售宣传应当严格执行国家有关广告管理的法律、法规。药品广告应当有药品监督管理部门的批准证明文件，宣传内容应当与批准的内容一致。

第一百九十二条 （促销员管理）零售门店内工作人员应当为本企业员工，不得有药品生产或批发企业派驻的药品促销人员。

第一百九十三条 （赠送药品）不得以搭售、赠送等方式向公众提供处方药或者甲类非处方药。

第八节　售后管理

第一百九十四条　（零售药品退换）除药品质量原因外，零售药品售出不得退换。

第一百九十五条　（投诉监督）零售企业应当在营业场所公布药品监督管理部门的监督电话，设置顾客意见簿，对顾客的投诉应当及时处理。对投诉反映的可能与药品相关的不良反应，应当按照规定报告当地药品不良反应监测机构。

第一百九十六条　（投诉处理措施）对投诉中涉嫌假劣药问题的，应当采取以下措施：

（一）及时向药品监督管理部门报告；

（二）停止销售该药品；

（三）对同品种的其他批号药品以及同一渠道购进的药品进行检查；

（四）根据监管部门的要求对药品进行处理。

第一百九十七条　（问题药品追回）已售出的药品如发现重大质量问题或者存在严重安全隐患，应当采取措施或者配合药品生产企业立即追回药品并做好记录，同时向药品监督管理部门报告。

第四章　附则

第一百九十八条　（零售连锁）实行连锁经营的药品零售企业，其总部及配送中心的管理应当符合本规范批发企业相关规定，门店的管理应当符合本规范零售企业相关规定。

第一百九十九条　（附录制定）本规范为药品流通质量管理的基本要求，对企业信息化管理、药品储运温湿度自动监测、药品验收细则、药品冷链物流管理、药品第三方物流管理、药学服务规范等质量管理的具体要求，由国家食品药品监督管理局以本规范附录的方式另行制定。

附录是本规范的必要组成部分，与本规范具有相同的效力和适用范围。

第二百条　（术语）本规范下列术语的含义是：

（一）质量管理体系，是指企业为实现质量管理的方针目标、有效地开展各项质量管理活动、保证药品质量而建立的管理体系。

（二）质量方针，是由企业负责人正式发布的企业总的质量宗旨和方向，是企业经营总方针的组成部分，是企业负责人为保证药品质量而确定的指导思想和做出的承诺。企业负责人应当确定质量方针并形成文件。

（三）质量管理体系关键要素，是指企业在经营和管理过程中，保障药品质量所应具备的关键条件，包括企业的组织结构、企业负责人、质量负责人、质量管理人员、质量管理文件、主要设施及设备、计算机系统等。

（四）质量管理体系内审，是指企业按规定的时间、程序和标准，依照本规范组织对企业质量管理体系进行的内部审核。目的是核实质量管理工作的充分性、适宜性和有效性，并对发现的质量控制缺陷和风险加以整改，以保证企业质量管理工作的持续改进和完善。

（五）操作规程，经批准用来指导设备操作、验证、环境控制、资质审核、购进、销售、收货、验收、养护检查、零货拣选、拼箱发货、出库复核、处方药销售、拆零销售、中药饮片调剂等活动的规定性文件，也称标准操作规程。

（六）质量信息，是指企业从内部或外部获得的有关药品质量的信息资料。

（七）计算机系统，是由硬件设备和相关软件组成并完成企业经营、管理及质量控制的系统，用于企业经营和管理各项活动中的信息化处理，包括数据输入、处理和输出，可提高企业管理的效率、准确性和质量控制的有效性。

（八）企业负责人，是指企业的最高经营管理者，即《药品经营许可证》载明的"企业负责人"。

（九）企业质量负责人，是指企业主管质量工作的高层管理者，即《药品经营许可证》载明的"质量负责人"。

（十）药学技术人员，是指零售企业中具有符合规定的专业技术学历、职称或执业资格，从事处方调配、用药指导、用药咨询等药学服务的人员。

（十一）在职，是指与企业确定劳动关系的在册人员。

（十二）在岗，是指相关岗位人员在工作时间内在规定的岗位履行职责。

（十三）健康档案，是指企业员工健康检查的个人资料和记录。

（十四）首营企业，是指购进药品时，与本企业首次发生供需关系的药品生产或经营企业。

（十五）首营品种，是指本企业首次购进的药品。

（十六）质量保证协议，是指购销双方为保证药品质量、明确质量责任而签订的合同约定。

（十七）原印章，是指企业在购销活动中，为证明企业身份在相关文件或凭证上加盖的企业公章、发票专用章、质量管理专用章、药品出库专用章的原始印记，不能是印刷、影印、复印等复制后的印记。

（十八）合法票据，本规范所指合法票据是指企业在购销活动中根据有关税收法律、法规开具或收取的税务发票。

（十九）质量状态，是指药品在库管理时的质量状况，分为合格、待验、不合格三种状态。

（二十）待验，指对到货、销后退回的药品采用物理手段或其他有效方式进行隔离或区分，在入库前等待质量验收的状态。

（二十一）发运，是指企业将产品发送到购货单位的一系列操作，包括装箱、配货、装车、运输等。

（二十二）购进退出，是指本企业将所购入药品退回原供货单位。

（二十三）销后退回，是指本企业接收购货单位退回的原销售药品。

（二十四）药品直调，是指企业将购进的药品实物委托供货单位直接发送到向本企业购买同一药品的购货单位的购销方式。

（二十五）不合理运输，是指未根据实际情况合理安排运输路线，从而会造成运力浪费、运输时间增加、运输损耗和质量风险加大等问题的运输方式，其表现形式有重复运输、对流运输、迂回运输等。

（二十六）批号，是指在标签、批记录和相应检验报告书上具有唯一性的、用于识别一个特定批的药品具有唯一性的数字和（或）字母的组合。

（二十七）有效期，是指该药品被批准的使用期限，表示该药品在规定的贮存条件下能够保证质量的期限。

（二十八）有效期限，是指某一批次药品的包装、标签上所标注的具体使用截止时间，如：有效期至XX年XX月。

（二十九）包装材料，是指药品包装所用的材料，包括与药品直接接触的包装材料和容器、拆零销售药品的代用包装、拼箱发货的外包装材料。

（三十）零货，是指拆除外包装的药品。

（三十一）零货拣选，是指对非整件包装的零货进行拣选发货的方式。

（三十二）拼箱发货，是指将零货或拆零药品集中拼装至同一包装箱内发货的方式。

（三十三）拆零销售，是指将最小销售单元拆分销售的方式。

（三十四）最小销售单元，是指最小包装中含有完整的药品标签和说明书的药品。

（三十五）处方调配，是指零售企业销售药品时，根据医生处方进行审核、调剂、配药和核对的过程。

（三十六）正名正字，正名是指国家药品标准中收载的中药材和中药饮片名称；国家药品标准中未收载的，为省级药品监督管理部门公布的炮制规范中收载的名称。正字是指按《中华人民共和国通用语言文字法》确定的规范汉字使用的规范字体。

（三十七）国家有专门管理要求的药品，是指国家对蛋白同化制剂、肽类激素、含特殊药品复方制剂等品种实施特殊监管措施的药品。

（三十八）校准，是指在规定条件下，确定测量、记录、控制仪器或系统的示值（尤指称量）或实物量具所代表的量值，与对应的参照标准量值之间关系的一系列活动。

（三十九）验证，是指对质量控制的关键设施设备或系统的性能、参数及使用方法进行系列试验、测试，以确定其适宜的操作标准、条件和方法，确认其使用效果。

（四十）中药样品室（柜），是指收购中药材的企业所设立的，存放用于验收和鉴别中药材质量的对照样品的场所或设施。

（四十一）药品第三方物流，是指药品生产企业、药品经营企业将药品的存储、配送或运输活动委托给第三方物流机构运行的物流管理模式。第三方物流机构包括药品经营企业和专业的社会物流机构。

第二百零一条　（施行）本规范自　年　月　日起施行。依照《中华人民共和国药品管理法》第十六条规定，具体实施办法和实施步骤由国家食品药品监督管理局规定。

《药品经营许可证管理办法》
（征求意见稿）

第一章　总则

第一条　（目的和法律依据）为了规范药品经营许可行为，根据《中华人民共和国药品管理法》、《中华人民共和国行政许可法》、《中华人民共和国药品管理法实施条例》（以下简称《药品管理法》、《行政许可法》、《药品管理法实施条例》）的有关规定，制定本办法。

第二条　（规范的内容）药品经营活动实施许可证制度。《药品经营许可证》的申请受理、审查批准以及相关的监督管理工作适用本办法。

从事药品经营活动的，应当依照本办法取得《药品经营许可证》，并严格按照《药品经营许可证》核准的内容依法经营。未取得《药品经营许可证》的，不得从事药品经营活动。

第三条　（职责分工）国家食品药品监督管理局主管全国药品经营许可的监督管理工作。

省、自治区、直辖市食品药品监督管理部门负责本辖区内药品批发企业《药品经营许可证》的申请受理、审查批准以及相关的监督管理工作，并指导和监督下级食品药品监督管理部门开展《药品经营许可证》的监督管理工作。

设区的市级食品药品监督管理部门或省、自治区、直辖市食品药品监督管理部门直接设置的县级食品药品监督管理部门负责本辖区内药品零售企业《药品经营许可证》的申请受理、审查批准以及相关的监督管理工作。

县级食品药品监督管理部门负责药品经营企业经营行为的日常监督管理工作。

第四条　（审批原则）食品药品监督管理部门批准药品经营企业时，应当遵循合理布局和方便群众购药的原则。

第五条　申请人申请《药品经营许可证》，应当如实向食品药品监督管理部门提交有关材料和反映真实情况，并对其申请材料实质内容的真实性负责。食品药品监督管理部门不得要求申请人提交与其申请《药品经营许可证》无关的技术资料和其他材料。

第六条　食品药品监督管理部门应当建立《药品经营许可证》信息管理制度，定期将核发、变更、注销、撤销或吊销《药品经营许可证》的有关信息予以公开，公众有权进行查阅。

第七条　食品药品监督管理部门应当实时更新《药品经营许可证》数据，定期向上一级食品药品监督管理部门传送《药品经营许可证》更新数据。

第二章　条件和程序

第八条　（批发企业开办条件）开办药品批发企业应当具备《药品管理法》第15条规定的条件，并符合以下设置标准：

（一）具有保证所经营药品质量的规章制度；

（二）企业、企业法定代表人或企业负责人、质量负责人、质量管理机构负责人无《药品管理法》第76条、第83条规定的情形；

（三）配备与其经营规模相适应的一定数量执业药师。质量负责人和质量管理机构负责人应当是执业药师，并有3年以上药品经营质量管理工作经历；

（四）设置质量管理机构，该机构负责药品质量管理工作；

（五）具有能够保证药品质量要求的、与其经营品种和规模相适应的，具有自主产权的仓库。仓库应当符合药品批发企业开办验收实施标准对药品现代物流的装置和设备的要求，仓储作业面积不少于15 000平方米；

（六）具有独立的计算机管理信息系统，能覆盖企业内药品的购进、储存、销售以及质量控制的全过程；符合药品批发企业开办验收实施标准对药品现代物流信息化的各项要求，并具有可以接受当地食品药品监督管理部门网络监管的条件；

（七）具有符合药品批发企业开办验收实施标准对药品营业场所及辅助、办公用房以及药品质量安全保障和进出库、在库储存与养护方面的条件。

第九条　开办药品批发企业，申请人应当向拟办企业所在地的省、自治区、直辖市食品药品监督管理部门提出筹建申请，并提交以下材料：

1.筹建申请表

包括拟办企业法定代表人、企业负责人、质量负责人、质量管理机构负责人身份证明、学历证明原件、复印件及个人简历等内容；

2.执业药师及其他药学技术人员资格证书原件、复印件；

3.拟经营药品的范围；

4.拟设营业场所、设备、仓储设施及周边卫生环境等情况；

5.现代物流系统的可行性规划书；

6.企业计算机管理信息系统规划书；

7.申请材料真实性保证声明；

8.食品药品监督管理部门规定的其他材料。

第十条　（申请处理）食品药品监督管理部门对开办药品批发企业的申请人提出的申请，应当根据下列情况分别作出处理：

1.申请事项不属于本部门职权范围的，应当即时作出不予受理的决定，发给《不予受理通知书》，并告知申请人向有关食品药品监督管理部门申请；

2.申请材料存在可以当场更正的错误的，应当允许申请人当场更正；

3.申请材料不齐或者不符合法定形式的，应当当场或者在5个工作日内发给申请人《补正材料通知书》，一次性告知需要补正的全部内容。逾期不告知的，自收到申请材料之日起即为受理；

4.申请事项属于本部门职权范围，材料齐全、符合法定形式，或者申请人按照要求提交全部补正材料的，发给申请人《受理通知书》。《受理通知书》中注明的日期为受理日期。

第十一条　食品药品监督管理部门自受理药品批发企业开办申请之日起30个工作日内，依据本办法的规定对申报材料进行审查。同意筹建的，发给筹建批准证明文件，筹建批准证明文件有效期2年；不同意筹建的，应当书面说明理由，并告知申请人依法享有申请行政复议或者提起行政诉讼的权利。

第十二条　申请人完成药品批发企业筹建后，向受理申请的食品药品监督管理部门提出验收申请，并提交以下材料：

1.《药品经营许可证》申请表；

2.工商行政管理部门出具的拟办企业核准证明文件；

3.拟办企业组织机构情况；

4.营业场所、仓库平面布置图及房屋产权或使用权证明；

5.执业药师资格证书、药学技术人员资格证书及聘用证明原件、复印件；

6.拟办企业质量管理文件及仓储设施、设备目录；

7.现代物流系统情况和使用说明；

8.企业计算机管理信息系统情况和使用说明；

9.申请材料真实性保证声明；

10.食品药品监督管理部门规定的其他材料。

第十三条　受理申请的食品药品监督管理部门在收到验收申请之日起30个工作日内，依据药品批发企业开办验收实施标准组织验收。符合条件的发给《药品经营许可证》；不符合条件的，应当书面通知申请人并说明理由，同时告知申请人依法享有申请行政复议或提起行政诉讼的权利。

第十四条　（零售企业开办条件）开办药品零售企业，应当符合以下设置规定：

（一）具有保证所经营药品质量的规章制度；

（二）企业、企业法定代表人或企业负责人、质量负责人、质量管理机构负责人无《药品管理法》第76条、第83条规定的情形；

（三）具有依法经过资格认定的执业药师或药学技术人员；

经营处方药、甲类非处方药的药品零售企业，应当按照各省级食品药品监管部门的规定要求配备执业药师。执业药师和药学技术人员应当有1年以上（含1年）药品经营质量管理工作经验。

经营乙类非处方药的药品零售企业，以及农村乡镇以下地区设立药品零售企业的，应当按照《药品管理法实施条例》第15条的规定配备业务人员。

企业营业时间，执业药师或药学技术人员应当在职在岗。

（四）建立计算机管理信息系统，对药品的购进、储存、销售进行记录和管理，并符合食品药品监督部门实施网络监管的要求；

（五）具有与所经营药品相适应的营业场所、设备、仓储设施以及卫生环境。在超市等其他商业企业内设立零售药店的，必须具有独立的区域；

第十五条　开办药品零售企业，申请人向拟办企业所在地设区的市级食品药品监督管理部门或省、自治区、直辖市食品药品监督管理部门直接设置的县级食品药品监督管理部门提出筹建申请，并提交以下材料：

1.拟办企业法定代表人、企业负责人、质量负责人、质量管理机构负责人的学历、执业资格证书、药学技术人员任职资格证书、聘用证明原件、复印件，个人简历、专业技术人员资格证书原件、复印件；

2.拟开办药品经营企业的类别和经营范围；

3.拟设营业场所、仓储设施、设备情况。

4.申请材料真实性保证声明；

5.食品药品监督管理部门规定的其他材料。

第十六条　（申请处理）食品药品监督管理部门对零售申请人提出的申请，按照本办法第十条处理。

第十七条　食品药品监督管理部门自受理开办药品零售企业申请之日起30个工作日内，依据本办法第十五条规定对申报材料进行审查，结合当地常住人口数量、地域、交通状况和实际需要进行审查，作出是否同意筹建的决定。同意筹建的，发出筹建批准证明文件书面通知申请人，筹建批准证明文件有效期6个月。不同意筹建的，应当说明理由，并告知申请人依法享有申请行政复议或者提起行政诉讼的权利。

第十八条　申请人完成药品零售企业筹建后，向受理申请的食品药品监督管理部门提出验收申请，并提交以下材料：

1.《药品经营许可证》申请表；

2.工商行政管理部门出具的拟办企业核准证明文件；

3.营业场所、仓库平面布置图及房屋产权或使用权证明；

4.执业药师资格证书或药学技术人员任职资格证书及聘用证明原件、复印件；

5.拟办企业质量管理文件及主要设施、设备目录。

6.申请材料真实性保证声明；

7.省、自治区、直辖市食品药品监督管理部门规定的其他材料。

第十九条　食品药品监督管理部门应当自收到验收申请之日起15个工作日内，依据新开办药品零售企业验收实施标准组织验收。符合条件的发给《药品经营许可证》；不符合条件的，应当书面通知申请人并说明理由，同时，告知申请人享有依法申请行政复议或提起行政诉讼的权利。

第二十条　药品批发企业开办验收实施标准由国家食品药品监督管理局制定。药品零售企业开办验收标准，由各省、自治区、直辖市食品药品监督管理部门依据本办法结合辖区实际组织制定，并报国家食品药品监督管理局备案。

第二十一条　食品药品监督管理部门对申办人的申请进行审查时，发现行政许可事项直接关系到他人重大利益的，应当告知利害关系人。受理部门应当听取申办人、利害关系人的陈述和申辩；应当依法举行听证的，按照法律规定举行听证。

第三章　管理

第二十二条　（药品经营许可证的内容）《药品经营许可证》式样和编号方法由国家食品药品监督管理局统一制定。

《药品经营许可证》包括正本和副本，正本、副本具有同等法律效力。

第二十三条　《药品经营许可证》应当载明企业名称、法定代表人或企业负责人、质量负责人、经营方式、经营类别、经营范围、注册地址、仓库地址、证号、流水号、发证部门、发证日期、有效期限等项目。

第二十四条　《药品经营许可证》的正本应当置于企业经营场所的醒目位置。

第二十五条　（经营范围的核定）《药品经营许可证》载明的经营范围包括：中药材、中药饮片、中成药、原料药、化学药制剂、生物制品、体外诊断试剂等；麻醉药品、精神药品、医疗用毒性药品、放射性药品、疫苗、蛋白同化制剂、肽类激素、药品类易制毒化学品等。

食品药品监督管理部门应当按照《药品管理法》等法律、法规、规章的规定核定经营范围，并在《药品经营许可证》上标注。

从事药品零售的，应当先核定经营类别，确定申办人经营处方药或非处方药、乙类非处方药的资格，并在经营范围中予以明确，再核定具体经营范围。

第二十六条　（许可证变更）《药品经营许可证》变更分为许可事项变更和登记事项变更。

许可事项变更是指法定代表人、企业负责人、质量负责人、经营类别、经营范围（包括增减经营范围）、注册地址、仓库地址（包括增减仓库）的变更。

登记事项变更是指企业名称的变更。

经营方式不得变更。

第二十七条 （登记事项变更）变更企业名称的，应当在工商行政管理部门核准变更之日起30个工作日内，持工商行政管理部门出具的批准证明文件原件向原发证部门申请《药品经营许可证》变更登记。原发证部门应当自受理企业变更申请之日起15个工作日内为其办理变更手续。

第二十八条 （许可事项变更）变更法定代表人、企业负责人、质量负责人、注册地址、仓库地址、经营范围和经营类别的，应当自变更决议或者决定作出之日起30个工作日内申请变更登记。发证部门依据药品批发企业换证验收标准或者药品零售企业换证验收标准条件进行审查，在收到企业变更申请和变更申请资料之日起15个工作日内作出是否准予变更的决定。

未经原发证部门批准，药品经营企业不得变更《药品经营许可证》许可事项。

药品经营企业依法变更《药品经营许可证》的许可事项后，应当依法向工商行政管理部门办理企业注册登记的有关变更手续。

第二十九条 药品经营企业跨原管辖地迁移的，应当按照开办条件和程序申领《药品经营许可证》。

第三十条 因合并、分立而存续的企业，其登记事项发生变化的，应当申请变更《药品经营许可证》；因合并、分立而解散的企业，应当申请注销《药品经营许可证》；因合并、分立而新设立的企业，应当按照开办条件和程序申领《药品经营许可证》。

第三十一条 《药品经营许可证》许可事项和登记事项变更后，应当由原发证部门在《药品经营许可证》副本上记录变更的内容和时间，并按照变更后的内容重新核发《药品经营许可证》正本，收回原《药品经营许可证》正本，原《药品经营许可证》有效期截止日期不变。

第三十二条 《药品经营许可证》有效期为5年。有效期满，需要继续经营药品的，持证企业应当在有效期届满6个月内、4个月前，向原发证部门申请换发《药品经营许可证》。逾期提出换证申请的，按照新开办申请办理。

原发证部门收到企业换证申请后，应当按照药品批发企业换证验收标准或者药品零售企业换证验收标准进行审查，符合条件的，收回原证，换发新证。不符合条件的，可限期3个月进行整改，整改后仍不符合条件的，注销原《药品经营许可证》。

食品药品监督管理部门根据药品经营企业的申请，应当在《药品经营许可证》有效期届满前作出是否准予其换证的决定。逾期未作出决定的，视为准予换证。

第三十三条 药品批发企业换证验收标准由国家食品药品监督管理局制定。药品零售企业换证验收标准，由各省、自治区、直辖市食品药品监督管理部门依据本办法结合辖区实际组织制定，并报国家食品药品监督管理局备案。

第三十四条 药品经营企业因违法行为已被食品药品监督管理部门立案调查且尚未结案的；或已经做出行政处罚决定，尚未履行处罚的，发证部门应当暂停办理《药品经营许可证》的变更和换证。

食品药品监督管理部门在查处药品经营企业违法行为的过程中，应当将相关信息及时抄告原发证部门。

第三十五条 药品经营企业遗失《药品经营许可证》的，应当立即向发证部门报告，并在发证部门指定的媒体上登载遗失声明。药品经营企业自登载遗失声明之日起满30个工作日后，向发证部门提出补发申请，发证部门按照原核准事项补发《药品经营许可证》，并在副本上标注补发日期。

第四章 监督检查

第三十六条 食品药品监督管理部门应当对药品经营企业进行监督检查，药品经营企业不得拒绝和隐瞒。

第三十七条 监督检查的主要事项包括：

（一）企业名称、注册地址、仓库地址企业法定代表人、企业负责人、质量负责人、执业药师、经营方式、经营范围、分支机构等重要事项的执行和变动情况；

（二）《药品经营许可证》许可条件和标准的执行情况；

（三）企业实施《药品经营质量管理规范》情况；

（四）发证部门需要检查的其他事项。

第三十八条 监督检查可以采取书面检查、现场检查或者书面与现场检查相结合的方式。

（一）发证部门可以要求持证企业报送《药品经营许可证》相关材料，通过核查有关材料，履行监督职责；

（二）发证部门可以对持证企业进行现场检查。

有下列情况之一的企业，应当进行现场检查：

1.上一年度新开办的企业；

2.上一年度检查中存在问题的企业；

3.上一年度因违反有关法律、法规，受到行政处罚的企业；

4.其他应当进行现场检查的企业。

《药品经营许可证》换证工作当年，监督检查和换证审查可合并进行。

第三十九条 《药品经营许可证》现场检查标准，由发证部门依据药品批发企业开办验收标准、药品批发企业换证验收实施标准或者药品零售企业开办验收实施标准、药品零售企业换证验收实施标准以及《药品经营质量管理规范》认证检查标准及其现场检查项目制定。

第四十条 发证部门依法对药品经营企业进行监督检查时，应当将监督检查的情况和处理结果予以记录，由监督检查人员签字后归档。公众有权查阅有关监督检查记录。

第四十一条 （注销的情形）有下列情形之一的，《药品经营许可证》由原发证部门依法办理注销手续：

（一）《药品经营许可证》有效期届满未申请换证或者不符合换证条件不予换证的；

（二）药品经营企业终止经营药品或者关闭的；

（三）药品经营企业营业执照依法被吊销、撤销、撤回、注销的；

（四）《药品经营许可证》被依法吊销、撤销、撤回或者宣布无效的；

（五）不可抗力导致《药品经营许可证》的许可事项无法实施的；

（六）法律、法规规定的应当注销行政许可的其他情形。

第四十二条 （主动注销）药品经营企业主动申请注销《药品经营许可证》的，发证部门自收到申请之日起10个工作日内向社会发布拟注销公告，公告满30个工作日后办理注销手续。

第四十三条 （歇业）药品经营企业因注册地址或者仓库地址拆迁、主要设施设备改造等原因暂时停止经营活动的，应当向原发证部门报告，并及时交回《药品经营许可证》；如需恢复营业的，发证部门经重新检查验收合格后，发还《药品经营许可证》，企业方可继续从事药品经营活动；企业在交回《药品经营许可证》期间，应当停止一切药品经营活动，否则按照《药品管理法》第73条查处。

企业擅自停止药品经营活动满1年的，原发证部门可以发布拟注销其《药品经营许可证》的公告；经发出公告之日起60个工作日，该企业未提出异议或者其异议不成立的，原发证部门按照本办法第四十一条第（二）项药品经营企业终止经营药品或者关闭的情形，注销其《药品经营许可证》。

第四十四条 （分支机构） 法人分支机构申请、变更、注销《药品经营许可证》的，必须出具企业法定代表人签署意见的申请书。

第四十五条 （撤销）有《行政许可法》第69条情形之一的，国家食品药品监督管理局或者省、自治区、直辖市食品药品监督管理部门根据利害关系人的请求或者依据职权，可以撤销《药品经营许可证》。

第四十六条 （与工商衔接）发证部门吊销、撤销、撤回或者注销《药品经营许可证》的，应当收缴《药品经营许可证》，及时通知工商行政管理部门，并向社会公布。

第四十七条 申请人隐瞒有关情况或者提供虚假材料申请《药品经营许可证》的，食品药品监督管理部门不予受理或者不予行政许可，并给予警告，且在1年内不受理其申请。

申请人提供虚假的证明、文件资料或者其他欺骗手段取得《药品经营许可证》

的，发证部门应当吊销其《药品经营许可证》，5年内不得受理其申请，并处1万元以上3万元以下的罚款。

第四十八条　药品经营企业许可事项发生变化，应当办理变更登记手续而未办理的，由原发证部门给以警告，责令限期办理补办变更登记手续；逾期不补办的，宣布其《药品经营许可证》无效，仍从事药品经营活动的，依照《药品管理法》第73条的规定给予处罚。

第五章　附则

第四十九条　名词解释

本办法所称注册地址是指企业向食品药品监督管理部门申请开展药品经营活动的地址。

第五十条　本办法自 年 月 日起施行。

国家食品药品监督管理局2004年4月1日发布的《药品经营许可证管理办法》（国家食品药品监督管理局令第6号）同时废止。

2012年发布的《药品不良反应信息通报》
（第44~51期）

药品不良反应信息通报（第44期）

编者按：

药品不良反应信息通报制度是我国药品监督管理部门为保障公众用药安全而建立的一项制度。《药品不良反应信息通报》（以下简称《通报》）公开发布以来，对推动我国药品不良反应监测工作，保障广大人民群众用药安全起到了积极作用。

本期通报的是生脉注射液引起的严重过敏反应问题。生脉注射液是由红参、麦冬、五味子组成的中药注射剂，主要功效为益气养阴，复脉固脱，用于气阴两亏，脉虚欲脱的心悸、气短、四肢厥冷、汗出、脉欲绝及心肌梗死、心源性休克，感染性休克等具有上述证候者。国家药品不良反应监测中心病例报告数据库数据显示，生脉注射液的安全性问题中，严重过敏反应表现最为突出，尤其是过敏性休克、严重过敏样反应等严重不良反应病例较多。

为使医务人员、药品生产经营企业以及公众了解生脉注射液的安全性问题，特别是严重过敏反应问题，特以专刊形式通报此品种。本通报旨在提醒广大医务人员在选择用药时，仔细询问患者过敏史，并进行充分的风险/效益评估，告知患者可能存在的用药风险；相关生产企业应尽快完善产品说明书的相关安全性信息，加强产品上市后安全性研究及不良反应的跟踪监测工作，采取有效措施，降低严重药品不良反应的发生，保障公众的用药安全。

警惕生脉注射液的严重过敏反应

生脉注射液是根据古方"生脉散"制成的中药注射剂，由红参、麦冬、五味子组成，收载于2009版国家基本药物目录。主要功效为益气养阴，复脉固脱，用于气阴两亏，脉虚欲脱的心悸、气短、四肢厥冷、汗出、脉欲绝及心肌梗死、心源性休克，感染性休克等具有上述证候者。

2004年1月1日至2011年9月30日，国家药品不良反应监测中心病例报告数据库共收到生脉注射液严重不良反应/事件病例报告508例。不良反应/事件累及系统排名前三位的依次为全身性损害、呼吸系统损害、心血管系统损害。

一、严重病例的临床表现

生脉注射液严重病例的不良反应/事件具体表现如下：全身性损害约占53.2%，主要表现为发热、寒战、过敏性休克、过敏样反应等；呼吸系统损害约占20.7%，主要表现为呼吸困难、胸闷、憋气、喉水肿等；心血管系统损害约占11.4%，主要表现为心悸、紫绀、心律失常、高血压等；皮肤及其附件损害约占5.9%，主要表现为皮疹、剥脱性皮炎等。生脉注射液严重病例报告中过敏性休克（90例）和严重过敏样反应（89例）共计179例，约占严重病例的35.2%。

典型病例1：患者，女，因乏力待查就诊，给予生脉注射液40mL加入5%葡萄糖注射液（250mL）内静脉滴注，当滴注约5分钟时患者面部出现红斑样皮疹，并感瘙痒，随即神志不清，面色苍白。查体：血压80/46mmHg，心率56次/分，呼吸38次/分。立即停用生脉注射液，给予抗休克治疗，40分钟后血压升至115/72mmHg。

典型病例2：患者，男，54岁，因四肢厥冷、出汗、心悸、气短入院，给予生脉注射液40mL静脉滴注。静脉滴注生脉注射液不久，患者自觉背部如针刺样疼痛，未及时向医生报告，直至生脉注射液滴注完毕后，针刺样疼痛加剧并感瘙痒，报告医生。经查，患者背部大面积水疱，发红，伴少许红疹，表皮松解，尼氏征阳性，无畏寒、发热、胸闷、呼吸困难等症状。考虑为生脉注射液引起的剥脱性皮炎。

典型病例3：患者，男，52岁，因胸闷、胸痛入院，给予5%葡萄糖注射液加生脉注射液20mL静脉滴注，用药后约20分钟，患者出现皮疹、风团、剧烈瘙痒、呼吸困难等症状，立即停药，吸氧，给予抗过敏治疗，约15分钟后症状缓解，第二天重复使用生脉注射液，皮疹等再次出现，经同样处理后症状消失。

二、临床不合理用药情况

国家中心数据库中生脉注射液不良反应/事件报告分析显示，该产品在临床上存在不合理使用的现象。不合理用药现象主要表现为以下几种情况：

1、超剂量用药：

生脉注射液说明书中规定的用法用量："静脉滴注：1次20~60mL，用5%葡萄糖注射液250~500mL稀释后使用，或遵医嘱"，508例严重病例中，一次使用剂量超过60mL的有9例，其中单次用药剂量最高达250mL。

2、混合用药：

生脉注射液严重病例报告中，有20例存在明确的混合用药现象。混合使用的药品以黄芪注射液最为多见。

3、过敏体质用药：

严重病例报告中，有15例病例患者有既往药物过敏史，其中一例既往使用生脉注射液出现胸闷，第二次使用后发生过敏性休克。

三、相关建议

1、鉴于生脉注射液严重过敏反应问题突出，建议医护人员在用药前应详细询问患者的过敏史，对本品所含成分过敏者禁用，过敏体质者慎用。在给药期间应对患者密切观察，一旦出现过敏症状，则应立即停药并给予适当的救治措施。

2、医务人员应严格掌握生脉注射剂的适应证，权衡患者的治疗利弊，谨慎用药；严格按照药品说明书规定的用法用量给药；不得将本品与其他药物在同一容器内混用，以减少严重不良反应的发生。

3、建议生产企业对说明书相关内容进行修订，完善相关内容，尤其是增加严重不良反应描述；加强临床合理用药的宣传，确保产品的安全性信息及时传达给患者和医生；完善生产工艺、提高产品质量标准，并开展相应的安全性研究。

药品不良反应信息通报（第45期）

编者按：

药品不良反应信息通报制度是我国药品监督管理部门为保障公众用药安全而建立的一项制度。《药品不良反应信息通报》（以下简称《通报》）公开发布以来，对推动我国药品不良反应监测工作，保障广大人民群众用药安全起到了积极作用。

本期通报的是香丹注射液引起的严重不良反应问题。香丹注射液的主要成分为降香、丹参，功能主治为扩张血管，增进冠状动脉血流量。临床常应用于心绞痛，亦可用于心肌梗死等。国家药品不良反应监测中心病例报告数据库数据显示，香丹注射液的安全性问题比较突出，主要表现为使用香丹注射液后发生过敏样反应、过敏性休克、呼吸困难等严重不良反应，并且大部分发生在用药第一天。

为使医务人员、药品生产经营企业以及公众了解香丹注射液的安全性问题，通报此品种。本通报旨在提醒广大医务人员在选择用药时进行充分的风险/效益评估，告知患者可能存在的用药风险；相关生产企业应尽快完善产品说明书的相关安全性信息，加强产品上市后安全性研究及不良反应的跟踪监测工作，采取有效措施，减少严重药品不良反应的发生，保障公众的用药安全。

警惕香丹注射液的严重不良反应

香丹注射液主要成分为降香、丹参，其功能主治为扩张血管，增进冠状动脉血流量。临床用于心绞痛，亦可用于心肌梗死等。

2011年1月1日至2011年12月31日，国家药品不良反应监测中心病例报告数据库中有关香丹注射液病例报告2413例，主要累及全身性损害、呼吸系统损害、心血管系统一般损害、中枢及外周神经系统损害、皮肤及其附件损害。香丹注射液严重不良反应病例报告180例，约占全部报告的7.46%，大部分严重药品不良反应出现在用药第一天，主要表现为过敏样反应、过敏性休克、呼吸困难等。

一、严重病例的临床表现

香丹注射液严重病例的不良反应/事件表现如下：全身性损害主要表现为过敏样反应、过敏性休克、紫绀、发热、寒战、晕厥等；呼吸系统损害主要表现为呼吸困难、咳嗽、喉水肿等；心血管系统损害主要表现为心悸等；中枢及外周神经系统损害主要表现为头晕、头痛等；皮肤及其附件损害主要表现为皮疹、瘙痒等；胃肠系统损害主要表现为恶心、呕吐等。

典型病例1：患者，女，76岁，因冠心病至村卫生所就诊，查血压130/80mmHg。给予香丹注射液20mL加入5%葡萄糖250mL静脉滴注。约滴注30mL时，患者出现皮肤瘙痒，面色苍白，出冷汗，胸闷，气促，查血压60/40mmHg，呼吸60次/分。立即停药，皮下注射0.4mg肾上腺素，肌注10mg扑尔敏，10mg地塞米松。20分钟后，血压回升，症状好转。

典型病例2：患者，男，36岁，因心绞痛就诊。给予香丹注射液20mL加入5%葡萄糖250mL静脉滴注。滴注3分钟后，患者出现口唇发痒，喉头刺痒，干咳，呼吸困难等症状。立即停药，给予吸氧，静脉推注地塞米松注射液5mg，给予50%葡萄糖注射液20mL加入10%葡萄糖注射液250mL静脉滴注。当时测血压135/90mmHg，呼吸23次/分，脉搏82次/分，体温37.5℃。10分钟后症状好转。

二、不合理用药情况

香丹注射液严重病例报告显示，临床使用该药品存在不合理用药情况，主要表现为：约40%的病例超说明书规定适应证用药，临床可见用于肌肉骨骼系统疾病、呼吸系统感染等；约15%的病例超说明书规定剂量用药，其中一例患者单次最大使用剂量是说明书规定最高剂量的2.5倍。

典型病例3：患者，女，27岁，因肺部感染入院治疗，给予香丹注射液20mL静脉滴注，10分钟后患者出现呼吸困难。立即停药，更换液体，给予10mg地塞米松静注，15分钟后症状缓解。

三、建议

1.医护人员要遵照《中药注射剂临床使用基本原则》，严格按照药品说明书使用香丹注射液，严格掌握功能主治和禁忌证，权衡患者的治疗利弊，谨慎用药。用药前应仔细询问患者过敏史，有药物过敏史者禁用。用药过程应加强用药监测，缓慢滴注，密切观察用药反应，特别是首次用药开始30分钟；发现异常，立即停药，采用积极救治措施救治患者。

2.药品生产企业应尽快完善产品说明书的相关安全性信息；加强临床合理用药的宣传，确保产品的安全性信息及时传达给患者和医生；开展相应的安全性研究，优化生产工艺、提高产品质量标准。

药品不良反应信息通报（第46期）

编者按：

药品不良反应信息通报制度是我国药品监督管理部门为保障公众用药安全而建立的一项制度。《药品不良反应信息通报》（以下简称《通报》）公开发布以来，对推动我国药品不良反应监测工作，保障广大人民群众用药安全起到了积极作用。

本期通报的是雷公藤制剂的用药安全问题。雷公藤是常用中药，具有祛风除湿，活血通络，消肿止痛的功效，临床用于类风湿性关节炎等免疫系统疾病。雷公藤制剂作为免疫抑制剂广泛用于类风湿性关节炎、肾病综合征等疾病的治疗。国家药品不良反应监测中心病例报告数据库数据显示，雷公藤制剂可引起肝、肾、血液系统和生殖系统等损害。

为使医务人员、药品生产经营企业以及公众了解雷公藤制剂的安全性问题，故通报此品种。本通报旨在提醒广大医务人员在选择用药时，进行充分的风险/效益评估；患者服用该类药物时，必须在医师的指导下使用，用药初期从最小剂量开始，严格控制用药剂量和疗程。建议相关生产企业应尽快完善药品说明书的相关安全性信息，加强药品上市后不良反应监测并积极开展质量和工艺方面的研究，同时做好雷公藤制剂安全用药宣传和培训，指导临床合理用药，保障公众用药安全。

关注雷公藤制剂的用药安全

雷公藤是常用中药，是卫矛科雷公藤属植物雷公藤Tripterygium wilfordii Hook. f.的根，具有祛风除湿，活血通络，消肿止痛的功效，临床用于类风湿性关节炎等免疫系统疾病。雷公藤制剂作为疗效确切的免疫抑制剂广泛用于临床，如类风湿性关节炎、肾病综合征等。已上市的雷公藤制剂包括：雷公藤多苷片、雷公藤片、雷公藤双层片和雷公藤总萜片等。

2004年至2011年9月，国家药品不良反应监测中心病例报告数据库中有关雷公藤制剂病例报告情况如下：涉及雷公藤多苷片的病例报告633例，其中严重者53例（占8.4%），主要表现为药物性肝炎、肾功能不全、粒细胞减少、白细胞减少、血小板减少、闭经、精子数量减少、心律失常等；严重病例平均用药时间为40天。涉及雷公藤片病例报告201例，其中严重者19例（占9.5%），主要表现为药物性肝炎、肝肾功能异常、肾功能衰竭、胃出血、白细胞减少、血小板减少、闭经等；严重病例平均用药时间为32天；涉及雷公藤双层片病例报告5例，其中严重者1例，表现为骨髓抑制。其他含雷公藤中成药制剂，可能由于上市时间短、销售量及使用量较少等因素，目前虽尚未收到不良反应病例报告，但由于其成分相似，其安全性问题也应重视。

经检索文献数据库中雷公藤制剂涉及的不良反应/事件病例报告，提示与国家药品不良反应监测中心病例报告数据库所体现的雷公藤制剂安全性问题基本一致，主要表现为消化、泌尿、血液及生殖等多系统损害。

典型病例：

一男性患者，52岁，因"类风湿性关节炎"，口服雷公藤片3次/日，每次2片，用药35天后，患者出现小便色黄，皮肤瘙痒，全身皮肤进行性黄染，遂入院治疗。实验室检查:尿常规：尿胆原+、胆红素+++；肝功能：谷草转氨酶581U/L、谷丙转氨酶353U/L、谷氨酰转肽酶942U/L、总胆红素267.3μmol/L、直接胆红素161μmol/L、间接胆红素106.3μmol/L，甲乙丙丁戊型肝炎病毒学标志均呈阴性。肝穿病理检查提示胆汁瘀积型肝炎。入院后给予保肝、解毒及降酶药物治疗50天后，肝功能恢复正常出院。

鉴于雷公藤制剂有效成分同时又是毒性成分且治疗窗较窄，连续服用可出现肝、肾、血液系统和生殖系统等损害，建议在患者服用该类药物时，必须在医师的指导下使用，用药初期从最小剂量开始。严格控制用药剂量和疗程，一般连续用药不宜超过三个月。用药期间应定期随诊并注意检查血、尿常规，加强心电图和肝肾功能监测。儿童、育龄期有孕育要求者、孕妇和哺乳期妇女禁用；心、肝、肾功能不全者禁用；严重贫血、白细胞和血小板降低者禁用；胃、十二指肠溃疡活动期及严重心律失常者禁用。

建议药品生产企业修改完善药品说明书相关内容，加强药品上市后不良反应监测并积极开展质量和工艺方面的研究，同时做好雷公藤制剂安全用药宣传和培训，指导临床合理用药，保障公众用药安全。

药品不良反应信息通报（第47期）

编者按：

药品不良反应信息通报制度是我国药品监督管理部门为保障公众用药安全而建立

的一项制度。《药品不良反应信息通报》（以下简称《通报》）公开发布以来，对推动我国药品不良反应监测工作，保障广大人民群众用药安全起到了积极作用。

本期通报的是超剂量使用注射用阿莫西林钠可能会增加患者肾损害发生风险。注射用阿莫西林钠适用于敏感菌（不产β内酰胺酶菌株）所致各种感染中病情较重需要住院治疗或不能口服的患者。国家药品不良反应监测中心病例报告数据库数据显示，注射用阿莫西林钠严重病例报告中肾损害问题比较突出，而肾损害的病例报告中，90%以上的病例属于超剂量用药。

警惕超剂量使用注射用阿莫西林钠可能增加肾损害发生风险

为使医务人员、药品生产经营企业以及公众了解注射用阿莫西林钠的安全性问题，特别是肾损害，特以专刊形式通报此品种。本通报旨在提醒广大医务人员严格按说明书规定的用法用量合理处方该药，用药过程应该加强肾功能监测，避免单次剂量过大或长时间使用，以减少严重肾损害的发生。

阿莫西林为青霉素类抗生素，通过抑制细菌细胞壁合成，使细菌膨胀、裂解而发挥杀菌作用。对肺炎链球菌、溶血性链球菌等链球菌属、不产青霉素酶葡萄球菌、粪肠球菌等需氧革兰阳性球菌，大肠埃希菌、奇异变形杆菌等需氧革兰阴性菌的不产β内酰胺酶菌株及幽门螺杆菌具有良好的抗菌活性。注射用阿莫西林钠适用于敏感菌所致各种感染中病情较重需要住院治疗或不能口服的患者。

2004年1月1日至2011年5月31日，国家药品不良反应监测中心病例报告数据库共收到注射用阿莫西林钠的不良反应报告3 349例，涉及不良反应表现4 156例次，不良反应/事件主要表现为：皮肤及附件损害、消化系统损害、全身性损害、呼吸系统损害、神经系统损害、泌尿系统损害等；其中严重病例169例，占所有报告的5.04%，表现为泌尿系统损害的有54例，占所有严重病例的31.95%，主要表现为：血尿、急性肾衰竭、肾功能异常、间质性肾炎等。

一、注射用阿莫西林钠严重病例的临床表现

注射用阿莫西林钠严重病例不良反应/事件累及系统前三位的分别是：全身性损害，主要表现为过敏性休克、过敏样反应、高热等；泌尿系统损害，主要表现为血尿、急性肾衰竭、肾功能异常、间质性肾炎等；呼吸系统损害，主要表现为呼吸困难、胸闷、憋气、哮喘等。

典型病例：患者，男性，49岁，因发热、咳嗽就诊。给予注射用阿莫西林钠3g静脉滴注，用药过程中患者出现心悸、胸闷、呼吸困难、口唇发绀，体温37.6℃，血压40/18mmHg，考虑为过敏性休克，立即停药，给予抗休克治疗后，患者好转。

二、注射用阿莫西林钠肾损害病例情况分析

国家药品不良反应监测中心病例报告数据库中有关注射用阿莫西林钠肾损害病例113例，肾损害具体表现为：血尿、急性肾衰竭、肾功能异常、尿频、排尿困难、蛋白尿、间质性肾炎、尿结晶、少尿、无尿等。其中严重肾损害病例54例，约占肾损害病例的47.79%。国家药品不良反应监测中心病例报告数据库分析显示超剂量用药占肾损害的90%以上。

（一）典型病例介绍

典型病例1：患者，男性，28岁，因急性上呼吸道感染就诊。查体：发热、咳嗽、咽充血、扁桃体肿大、体温39℃，给予注射用阿莫西林钠3g静脉滴注，1小时后患者出现尿频、尿痛、肉眼观察有血尿，立即停药。尿常规：鲜红色，尿蛋白（+/-），红细胞（++++），白细胞（+）。未做任何处理，5小时后患者症状减轻，嘱多饮水，次日查尿常规正常。

典型病例2：患者，女性，因上呼吸道感染给予注射用阿莫西林钠4.5g，加入0.9%生理盐水250mL注射液中静脉滴注，用药后1小时患者出现下腹胀痛，血尿，后出现无尿。B超提示双肾积水，包膜下积液；肾功能检查：BUN 8.37mmol/L、Scr 163μmol/L，诊断为急性肾功能衰竭。停药，给予碱化尿液，采用经皮肾盂穿刺置管引流术，术中见双输尿管阻塞，尿道内有大量结晶。给予相关治疗，患者情况逐渐好转。

（二）注射用阿莫西林钠肾损害的特点

1.多为速发型反应，严重程度具有剂量相关性，剂量越大，严重程度越高，但经及时停药救治预后较好。

2.以50岁以上老人和10岁以下儿童多见。

3.在正常剂量和超剂量使用下均有发生肾损害的可能性，超剂量用药引起的肾损害起病时间短、恢复慢，更为严重。

三、相关建议

建议医务人员严格按照药品说明书规定的用法用量给药，用药过程应该加强肾功能监测，避免单次剂量过大、浓度过高、滴速过快或长时间使用；对肾功能障碍患者、老年患者应注意调整用药剂量，对于未成年患者应按体重给药，并应告知监护人风险，加强随访和监测。

建议药品生产企业应对说明书相关内容进行修订，完善风险提示信息；加大药品不良反应监测力度，加强临床合理用药的宣传，确保产品的安全性信息及时传达给患者和医生；制定并实施有效的风险管理计划，保证用药安全。

药品不良反应信息通报（第48期）

编者按：

药品不良反应信息通报制度是我国药品监督管理部门为保障公众用药安全而建立

的一项制度。《药品不良反应信息通报》（以下简称《通报》）公开发布以来，对推动我国药品不良反应监测工作，保障广大人民群众用药安全起到了积极作用。

本期通报品种为喜炎平注射液和脉络宁注射剂，两个品种均属于中药注射剂，安全性问题突出且较为相似，严重不良反应中过敏反应所占比例较大。为使医务工作者、药品生产经营企业以及公众了解两个品种的安全性问题，降低用药风险，故通报此两个品种。本通报旨在提醒广大医务人员在选择用药时，仔细询问患者过敏史，并进行充分的风险/效益评估，告知患者可能存在的用药风险；相关生产企业应尽快完善产品说明书的相关安全性信息，增加药物配伍信息等，加强产品上市后安全性研究及不良反应的跟踪监测工作，采取有效措施，降低严重药品不良反应的发生，保障公众的用药安全。

警惕喜炎平注射液的严重过敏反应

喜炎平注射液的成分是穿心莲内酯磺化物，功能主治为清热解毒，止咳止痢。用于支气管炎、扁桃体炎，细菌性痢疾等。

2011年1月1日至2011年12月31日，国家药品不良反应监测中心病例报告数据库中有关喜炎平注射液的病例报告共计1 476例（单用喜炎平注射液病例报告971例，占65.79%），不良反应/事件主要为全身性损害、呼吸系统损害、心血管系统一般损害、皮肤及其附件损害等。其中严重病例49例（单用喜炎平注射液病例报告32例，占65.31%），占整体报告3.32%。病例报告涉及14岁以下儿童患者较多。

一、严重病例的临床表现

以往监测数据显示，喜炎平注射液严重病例的不良反应/事件表现如下：全身性损害约占42.51%，主要表现为过敏样反应、过敏性休克等；呼吸系统损害约占16.43%，主要表现为呼吸困难等；皮肤及其附件损害约占16.43%，主要表现为全身皮疹等；心血管系统一般损害约占16.43%，主要表现为紫绀等。

典型病例1：患者，女，21岁，因上呼吸道感染，静脉滴注喜炎平注射液150毫克+5%葡萄糖注射液（250mL）。输入至2/3时，患者出现寒战、发热、心悸、严重呼吸困难，随即停止该液，马上给予地塞米松加入到5%葡萄糖注射液（250mL），同时肌肉注射苯海拉明20mg，氧气吸入。30分钟后患者症状好转。

二、儿童严重病例分析

2011年国家药品不良反应监测中心病例报告数据库中有关喜炎平注射液涉及14岁以下儿童患者病例报告达1 048例，占整体报告的71.00%；其中严重报告28例，占整体严重报告57.14%。儿童报告主要不良反应表现为过敏样反应、过敏性休克、紫绀、呼吸困难等。有关喜炎平注射液过敏性休克病例共10例，其中5例为儿童患者。

典型病例2：患儿，男，7岁，因上呼吸道感染，静脉滴注喜炎平注射液，约10分钟后，患者出现大汗淋漓、双眼球持续充血、两眼肿胀、全身荨麻疹伴瘙痒，停止使用药物，并静注地塞米松5mg，口服开瑞坦，测血压为63/30mmHg，加用多巴胺，阿拉明各一支，半小时后血压上升，上述症状有所缓解，留院观察。

三、相关建议

1.喜炎平注射液易发生过敏反应，建议医护人员在用药前详细询问患者的过敏史，对穿心莲类药物过敏者禁用，过敏体质者慎用，老人、儿童、肝肾功能异常患者等特殊人群和初次使用中药注射剂的患者应慎重使用，加强监测。

2.喜炎平注射液严禁与其他药物混合配伍，谨慎联合用药，如确需联合使用其他药品时，应谨慎考虑与本品的间隔时间以及药物相互作用等问题。

3.医护人员应严格按照说明书规定的用法用量给药，不得超剂量使用。加强用药监护，用药过程缓慢滴注，特别是开始30分钟内要密切观察用药反应，发现异常立即停药并采用积极救治措施。

4.建议生产企业对说明书相关内容进行修订，增加不良反应描述，尤其是严重不良反应；加强临床合理用药的宣传，尤其是加强儿童使用该品种的风险宣传，确保产品的安全性信息及时传达给患者和医生；完善生产工艺、提高产品质量标准，开展相应安全性研究。

警惕脉络宁注射液的严重过敏反应

脉络宁注射液的功能与主治为清热养阴，活血化瘀。用于血栓闭塞性脉管炎、动脉硬化性闭塞症、脑血栓形成及后遗症、静脉血栓形成等病的治疗。

2011年1月1日至2011年12月31日，国家药品不良反应监测中心病例报告数据库共收到有关脉络宁注射液药品不良反应/事件病例报告1 500例，其中严重病例报告189例。严重不良反应/事件主要为呼吸系统损害、全身性损害和心血管系统损害等，其中严重的过敏反应是脉络宁注射液的最为突出的不良反应。

一、严重病例的临床表现

脉络宁注射液严重病例报告不良反应主要表现为：呼吸系统损害，如呼吸困难、憋气、喉水肿等；全身性损害，如过敏样反应、寒战、发热、过敏性休克等；心血管系统损害，如胸闷、紫绀、低血压、高血压等。其中呼吸困难、过敏性休克例次位居前2位，占全部严重病例的38.1%。

典型病例1：患者，男性，67岁，因右侧肢体麻木不利诊断为脑血栓早期，查体：T 36.2度，HR 72次/分，BP 160/100mmHg。给予脉络宁注射液20mL静滴，输液至100mL时，患者感全身发冷，血压下降至80/45mmHg，脉搏100次/分。立即停药，给予抗休克治疗，30分钟后患者上述症状缓解，2小时后血压升至120/60mmHg。

典型病例2：患者，女性，55岁，因患脑梗塞就诊，给予脉络宁注射液30mL静脉滴注，输液约2分钟，患者出现呼吸困难，口唇发绀，立即停止输液，予10%葡萄糖注射液加地塞米松10mg静脉滴注，约15分钟后，上述症状缓解，未再使用该药。

二、相关建议

1.脉络宁注射液易发生过敏反应，建议医护人员在用药前详细询问患者的过敏史，过敏体质者慎用，加强对中老年患者的用药监测。

2.医生按照说明书处方脉络宁注射液，严格掌握适应证，避免与其他药物混合使用；加强用药监护，用药过程中一旦发现异常应立即停药，并尽快明确诊断，及时给予对症治疗。

3.建议药品生产企业以有效的方式将脉络宁注射液的安全性信息告知医务人员和患者，提高对药品风险影响因素的警示程度，加大对药品不良反应的监测及宣传力度，最大程度地保障患者的用药安全。

药品不良反应信息通报（第49期）

编者按：

药品不良反应信息通报制度是我国药品监督管理部门为保障公众用药安全而建立的一项制度。《药品不良反应信息通报》（以下简称《通报》）公开发布以来，对推动我国药品不良反应监测工作，保障广大人民群众用药安全起到了积极作用。

本期通报的是盐酸氨溴索注射剂的严重过敏反应。盐酸氨溴索注射剂在临床上使用广泛，主要用于急慢性呼吸道疾病、早产儿及新生儿呼吸窘迫综合征和术后肺部并发症的预防性治疗。国家药品不良反应监测中心病例报告数据库数据显示，盐酸氨溴索注射剂存在一定的安全隐患，严重过敏反应病例较多，临床存在不合理使用现象，且在儿童病例中更为突出。

为使医务人员、药品生产、经营企业以及公众了解盐酸氨溴索注射剂的安全性问题，特通报此品种。本通报旨在提醒广大医务人员充分了解可能产生严重过敏反应的风险，严格掌握适应证，加强用药监护；相关生产企业应加强药品上市后不良反应监测并积极开展质量方面的研究，尽快完善药品说明书的相关安全性信息，同时做好盐酸氨溴索注射剂安全用药宣传和培训，指导临床合理用药，保障公众用药安全。

警惕盐酸氨溴索注射剂的严重过敏反应

氨溴索为溴己新在体内的活性代谢物，能促进肺表面活性物质的分泌及气道液体分泌，使痰中的粘多糖蛋白纤维断裂，促进粘痰溶解，显著降低痰粘度，增强支气管粘膜纤毛运动，促进痰液排出。适用于急、慢性呼吸道疾病，如急、慢性支气管哮喘、支气管扩张、肺结核等引起的痰液粘稠、咳痰困难，早产儿及新生儿呼吸窘迫综合征，术后肺部并发症的预防性治疗。已上市的盐酸氨溴索注射制剂包括：盐酸氨溴索注射液、注射用盐酸氨溴索、盐酸氨溴索葡萄糖注射液和盐酸氨溴索氯化钠注射液。

2011年1月1日至2011年12月31日，国家药品不良反应监测中心病例报告数据库共收到有关盐酸氨溴索注射剂药品不良反应/事件病例报告2 973例，其中严重病例报告169例。严重不良反应/事件累及系统排名前三位的依次为：全身性损害、呼吸系统损害、心血管系统一般损害，三者合计占总例次的74.63%。此外还有皮肤损害、中枢及外周神经系统损害、胃肠系统损害等。严重病例中，79例为儿童病例（占46.75%）。

一、严重病例的临床表现

居前3位的不良反应表现依次为：过敏样反应（45例次，16.79%）、呼吸困难（31例次，11.57%）和过敏性休克（29例次，10.82%）。此外还有寒战、高热、紫绀、胸闷等。

典型病例1：

患者，男，46岁，因"肺部感染"使用盐酸氨溴索注射液30mg静脉滴注，每日一次，用药约10分钟后，出现胸闷、头晕，观察患者口唇发绀，面色苍白，意识恍惚，测血压60/40mmHg。立即停药，并给予吸氧，静脉推注地塞米松注射液10mg，肌注肾上腺素1mg，约15分钟后，上述症状缓解，测血压110/70mmHg，留院观察。

二、儿童用药问题

国家药品不良反应监测中心病例报告数据库中，盐酸氨溴索注射剂不良反应/事件报告分析显示，该产品在临床上存在不合理使用的现象，此现象在儿童病例中尤为突出。79例儿童严重不良反应/事件的病例报告中，用药剂量超出盐酸氨溴索剂量范围的51例，占严重病例的64.56%。

典型病例2：

患儿，女，2岁10个月，因支气管肺炎就诊，给予盐酸氨溴索7.5mg，每日1次，静脉滴注2~3分钟后患儿出现脸发白、口周发麻、呼吸减慢等症状，立即停药，查体：血压70/40mmHg、心跳70~80次/分，静脉滴注生理盐水、肾上腺素、地塞米松、多巴胺，1小时后，症状缓解，转住院观察。

三、相关建议

1.鉴于与盐酸氨溴索注射剂相关的严重不良反应较多，除与药品本身特性有关外，还与多种因素如患者个体差异、超剂量使用、不合理给药途径、不当配伍用药、输液速度过快等有关，建议临床医生在使用盐酸氨溴索注射剂时，需注意用药剂量和特殊人群，避免超适应证用药，对有过敏史、高敏状态，如支气管哮喘等气道高反应患者慎用；严禁盐酸氨溴索注射剂与其他药品混合同瓶滴注，注意配伍用药，避免与偏碱性液体、头孢类抗生素、中药注射剂等配伍使用。

2.建议药品生产企业修改完善药品说明书相关内容，加强药品上市后不良反应监测，积极开展质量和工艺方面的研究，同时做好安全用药宣传和培训，指导临床合理用药，保障公众用药安全。

药品不良反应信息通报（第50期）

编者按：

药品不良反应信息通报制度是我国药品监督管理部门为保障公众用药安全而建立的一项制度。《药品不良反应信息通报》（以下简称《通报》）公开发布以来，对推动我国药品不良反应监测工作，保障广大人民群众用药安全起到了积极作用。

本期通报的是门冬氨酸钾镁注射剂引起的严重过敏反应及超适应证用药问题。门冬氨酸钾镁是门冬氨酸钾盐和镁盐的混合物，为电解质补充药。国家药品不良反应监测中心病例报告数据库数据显示，门冬氨酸钾镁注射剂的安全性问题比较突出，严重过敏反应病例较多，存在超适应证用药现象。

为使医务人员、药品生产经营企业以及公众了解门冬氨酸钾镁注射剂的安全性问题，特以专刊形式通报此品种。本通报旨在提醒广大医务人员在选择用药时，仔细询问患者过敏史，并进行充分的风险/效益评估，严格按照说明书批准的适应证用药；相关生产企业应加强药品不良反应监测和临床合理用药的宣传，同时完善生产质量管理、提高产品质量内控标准，采取有效措施，降低严重药品不良反应的发生。

警惕门冬氨酸钾镁注射剂的严重过敏反应

门冬氨酸钾镁注射剂是门冬氨酸钾盐和镁盐的混合物，为电解质补充剂。临床主要用于低钾血症、洋地黄中毒引起的心律失常（主要是室性心律失常）以及心肌炎后遗症、充血性心力衰竭、心肌梗死的辅助治疗。

2011年1月1日至2011年12月31日，国家药品不良反应监测中心病例报告数据库中有关门冬氨酸钾镁注射剂的病例报告共计718例，不良反应/事件主要为全身性损害、胃肠系统损害、心血管系统损害等。其中严重病例31例，占所有报告4.32%。严重病例报告中严重过敏反应较突出，主要不良反应表现为过敏性休克、过敏样反应、呼吸困难等。门冬氨酸钾镁注射剂的严重ADR报告中，用药原因除了用于批准的低钾血症、心肌炎、冠心病等辅助治疗外，约有20%的病例属于超适应证用药情况。

一、严重病例的临床表现

门冬氨酸钾镁注射剂严重病例的不良反应/事件表现如下：全身性损害占62.5%，主要表现为过敏性休克、寒战、过敏样反应、发热等；呼吸系统损害占18.75%，主要表现为呼吸困难、胸闷等；心血管系统损害占10.42%，主要表现为心悸、紫绀等。

典型病例1：患者，男，41岁，因低钾血症给予5%葡萄糖500mL+门冬氨酸钾镁20mL静脉滴注，5分钟后出现头晕、口唇发麻、胸闷、呼吸困难、大汗淋漓、小便失禁，血压60/40mmHg。立即停止用药，平卧给氧，肾上腺素0.5mg静脉推注，地塞米松20mg静脉推注，10%葡糖糖100mL+10%葡萄糖酸钙20mL静脉滴注，10分钟后患者意识恢复，胸闷和呼吸困难症状消失，生命体征平稳，改用氯化钾治疗。

二、超适应证使用情况

门冬氨酸钾镁说明书中明确提示：作为电解质补充剂，临床主要用于低钾血症、洋地黄中毒引起的心律失常（主要是室性心律失常）以及心肌炎后遗症、充血性心力衰竭、心肌梗死的辅助治疗。但国家药品不良反应监测中心病例报告数据库显示，不良反应报告中用药原因除了补充电解质外，严重病例报告中约20%的病例属于超适应证使用，如用于急性胃肠炎、肝癌、肝炎、保肝、感冒等的治疗。

典型病例2：患者，男，54岁，因病毒性肝炎静滴5%葡萄糖250mL+注射用门冬氨酸钾镁1支，用药1分钟后突发全身潮红、胸闷、心慌、呼吸急促、大汗淋漓，血压测不出。立即停止用药，并给予肾上腺素1mg皮下注射，0.9%氯化钠10mL+地塞米松静脉推注，10分钟后血压仍测不出，病人意识模糊，再给予肾上腺素1mg静脉推注，多巴胺100mg，可拉明40mg静脉滴注，吸氧，心电监护，插管，转入ICU，对症治疗后好转。

典型病例3：患者，男，40岁，因高血压给予静脉滴注门冬氨酸钾镁注射液20mL+5%葡萄糖注射液250mL，一日一次，滴注约20分钟时患者出现心慌、呼吸困难症状，测血压60/30mmHg。立即停止给药，并给予肌内注射地塞米松针10mg，静脉推注50%葡萄糖注射液+10mL葡萄糖酸钙注射液，吸氧，半小时后症状逐渐缓解。

三、相关建议

1.门冬氨酸钾镁注射剂易发生过敏反应，医护人员在用药前应详细询问患者的过敏史，对本品所含成分过敏者禁用，过敏体质者慎用。在给药期间应对患者密切观察，一旦出现过敏症状，则应立即停药或给予适当的救治措施。

2.门冬氨酸钾镁仅作为电解质补充剂使用，不再用于病毒性肝炎、肝硬化和肝性脑病等的治疗。医护人员应严格按照说明书规定的适应证给药，不得超适应证使用。在使用门冬氨酸钾镁注射剂时尽量单独用药，并在使用过程中密切监测血钾和血镁浓度，及时调整剂量，以减少严重不良反应的发生。

3.生产企业应加强药品不良反应监测，加大临床合理用药的宣传，将安全性信息及时传达给患者和医生，确保药品合理使用；完善生产质量管理、提高质量内控标准，开展相应的安全性研究。

药品不良反应信息通报（第51期）

编者按：

药品不良反应信息通报制度是我国药品监督管理部门为保障公众用药安全而建立的一项制度。《药品不良反应信息通报》（以下简称《通报》）公开发布以来，对推动我国药品不良反应监测工作，保障广大人民群众用药安全起到了积极作用。

本期通报的品种为他汀类降脂药。由于发现该产品可能引起血糖异常等不良反应，国外药品管理部门近期对该品种采取了修订说明书等风险控制措施。我国药品监管部门也在一直关注他汀类的安全性问题，并开展了评估工作。根据初步评价结果，国家药品不良反应监测中心特发布此期药品不良反应信息通报，以进一步警示他汀类药品的风险，规范临床应用，保障公众用药安全。

警惕他汀类药品血糖异常不良反应及与HIV蛋白酶抑制剂的相互作用

他汀类药物，即3-羟-3甲戊二酰辅酶A（HMG-CoA）还原酶抑制剂，为一类临床广泛使用的口服降脂药。主要作用为降低血液中低密度脂蛋白胆固醇水平，达到预防和治疗心血管疾病（如高胆固醇血症、冠心病）的目的。国内上市的他汀类产品包括：辛伐他汀、洛伐他汀、普伐他汀、瑞舒伐他汀、阿托伐他汀、氟伐他汀、匹伐他汀。

近期，美国、欧盟药品监督管理部门先后发布了有关他汀类药品的安全性信息，警示他汀类的血糖异常等不良反应和药物相互作用，并修订了药品说明书。国家药品不良反应监测中心针对其安全性问题进行了分析和评估，并向广大医务人员和公众发布此期药品不良反应信息通报，以促进临床安全、合理使用他汀类药品。

一、血糖异常

血糖异常为他汀类新的不良反应，临床试验及个例报告发现该类药品可引起患者血糖异常，表现为空腹血糖水平升高、糖化血红蛋白水平升高、新发糖尿病、糖尿病血糖控制恶化等。为此，欧盟和美国药品监管部门先后对此风险进行了评估，并得出了相似的结论，认为他汀类的使用与新发糖尿病、糖化血红蛋白和/或空腹血糖水平升高存在较为明确的相关性。

（一）血糖异常风险及证据

与他汀类药品相关的临床试验和荟萃分析证实了此类药物与血糖异常风险的相关性。有关瑞舒伐他汀的一项临床试验（JUPITER）结果显示，与接受安慰剂治疗的患者相比，瑞舒伐他汀治疗组患者中报告的糖尿病增加了27%。在涉及普伐他汀和阿托伐他汀的临床试验中（PROVE-IT TIMI 22）发现，大剂量阿托伐他汀与血糖控制恶化有关。Sattar等对包括91 140例受试者的13项他汀类药物试验进行了一项荟萃分析，结果表明他汀类药物治疗可使新发糖尿病风险升高9%（OR=1.09；95%CI 1.02~1.17），各试验之间基本无异质性。经研究者计算，该结果表示每1 000人/年将增加约1例糖尿病患者。Rajpathak等的荟萃分析包含了6项他汀类药物试验，共计57 593名受试者，同样指出糖尿病风险有轻微升高（RR=1.13，95%CI 1.03~1.23），也没有证据说明各试验之间存在异质性。

欧盟评估结论认为，已有充分证据证明他汀类的使用与新发糖尿病相关，并将他汀类归类为可能引起血糖升高的药物。尽管如此，与他汀类治疗出现的糖尿病病例相比，在相同治疗期间内该类药品可减少更多的死亡或心肌梗死、中风或冠状动脉血运重建病例，因此，他汀类药物的效益－风险比仍是正向的。欧盟进一步指出，此风险主要存在于那些已存在发生糖尿病风险的患者中，包括基线空腹血糖升高(为评价的关键因素)、高血压史、甘油三酯升高以及基线体重指数增加。因此，应当依据相关指南对危险人群（如空腹血糖5.6~6.9mmol/L之间，体重指数大于30kg/m^2，甘油三酯升高或患高血压）在临床症状和生化指标两方面进行监测。

（二）国内外药品不良反应监测情况

2004年1月1日至2012年3月31日，国家药品不良反应监测中心病例报告数据库中共检索到7例与他汀类药物使用及血糖异常相关的病例，涉及的药品包括：辛伐他汀1例、阿托伐他汀3例、瑞舒伐他汀3例。不良反应表现为：血糖或空腹血糖升高、新发糖尿病等，开始服药至发现血糖异常不良反应时间为1~3个月，不良反应结果均为好转。

典型病例：患者男，55岁，因高血压、高血脂症，一直服用氯沙坦/氢氯噻嗪、阿司匹林、酒石酸美托洛尔治疗。2010年1月24日加服阿托伐他汀20mg/次，一日一次降血脂治疗，用药前测血糖，餐前空腹6.16mmol/L，餐后2小时6.24mmol/L，服用至2010年3月3日测血糖，餐前空腹6.95mmol/L，餐后2小时8.45mmol/L，血糖升高明显，怀疑为阿托伐他汀所引起，遂停用此药。2010年3月20日测餐后2小时血糖降至正常（5.7mmol/L）。

检索世界卫生组织药品不良反应数据库，截至2012年4月6日，我国上市的8个他汀类药物中，有关血糖异常相关不良反应共计2 540例次，主要不良反应表现：高血糖、糖尿病、糖耐量异常、糖尿病加重、低血糖等。相比较，阿托伐他汀、瑞舒伐他汀的血糖异常报告比例较高。

二、药物相互作用

他汀类药物通过肝酶CYP 3A4代谢，因此，理论上认为对该酶有抑制作用的药物，均可导致他汀类暴露量升高，增加包括横纹肌溶解在内的严重不良反应的发生风险。此外，一些研究也证实了此类相互作用风险的存在。

近期，美国食品药品监督管理局（FDA）对他汀类与人类免疫缺陷病毒（HIV）和丙型肝炎病毒（HCV）蛋白酶抑制剂的相互作用进行了警告。HIV蛋白酶抑制剂是治疗HIV感染的抗病毒药物，包括洛匹那韦、达芦那韦、沙奎那韦、阿扎那韦、利托那韦等。HCV蛋白酶抑制剂是用于治疗丙型肝炎感染的抗病毒药物，包括波普瑞韦（boceprevir）和替拉瑞韦（telaprevir），但均未在我国批准上市。这两类药品均为CYP 3A4抑制剂，合并使用可能增加他汀类的血药浓度，并增加肌肉损伤的风险。

除HIV和HCV蛋白酶抑制剂外，与其他CYP 3A4抑制剂或可能引起肌病的药物合用也可能带来同样的风险，如伊曲康唑、酮康唑、红霉素、克拉霉素、泰利霉素、奈法唑酮、环孢素、胺碘酮、地尔硫卓等。

为控制药品相互作用带来的风险，美国FDA修订的说明书除增加了对于他汀类药物与HIV和HCV蛋白酶抑制剂相互作用情况的描述外，部分品种还增加了剂量限制，如与奈非那韦合用，阿托伐他汀日剂量不超过40mg，与阿扎那韦/利托那韦合用，瑞舒伐他汀日剂量不超过10mg。此外，由于洛伐他汀和辛伐他汀对CYP 3A4酶比较敏感，禁止这两种药品与HIV或HCV蛋白酶抑制剂合用，详见下表：

药物名称	相互作用的蛋白酶抑制剂	建议
阿托伐他汀	替拉那韦+利托那韦	避免与阿托伐他汀合用
	替拉瑞韦	
	洛匹那韦+利托那韦	慎用，尽可能用阿托伐他汀的最小剂量
	达芦那韦+利托那韦	阿托伐他汀日剂量不超过20 mg
	福沙那伟	
	福沙那伟+利托那韦	
	沙奎那韦+利托那韦	
	奈非那韦	阿托伐他汀日剂量不超过40 mg
氟伐他汀		无数据
洛伐他汀	HIV蛋白酶抑制剂	禁忌
	波普瑞韦	
	替拉瑞韦	
匹伐他汀	阿扎那韦±利托那韦	无剂量限值
	达芦那韦+利托那韦	
	洛匹那韦+利托那韦	
帕伐他汀	达芦那韦+利托那韦	无剂量限值
	匹那韦+利托那韦	
瑞舒伐他汀	阿扎那韦±利托那韦	瑞舒伐他汀剂量不超过10 mg每日1次
	洛匹那韦+利托那韦	
辛伐他汀	HIV蛋白酶抑制剂	禁忌
	波普瑞韦	
	替拉瑞韦	

三、建议

他汀类是治疗高胆固醇血症、预防心血管疾病的有效药品。由于患者可能需要长期用药，因此医务人员和患者应充分重视此类药品的安全性问题，详细了解他汀类的禁忌证、不良反应、注意事项、相互作用。在治疗前医生应询问患者的既往病史（如肝肾功能障碍、糖尿病）和联合用药情况，将可能存在的安全性隐患告之患者，在增加剂量或调整治疗方案时，应密切关注患者的不良反应发生情况。

对于他汀类的血糖异常风险，如果患者出现多尿、多饮、多食、疲乏等怀疑与糖尿病或血糖紊乱有关的症状，立即向医生咨询，以明确病因并采取适当的处理措施。建议使用他汀类的糖尿病患者密切监测血糖状况，如果出现血糖控制恶化，应立即就诊。

由于他汀类与较多药物存在相互作用，建议患者在治疗前将所有正在使用的药品告之医生，并认真阅读药品说明书，与医生就用药的安全性问题进行有效的交流，保护自身健康利益。

建议药品生产企业加强对药品安全性的研究，进一步完善药品说明书和标签中不良反应、相互作用等信息。加强药品不良反应监测力度，加强与医生的信息沟通，采取有效措施最大限度地保障患者的用药安全。

2012年发布的医疗器械不良事件信息通报

医疗器械不良事件信息通报（2012年第1期）

关注高频电刀的使用风险

高频电刀，是利用高密度、高频电流对局部生物组织产生集中热效应，使组织成分气化或开裂，以完成临床手术中的切割和凝血的高频手术设备。广泛应用于各种直视手术、内窥镜手术及机械手术刀难以进入和实施的手术中。

国家药品不良反应监测中心自2002年至2011年11月共收到有关高频电刀的可疑医疗器械不良事件报告316份，其中表现为器械故障的有220份，占69.62%，如：仪器无输出、输出功率过高或过低、输出不稳定、无法凝血、报警失灵、漏电、死机、按键失灵等。表现为患者伤害的有96份，占30.38%，主要有病人非手术区皮肤灼伤、电击伤、手术野燃烧等。典型病例如下：

患者，男，37岁，因"腰椎骨折"于2010年7月12日在某医院行"腰椎骨折内固定术"。术前检查高频电刀各项参数设置及报警功能正常。术中按操作规程使用高频电刀，术后发现患者右下肢电刀负极板粘贴处出现皮肤灼伤，给予局部涂抹烫伤膏等治疗后症状缓解。

高频电刀在临床工作中应用广泛，有关高频电刀的可疑医疗器械不良事件报告数量也逐年增多。为减少伤害事件重复发生，提醒医务人员及操作者：一是强化风险意识，加强安全使用培训，严格按照产品说明书进行操作。二是定期对设备进行检测和维护保养。三是使用质量合格的负极板，杜绝重复使用一次性使用的电刀负极板。

生产企业应严格控制产品质量，加强对操作者的培训；提高售后服务水平。

医疗器械不良事件信息通报（2012年第2期）

关注中频治疗仪使用风险

中频治疗仪，是应用频率为1kHz~100kHz的电流（包括正弦波、脉冲波和调制波电流）作用于人的肌体进行治疗、康复的仪器。它利用电极输出能量，将患处置于电极之间，在电场作用下使肌体分子和离子在各自位置震动，相互摩擦产生热效应，使患者表面和深层组织均匀受热，起到治疗效果。主要用于治疗关节、肌肉神经疼痛，骨质增生等。

自2002年至2011年11月，国家药品不良反应监测中心共收到关于中频治疗仪的可疑医疗器械不良事件报告104例，主要表现为皮肤红肿、烧伤、电击样麻痹等。典型病例如下：

患者下肢浮肿2011年5月30日入院治疗。5月31日进行中频治疗后出现左小腿内侧皮肤损伤一处，约黄豆大小；右小腿内侧皮肤损伤两处，约绿豆大小，伴有红肿疼痛。7月12日经烧伤科会诊，诊断为双下肢3度烧伤（电击伤）。

为促进中频治疗仪的安全使用，减少或防止伤害事件的重复发生，提醒医疗卫生机构和医务人员：①严格按照使用说明书进行操作使用，严格选择适应证；②加强对电极的定期检查维护。生产企业应提高产品的抗干扰能力，增加对电极老化的提示，加强对操作、使用人员的培训，提高售后服务水平。

医疗器械不良事件信息通报（2012年第3期）

关注微波治疗仪的使用风险

微波治疗仪是利用微波能量对人体某一区域病灶组织中的水分子实施局部高速运动，在人体组织和器官中产生热和非热两种效应，切断病变组织营养通路，使病变组织坏死凝固，并促进正常功能恢复，达到治疗目的的仪器。它由微波发生器、辐射器及控制部分等组成，多采用2 450MHz或915MHz频率的微波，对病人进行微波理疗照射和微波热凝治疗。临床多用于妇科、泌尿科、耳鼻喉科疾病的理疗和治疗，或对炎症、术后伤口愈合等进行物理治疗。

自2002年至2011年10月，国家药品不良反应监测中心共收到有关微波治疗仪的可疑医疗器械不良事件报告284份，主要表现为温度过高、灼伤、漏电、功率输出不稳等，其中灼伤71例，温度过高22例，漏电14例。典型病例如下：

患者，女，58岁，2010年4月因肿瘤入院手术治疗。术后出现伤口感染，采用微波治疗仪照射治疗。在治疗过程中，患者自觉腹部发热并立即告知医护人员，经检查发现治疗部位皮肤表面形成2cm×3cm水泡，诊断为Ⅱ度灼伤。经治疗恢复良好。

为促进微波治疗仪的安全使用，减少伤害风险，提醒临床医护人员：1.使用过程中密切观察患者反应，如有异常情况，及时处理；2.严格按照诊疗规范进行操作，注意产品使用的禁忌证；3.加强微波治疗仪的维护保养，使用前严格按照产品说明书检查设备。

生产企业应严把产品质量关，加强对操作、使用人员的培训，提高售后服务水平。

医疗器械不良事件信息通报（2012年第4期）

关注婴儿培养箱的使用风险

婴儿培养箱是采用"对流热调节"方式，利用计算机技术对培养箱温度实施伺服控制的设备。主要由婴儿舱、温度控制仪、培养箱机箱、蓝光辐照灯箱等组成。其功能是为早产儿、病弱婴儿和新生儿提供一个类似母体宫腔的环境。

自2002年至2011年10月，国家药品不良反应监测中心共收到有关婴儿培养箱的可疑医疗器械不良事件报告332份，主要表现为温度失控、通风系统故障、皮疹、划伤等，其中温度失控167例、通风系统故障50例、划伤4例。典型病例如下：

早产儿，女，2010年7月16日因早产在某医院住院使用婴儿培养箱恒温培养。2010年7月21日上午，值班护士给患儿测量体温时发现其体温偏高，为37.9摄氏度，同时发现培养箱内温度较高。经测量培养箱的实际温度为39摄氏度，明显高于设定值35摄氏度，致使患儿体温升高。立即给患儿更换培养箱并进行物理降温。

为促进婴儿培养箱的安全使用，减少相关伤害风险，提醒临床医护人员：严格按照诊疗规范进行操作，并加强维护保养。生产企业应严把产品质量关，并加强对操作、使用者的培训。

医疗器械不良事件信息通报（2012年第5期）

关注病人监护仪测量错误的风险

病人监护仪是用于实时监测患者生命体征的有源医疗器械，其预期作用是对人体重要的生理、生化参数有选择地提取或连续监测，具有存储、显示、分析、控制、报警等功能，是对危、急、重病人进行救治的重要设备。

自2005年1月至2011年12月，国家药品不良反应监测中心共计收到涉及病人监护仪的可疑不良事件报告2 414份，不良事件主要表现为信息失真，可能造成患者的病情延误或者错误诊疗。其中与测量错误相关的不良事件报告数量最多，共计790例，包括心电波形错误272例、血压测量错误238例、心率测量错误190例、血氧饱和度测量

错误55例及呼吸参数测量错误35例。典型病例如下:

患者,男,76岁,于2010年10月28日因前列腺增生在某医院行前列腺电切术。手术过程中使用监护仪监测生命体征,正常开机10分钟后,监护仪显示患者心率持续下降,由正常水平下降至50次/分,最后降至10次/分。立即给予阿托品0.5毫克静脉注射,心率仍为10次/分。在准备给予心脏按压抢救前人工测量脉搏约为90次/分,判断为监护仪测量错误。立即更换监护仪后,显示患者生命体征数据正常。

患者,男,47岁,因急性阑尾炎于2011年9月28日入某医院进行手术治疗,术后使用多参数监护仪进行生命体征监测。3小时后病人苏醒,诉胸闷,呼吸急促,诊断为缺氧,但仪器显示各参数正常。更换另外一台监护仪后显示血氧饱和度为80,立即提高吸氧浓度,患者逐渐恢复正常。

为保障病人监护仪使用时安全、有效、测量值精确,减少因仪器测量错误对患者造成伤害的风险,提醒临床医护人员严格按照说明书使用,注意仪器的使用环境和使用条件,严格遵循操作规程,定期维护和校对测量数据的准确性;生产企业应加强对临床使用者的培训和产品售后服务,加强对产品不良事件的监测,开展再评价并及时改进产品。

医疗器械不良事件信息通报(2012年第6期)

关注中空纤维透析器的风险

透析器主要由透析膜及其支撑结构组成。透析过程中透析液和血液通过透析膜在透析器内进行溶质交换,从而达到清除体内毒素及多余水分等目的。临床上主要用于急、慢性肾功能衰竭和其他一些严重疾病的血液透析治疗。

自2005年1月1日至2011年12月31日,国家药品不良反应监测中心共收到涉及透析器的可疑医疗器械不良事件报告501例,主要表现为患者过敏反应、透析膜破裂等,其中过敏反应88例,破膜64例,典型病例如下:

患者,男,24岁。因"尿毒症"行规律透析治疗,2012年1月4日行常规透析治疗,设定血流速300mL/min,超滤5kg/4h,跨模压110mmHg,透析开始5分钟后透析机漏血报警,检查发现透析器膜外呈粉红色,立即结束透析,更换透析器后报警消失,患者无不适。

患者,女,50岁。因"慢性肾功不全、尿毒症",行规律血液透析治疗5年,每周3次,每次4小时。2012年1月5日使用新透析器常规预冲后行血液透析治疗,肝素抗凝,设定血流速250mL/min,脱水2kg。治疗开始10分钟后,患者诉胸闷、咽部发痒。给予吸氧,降低血流速,15分钟后患者症状加重,球结膜充血,立即给予地塞米松5mg静脉注射,加大氧流量,5分钟后患者症状明显缓解,继续透析治疗。2012年1月7日,使用同样型号透析器,增加预冲生理盐水剂量充分冲洗,仍然出现上述症状,给予更换透析器后，症状未再出现。

鉴于过敏反应和透析膜破裂的发生可能对患者造成严重伤害，为减少伤害风险，保障患者的安全，提醒临床医护人员：①充分了解患者的体质、既往病史等情况，严格掌握适应证。合理设置治疗参数。对使用特殊透析器患者慎用ACEI类药物。②在治疗中加强监护，发现异常及时处理。③严格按说明书要求使用透析器，按照操作规程对透析器进行预处理，使用合理的生理盐水剂量和合理的冲洗速度充分湿化透析器，减少残余气泡；根据病人情况，建议选用适宜消毒方法（如蒸汽或γ射线消毒）消毒透析器和管路。④加强对患者的宣传教育，增强患者自我保护意识，在治疗过程中或治疗结束后出现不适症状应及时报告。⑤对复用的透析器，严格按照复用操作规范进行使用。

医疗器械不良事件信息通报（2012年第7期）

关注人工晶体风险

人工晶体是模仿人类晶状体的透镜，利用曲面的光学折射原理，将进入角膜的光线汇聚至眼底，以帮助摘除晶状体的患者恢复视力，同时依靠材料组成中的UV吸收剂阻挡紫外线，达到滤除紫外线的功能。临床上人工晶体被广泛应用于治疗老年性白内障、先天性白内障、眼部疾病引起的并发性白内障、外伤性白内障、矫正屈光不正等。

自2005年至2011年底，国家药品不良反应监测中心共收到关于人工晶体的可疑医疗器械不良事件报告450份，主要表现为人工晶体混浊、晶体襻断裂、后发性白内障等。典型病例如下：

患者，男，74岁，因"白内障"于2002年4月18日进行"白内障摘除和人工晶体植入术"，植入爱尔康公司生产的人工晶体（型号：MA60MA）。2011年4月4日，检查发现患者左眼人工晶体混浊，视力0.4。

患者，女，73岁，因"白内障"于2010年9月30日进行人工晶体植入术。术中准备植入苏州六六视觉科技股份有限公司生产的人工晶体（型号：OV-55C），在晶体植入过程中因其质地不够柔韧，过脆，晶体的一只晶体襻断裂，后重新更换一枚人工晶体植入。

为了减少人工晶体不良事件造成伤害的风险，提醒临床医务人员：①严格按照诊疗规范进行操作，注意产品使用的禁忌证；②按照手术适应证选择合适的产品；③加强手术训练，熟练掌握操作方法，可使用试用品进行规范练习；④提高手术技巧，确保人工晶体放置在囊袋内的正确位置。提醒生产企业：①规范产品包装，以提高运输过程中抗冲击能力；②加强对不良事件的监测和产品再评价，及时改进产品。

药品类易制毒化学品管理办法

（卫生部令第72号）

《药品类易制毒化学品管理办法》已于2010年2月23日经卫生部部务会议审议通过，现予以发布，自2010年5月1日起施行。

第一章　总则

第一条　为加强药品类易制毒化学品管理，防止流入非法渠道，根据《易制毒化学品管理条例》（以下简称《条例》），制定本办法。

第二条　药品类易制毒化学品是指《条例》中所确定的麦角酸、麻黄素等物质，品种目录见本办法附件1。

国务院批准调整易制毒化学品分类和品种，涉及药品类易制毒化学品的，国家食品药品监督管理局应当及时调整并予公布。

第三条　药品类易制毒化学品的生产、经营、购买以及监督管理，适用本办法。

第四条　国家食品药品监督管理局主管全国药品类易制毒化学品生产、经营、购买等方面的监督管理工作。

县级以上地方食品药品监督管理部门负责本行政区域内的药品类易制毒化学品生产、经营、购买等方面的监督管理工作。

第二章　生产、经营许可

第五条　生产、经营药品类易制毒化学品，应当依照《条例》和本办法的规定取得药品类易制毒化学品生产、经营许可。

生产药品类易制毒化学品中属于药品的品种，还应当依照《药品管理法》和相关规定取得药品批准文号。

第六条　药品生产企业申请生产药品类易制毒化学品，应当符合《条例》第七条规定的条件，向所在地省、自治区、直辖市食品药品监督管理部门提出申请，报送以下资料：

（一）药品类易制毒化学品生产申请表（见附件2）；

（二）《药品生产许可证》、《药品生产质量管理规范》认证证书和企业营业执照复印件；

（三）企业药品类易制毒化学品管理的组织机构图（注明各部门职责及相互关系、部门负责人）；

（四）反映企业现有状况的周边环境图、总平面布置图、仓储平面布置图、质量检验场所平面布置图、药品类易制毒化学品生产场所平面布置图（注明药品类易制毒化学品相应安全管理设施）；

（五）药品类易制毒化学品安全管理制度文件目录；

（六）重点区域设置电视监控设施的说明以及与公安机关联网报警的证明；

（七）企业法定代表人、企业负责人和技术、管理人员具有药品类易制毒化学品有关知识的说明材料；

（八）企业法定代表人及相关工作人员无毒品犯罪记录的证明；

（九）申请生产仅能作为药品中间体使用的药品类易制毒化学品的，还应当提供合法用途说明等其他相应资料。

第七条 省、自治区、直辖市食品药品监督管理部门应当在收到申请之日起5日内，对申报资料进行形式审查，决定是否受理。受理的，在30日内完成现场检查，将检查结果连同企业申报资料报送国家食品药品监督管理局。国家食品药品监督管理局应当在30日内完成实质性审查，对符合规定的，发给《药品类易制毒化学品生产许可批件》（以下简称《生产许可批件》，见附件3），注明许可生产的药品类易制毒化学品名称；不予许可的，应当书面说明理由。

第八条 药品生产企业收到《生产许可批件》后，应当向所在地省、自治区、直辖市食品药品监督管理部门提出变更《药品生产许可证》生产范围的申请。省、自治区、直辖市食品药品监督管理部门应当根据《生产许可批件》，在《药品生产许可证》正本的生产范围中标注"药品类易制毒化学品"；在副本的生产范围中标注"药品类易制毒化学品"后，括弧内标注药品类易制毒化学品名称。

第九条 药品类易制毒化学品生产企业申请换发《药品生产许可证》的，省、自治区、直辖市食品药品监督管理部门除按照《药品生产监督管理办法》审查外，还应当对企业的药品类易制毒化学品生产条件和安全管理情况进行审查。对符合规定的，在换发的《药品生产许可证》中继续标注药品类易制毒化学品生产范围和品种名称；对不符合规定的，报国家食品药品监督管理局。

国家食品药品监督管理局收到省、自治区、直辖市食品药品监督管理部门报告后，对不符合规定的企业注销其《生产许可批件》，并通知企业所在地省、自治区、直辖市食品药品监督管理部门注销该企业《药品生产许可证》中的药品类易制毒化学品生产范围。

第十条 药品类易制毒化学品生产企业不再生产药品类易制毒化学品的，应当在停止生产经营后3个月内办理注销相关许可手续。

药品类易制毒化学品生产企业连续1年未生产的，应当书面报告所在地省、自治区、直辖市食品药品监督管理部门；需要恢复生产的，应当经所在地省、自治区、直辖市食品药品监督管理部门对企业的生产条件和安全管理情况进行现场检查。

第十一条 药品类易制毒化学品生产企业变更生产地址、品种范围的，应当重新申办《生产许可批件》。

药品类易制毒化学品生产企业变更企业名称、法定代表人的，由所在地省、自治区、直辖市食品药品监督管理部门办理《药品生产许可证》变更手续，报国家食品药品监督管理局备案。

第十二条　药品类易制毒化学品以及含有药品类易制毒化学品的制剂不得委托生产。

药品生产企业不得接受境外厂商委托加工药品类易制毒化学品以及含有药品类易制毒化学品的产品；特殊情况需要委托加工的，须经国家食品药品监督管理局批准。

第十三条　药品类易制毒化学品的经营许可，国家食品药品监督管理局委托省、自治区、直辖市食品药品监督管理部门办理。

药品类易制毒化学品单方制剂和小包装麻黄素，纳入麻醉药品销售渠道经营，仅能由麻醉药品全国性批发企业和区域性批发企业经销，不得零售。

未实行药品批准文号管理的品种，纳入药品类易制毒化学品原料药渠道经营。

第十四条　药品经营企业申请经营药品类易制毒化学品原料药，应当符合《条例》第九条规定的条件，向所在地省、自治区、直辖市食品药品监督管理部门提出申请，报送以下资料：

（一）药品类易制毒化学品原料药经营申请表（见附件4）；

（二）具有麻醉药品和第一类精神药品定点经营资格或者第二类精神药品定点经营资格的《药品经营许可证》、《药品经营质量管理规范》认证证书和企业营业执照复印件；

（三）企业药品类易制毒化学品管理的组织机构图（注明各部门职责及相互关系、部门负责人）；

（四）反映企业现有状况的周边环境图、总平面布置图、仓储平面布置图（注明药品类易制毒化学品相应安全管理设施）；

（五）药品类易制毒化学品安全管理制度文件目录；

（六）重点区域设置电视监控设施的说明以及与公安机关联网报警的证明；

（七）企业法定代表人、企业负责人和销售、管理人员具有药品类易制毒化学品有关知识的说明材料；

（八）企业法定代表人及相关工作人员无毒品犯罪记录的证明。

第十五条　省、自治区、直辖市食品药品监督管理部门应当在收到申请之日起5日内，对申报资料进行形式审查，决定是否受理。受理的，在30日内完成现场检查和实质性审查，对符合规定的，在《药品经营许可证》经营范围中标注"药品类易制毒化学品"，并报国家食品药品监督管理局备案；不予许可的，应当书面说明理由。

第三章 购买许可

第十六条 国家对药品类易制毒化学品实行购买许可制度。购买药品类易制毒化学品的，应当办理《药品类易制毒化学品购用证明》（以下简称《购用证明》），但本办法第二十一条规定的情形除外。

《购用证明》由国家食品药品监督管理局统一印制（样式见附件5），有效期为3个月。

第十七条 《购用证明》申请范围：

（一）经批准使用药品类易制毒化学品用于药品生产的药品生产企业；

（二）使用药品类易制毒化学品的教学、科研单位；

（三）具有药品类易制毒化学品经营资格的药品经营企业；

（四）取得药品类易制毒化学品出口许可的外贸出口企业；

（五）经农业部会同国家食品药品监督管理局下达兽用盐酸麻黄素注射液生产计划的兽药生产企业。

药品类易制毒化学品生产企业自用药品类易制毒化学品原料药用于药品生产的，也应当按照本办法规定办理《购用证明》。

第十八条 购买药品类易制毒化学品应当符合《条例》第十四条规定，向所在地省、自治区、直辖市食品药品监督管理部门或者省、自治区食品药品监督管理部门确定并公布的设区的市级食品药品监督管理部门提出申请，填报购买药品类易制毒化学品申请表（见附件6），提交相应资料（见附件7）。

第十九条 设区的市级食品药品监督管理部门应当在收到申请之日起5日内，对申报资料进行形式审查，决定是否受理。受理的，必要时组织现场检查，5日内将检查结果连同企业申报资料报送省、自治区食品药品监督管理部门。省、自治区食品药品监督管理部门应当在5日内完成审查，对符合规定的，发给《购用证明》；不予许可的，应当书面说明理由。

省、自治区、直辖市食品药品监督管理部门直接受理的，应当在收到申请之日起10日内完成审查和必要的现场检查，对符合规定的，发给《购用证明》；不予许可的，应当书面说明理由。

省、自治区、直辖市食品药品监督管理部门在批准发给《购用证明》之前，应当请公安机关协助核查相关内容；公安机关核查所用的时间不计算在上述期限之内。

第二十条 《购用证明》只能在有效期内一次使用。《购用证明》不得转借、转让。购买药品类易制毒化学品时必须使用《购用证明》原件，不得使用复印件、传真件。

第二十一条 符合以下情形之一的，豁免办理《购用证明》：

（一）医疗机构凭麻醉药品、第一类精神药品购用印鉴卡购买药品类易制毒化学品单方制剂和小包装麻黄素的；

（二）麻醉药品全国性批发企业、区域性批发企业持麻醉药品调拨单购买小包装麻黄素以及单次购买麻黄素片剂6万片以下、注射剂1.5万支以下的；

（三）按规定购买药品类易制毒化学品标准品、对照品的；

（四）药品类易制毒化学品生产企业凭药品类易制毒化学品出口许可自营出口药品类易制毒化学品的。

第四章　购销管理

第二十二条　药品类易制毒化学品生产企业应当将药品类易制毒化学品原料药销售给取得《购用证明》的药品生产企业、药品经营企业和外贸出口企业。

第二十三条　药品类易制毒化学品经营企业应当将药品类易制毒化学品原料药销售给本省、自治区、直辖市行政区域内取得《购用证明》的单位。药品类易制毒化学品经营企业之间不得购销药品类易制毒化学品原料药。

第二十四条　教学科研单位只能凭《购用证明》从麻醉药品全国性批发企业、区域性批发企业和药品类易制毒化学品经营企业购买药品类易制毒化学品。

第二十五条　药品类易制毒化学品生产企业应当将药品类易制毒化学品单方制剂和小包装麻黄素销售给麻醉药品全国性批发企业。麻醉药品全国性批发企业、区域性批发企业应当按照《麻醉药品和精神药品管理条例》第三章规定的渠道销售药品类易制毒化学品单方制剂和小包装麻黄素。麻醉药品区域性批发企业之间不得购销药品类易制毒化学品单方制剂和小包装麻黄素。

麻醉药品区域性批发企业之间因医疗急需等特殊情况需要调剂药品类易制毒化学品单方制剂的，应当在调剂后2日内将调剂情况分别报所在地省、自治区、直辖市食品药品监督管理部门备案。

第二十六条　药品类易制毒化学品禁止使用现金或者实物进行交易。

第二十七条　药品类易制毒化学品生产企业、经营企业销售药品类易制毒化学品，应当逐一建立购买方档案。

购买方为非医疗机构的，档案内容至少包括：

（一）购买方《药品生产许可证》、《药品经营许可证》、企业营业执照等资质证明文件复印件；

（二）购买方企业法定代表人、主管药品类易制毒化学品负责人、采购人员姓名及其联系方式；

（三）法定代表人授权委托书原件及采购人员身份证明文件复印件；

（四）《购用证明》或者麻醉药品调拨单原件；

（五）销售记录及核查情况记录。

购买方为医疗机构的，档案应当包括医疗机构麻醉药品、第一类精神药品购用印鉴卡复印件和销售记录。

第二十八条　药品类易制毒化学品生产企业、经营企业销售药品类易制毒化学品时，应当核查采购人员身份证明和相关购买许可证明，无误后方可销售，并保存核查记录。

发货应当严格执行出库复核制度，认真核对实物与药品销售出库单是否相符，并确保将药品类易制毒化学品送达购买方《药品生产许可证》或者《药品经营许可证》所载明的地址，或者医疗机构的药库。

在核查、发货、送货过程中发现可疑情况的，应当立即停止销售，并向所在地食品药品监督管理部门和公安机关报告。

第二十九条　除药品类易制毒化学品经营企业外，购用单位应当按照《购用证明》载明的用途使用药品类易制毒化学品，不得转售；外贸出口企业购买的药品类易制毒化学品不得内销。

购用单位需要将药品类易制毒化学品退回原供货单位的，应当分别报其所在地和原供货单位所在地省、自治区、直辖市食品药品监督管理部门备案。原供货单位收到退货后，应当分别向其所在地和原购用单位所在地省、自治区、直辖市食品药品监督管理部门报告。

第五章　安全管理

第三十条　药品类易制毒化学品生产企业、经营企业、使用药品类易制毒化学品的药品生产企业和教学科研单位，应当配备保障药品类易制毒化学品安全管理的设施，建立层层落实责任制的药品类易制毒化学品管理制度。

第三十一条　药品类易制毒化学品生产企业、经营企业和使用药品类易制毒化学品的药品生产企业，应当设置专库或者在药品仓库中设立独立的专库（柜）储存药品类易制毒化学品。

麻醉药品全国性批发企业、区域性批发企业可在其麻醉药品和第一类精神药品专库中设专区存放药品类易制毒化学品。

教学科研单位应当设立专柜储存药品类易制毒化学品。

专库应当设有防盗设施，专柜应当使用保险柜；专库和专柜应当实行双人双锁管理。

药品类易制毒化学品生产企业、经营企业和使用药品类易制毒化学品的药品生产企业，其关键生产岗位、储存场所应当设置电视监控设施，安装报警装置并与公安机关联网。

第三十二条　药品类易制毒化学品生产企业、经营企业和使用药品类易制毒化学品的药品生产企业，应当建立药品类易制毒化学品专用账册。专用账册保存期限应当自药品类易制毒化学品有效期期满之日起不少于2年。

药品类易制毒化学品生产企业自营出口药品类易制毒化学品的，必须在专用账册中载明，并留存出口许可及相应证明材料备查。

药品类易制毒化学品入库应当双人验收，出库应当双人复核，做到账物相符。

第三十三条　发生药品类易制毒化学品被盗、被抢、丢失或者其他流入非法渠道情形的，案发单位应当立即报告当地公安机关和县级以上地方食品药品监督管理部门。接到报案的食品药品监督管理部门应当逐级上报，并配合公安机关查处。

第六章　监督管理

第三十四条　县级以上地方食品药品监督管理部门负责本行政区域内药品类易制毒化学品生产企业、经营企业、使用药品类易制毒化学品的药品生产企业和教学科研单位的监督检查。

第三十五条　食品药品监督管理部门应当建立对本行政区域内相关企业的监督检查制度和监督检查档案。监督检查至少应当包括药品类易制毒化学品的安全管理状况、销售流向、使用情况等内容；对企业的监督检查档案应当全面详实，应当有现场检查等情况的记录。每次检查后应当将检查结果以书面形式告知被检查单位；需要整改的应当提出整改内容及整改期限，并实施跟踪检查。

第三十六条　食品药品监督管理部门对药品类易制毒化学品的生产、经营、购买活动进行监督检查时，可以依法查看现场、查阅和复制有关资料、记录有关情况、扣押相关的证据材料和违法物品；必要时，可以临时查封有关场所。

被检查单位及其工作人员应当配合食品药品监督管理部门的监督检查，如实提供有关情况和材料、物品，不得拒绝或者隐匿。

第三十七条　食品药品监督管理部门应当将药品类易制毒化学品许可、依法吊销或者注销许可的情况及时通报有关公安机关和工商行政管理部门。

食品药品监督管理部门收到工商行政管理部门关于药品类易制毒化学品生产企业、经营企业吊销营业执照或者注销登记的情况通报后，应当及时注销相应的药品类易制毒化学品许可。

第三十八条　药品类易制毒化学品生产企业、经营企业应当于每月10日前，向所在地县级食品药品监督管理部门、公安机关及中国麻醉药品协会报送上月药品类易制毒化学品生产、经营和库存情况；每年3月31日前向所在地县级食品药品监督管理部门、公安机关及中国麻醉药品协会报送上年度药品类易制毒化学品生产、经营和库存情况。食品药品监督管理部门应当将汇总情况及时报告上一级食品药品监督管理部门。

药品类易制毒化学品生产企业、经营企业应当按照食品药品监督管理部门制定的药品电子监管实施要求，及时联入药品电子监管网，并通过网络报送药品类易制毒化学品生产、经营和库存情况。

第三十九条　药品类易制毒化学品生产企业、经营企业、使用药品类易制毒化学品的药品生产企业和教学科研单位，对过期、损坏的药品类易制毒化学品应当登记造册，并向所在地县级以上地方食品药品监督管理部门申请销毁。食品药品监督管理部门应当自接到申请之日起5日内到现场监督销毁。

第四十条　有《行政许可法》第六十九条第一款、第二款所列情形的，省、自治区、直辖市食品药品监督管理部门或者国家食品药品监督管理局应当撤销根据本办法作出的有关许可。

第七章　法律责任

第四十一条　药品类易制毒化学品生产企业、经营企业、使用药品类易制毒化学品的药品生产企业、教学科研单位，未按规定执行安全管理制度的，由县级以上食品药品监督管理部门按照《条例》第四十条第一款第一项的规定给予处罚。

第四十二条　药品类易制毒化学品生产企业自营出口药品类易制毒化学品，未按规定在专用账册中载明或者未按规定留存出口许可、相应证明材料备查的，由县级以上食品药品监督管理部门按照《条例》第四十条第一款第四项的规定给予处罚。

第四十三条　有下列情形之一的，由县级以上食品药品监督管理部门给予警告，责令限期改正，可以并处1万元以上3万元以下的罚款：

（一）药品类易制毒化学品生产企业连续停产1年以上未按规定报告的，或者未经所在地省、自治区、直辖市食品药品监督管理部门现场检查即恢复生产的；

（二）药品类易制毒化学品生产企业、经营企业未按规定渠道购销药品类易制毒化学品的；

（三）麻醉药品区域性批发企业因特殊情况调剂药品类易制毒化学品后未按规定备案的；

（四）药品类易制毒化学品发生退货，购用单位、供货单位未按规定备案、报告的。

第四十四条　药品类易制毒化学品生产企业、经营企业、使用药品类易制毒化学品的药品生产企业和教学科研单位，拒不接受食品药品监督管理部门监督检查的，由县级以上食品药品监督管理部门按照《条例》第四十二条规定给予处罚。

第四十五条　对于由公安机关、工商行政管理部门按照《条例》第三十八条作出行政处罚决定的单位，食品药品监督管理部门自该行政处罚决定作出之日起3年内不予受理其药品类易制毒化学品生产、经营、购买许可的申请。

第四十六条　食品药品监督管理部门工作人员在药品类易制毒化学品管理工作中有应当许可而不许可、不应当许可而滥许可，以及其他滥用职权、玩忽职守、徇私舞弊行为的，依法给予行政处分；构成犯罪的，依法追究刑事责任。

第八章　附则

第四十七条　申请单位按照本办法的规定申请行政许可事项的，应当对提交资料的真实性负责，提供资料为复印件的，应当加盖申请单位的公章。

第四十八条　本办法所称小包装麻黄素是指国家食品药品监督管理局指定生产的供教学、科研和医疗机构配制制剂使用的特定包装的麻黄素原料药。

第四十九条　对兽药生产企业购用盐酸麻黄素原料药以及兽用盐酸麻黄素注射液生产、经营等监督管理，按照农业部和国家食品药品监督管理局的规定执行。

第五十条　本办法自2010年5月1日起施行。原国家药品监督管理局1999年6月26日发布的《麻黄素管理办法》（试行）同时废止。

附件：

1.药品类易制毒化学品品种目录

2.药品类易制毒化学品生产申请表

3.药品类易制毒化学品生产许可批件

4.药品类易制毒化学品原料药经营申请表

5.药品类易制毒化学品购用证明

6.购买药品类易制毒化学品申请表

7.购买药品类易制毒化学品申报资料要求

附件1

药品类易制毒化学品品种目录

1.麦角酸

2.麦角胺

3.麦角新碱

4.麻黄素、伪麻黄素、消旋麻黄素、去甲麻黄素、甲基麻黄素、麻黄浸膏、麻黄浸膏粉等麻黄素类物质

说明：

一、所列物质包括可能存在的盐类。

二、药品类易制毒化学品包括原料药及其单方制剂。

附件2

药品类易制毒化学品生产申请表

申请企业名称			
注册地址		邮编	
生产地址		邮编	
企业法定代表人		电话	
联系人		电话	
药品生产 许可证编号		GMP 证书编号	
品　名			
类　别	原料药　　□ 单方制剂　□ 小包装麻黄素 □ 其他　　　□	剂　型	
申请理由：			
食品药品监督管理部门现场检查情况： 检查人签字： 年　　月　　日			
审查意见： 省、自治区、直辖市食品药品监督管理部门盖章 年　　月　　日			

附件3

药品类易制毒化学品生产许可批件

受理号：　　　　　　　　　　**批件号：**

品　名			
类　别	原料药　　　　□　　　单方制剂　□ 小包装麻黄素　□　　　其他　　　□	剂型	
生产企业名称			
生产地址			
审批结论			
主送单位			
抄送单位			
说　明			

国家食品药品监督管理局盖章
年　　月　　日

附件4

药品类易制毒化学品原料药经营申请表

申请企业名称				
注册地址			邮编	
仓库地址			邮编	
企业法定代表人			电话	
联系人			电话	
药品经营许可证编号		GSP证书编号		
品　名				
申请理由：				

续表

食品药品监督管理部门现场检查情况：
检查人签字： 年　月　日
审查意见：   省、自治区、直辖市食品药品监督管理部门盖章 年　月　日

附件5

药品类易制毒化学品购用证明

编号：

购用单位名称			
供货单位名称			
购用品名			
类　别	原料药□　单方制剂□　小包装麻黄素□　其他□		
规　格		剂型	
用　途			
购用数量			
有效期	自　年　月　日至　年　月　日		

省、自治区、直辖市食品药品监督管理部门盖章
年　　月　　日

注：1.由省、自治区、直辖市食品药品监督管理部门填写五份，存档一份，交供货单位所在地省、自治区、直辖市食品药品监督管理部门一份。购用单位交供货单位一份，交购用单位当地公安机关一份，留存一份。

2.在填写购用品名时要注明盐类，数量一并用大小写注明。

3.购用单位、供货单位留存购用证明3年备查。

附件6

购买药品类易制毒化学品申请表

申购单位 名　称	（盖章）			
地址		邮编		
法定代表人		电话		
身份证号码				
经办人		电话		
身份证号码				
申购品名		规格		
类别	原料药　　　□　　单方制剂□ 小包装麻黄素□　　其他　　□	剂型		
申购数量				
拟定供货单位		电话		

用途及数量计算依据的详细说明：

受理申请的食品药品监督管理部门审查意见：

　　　　　　　　　　　　　　　　　　　　盖　章

　　　　　　　　　　　　　　　年　　　月　　　日

附件7

购买药品类易制毒化学品申报资料要求

申购单位类型 资料项目	药品生产企业	药品经营企业	教学科研单位	外贸出口企业
企业营业执照复印件	+	+	−	+
《药品生产许可证》复印件	+	−	−	−
《药品经营许可证》复印件	−	+	−	−
其他资质证明文件复印件	−	−	+	+
《药品生产质量管理规范》认证证书复印件	+	−	−	−
《药品经营质量管理规范》认证证书复印件	−	+	−	−
药品批准证明文件复印件	+1	−	−	+
国内购货合同复印件	+2	+	−	+
上次购买的增值税发票复印件(首次购买的除外)	+2	+	+	+
上次购买的使用、销售或出口情况(首次购买的除外)	+	+	+	+
用途证明材料	−	−	+	−
确保将药品类易制毒化学品用于合法用途的保证函	−	−	+	−
本单位安全保管制度及设施情况的说明材料	−	−	+	−
加强安全管理的承诺书	+	+	+	+
出口许可文件复印件	−	−	−	+
应当提供的其他材料*	−	−	+	−

注:

1. "+" 指必须报送的资料;

2. "−" 指可以免报的资料;

3. "+1" 药品生产企业尚未取得药品批准文号,用于科研的可提交说明材料;

4."+2"药品类易制毒化学品生产企业自用用于药品生产的可不报送；

5."*"由省、自治区、直辖市食品药品监督管理部门规定并提前公布。

国家食品药品监督管理局关于印发药品类易制毒化学品专项整治行动实施方案的通知

（国食药监电〔2012〕38号）

各省、自治区、直辖市食品药品监督管理局（药品监督管理局）：

为贯彻落实全国易制毒化学品管制工作会议精神，根据国家禁毒委员会易制毒化学品专项整治行动工作部署，现将药品类易制毒化学品专项整治行动实施方案印发给你们。请结合本地区工作实际，认真贯彻落实，切实加强组织领导，迅速部署开展行动，全面推动药品类易制毒化学品管理工作取得实效。

国家食品药品监督管理局

2012年8月29日

药品类易制毒化学品专项整治行动实施方案

为贯彻落实国家禁毒委员会全体会议和全国易制毒化学品管制工作会议精神，进一步加强易制毒化学品的管理，国家禁毒委员会决定自2012年8月至12月，在全国范围组织开展易制毒化学品专项整治行动。为落实国家禁毒委员会的工作部署，根据《国家禁毒委员会易制毒化学品专项整治行动实施方案》，结合药品监管部门的职责和药品监管工作实际，国家局制定了药品类易制毒化学品专项整治行动实施方案。

一、指导思想

认真贯彻实施《禁毒法》、《药品管理法》、《易制毒化学品管理条例》和《药品类易制毒化学品管理办法》，以专项整治为契机，牢牢抓住当前药品类易制毒化学品监管中的突出问题和薄弱环节，坚决落实企业的责任，依法严惩违法违规行为，切实规范药品类易制毒化学品和含麻黄碱类复方制剂的生产经营秩序，严防药品从药用渠道流失，切实保护公众健康安全，维护社会和谐稳定。

二、工作任务

本次专项整治行动在全面加强药品类易制毒化学品管理的基础上，以含麻黄碱类复方制剂为重点品种，以流通环节为重点环节，通过为期4个月的专项整治行动，坚决遏制药品类易制毒化学品，特别是含麻黄碱类复方制剂流失的严峻势头，维护正常药品生产经营秩序。

（一）加强药品类易制毒化学品管理。积极开展对药品类易制毒化学品生产经营的监督检查，加强中药饮片麻黄的监管，切实强化安全管理，进一步规范市场秩序。

（二）加强含麻黄碱类复方制剂管理。针对含麻黄碱类复方制剂流失的问题和特点，及时制定实施有针对性的新举措，完善含麻黄碱类复方制剂管理的制度。开展含麻黄碱类复方制剂生产、经营企业监督检查，重点核查药品流向，确保药品在合法渠道内流通，严防流失。

（三）严厉打击违法违规行为。要查处一批违法违规企业，特别是违法违规销售含麻黄碱类复方制剂的企业，确保处罚到位，有力震慑不法行为。

（四）大力开展宣传警示活动。通过组织开展各种形式的宣传警示活动，增强企业的社会责任感、守法意识和自律意识，积极引导企业守法经营，落实企业责任。

三、工作内容

国家局相关司局和各省（区、市）食品药品监管部门在全面加强药品类易制毒化学品管理的同时，要以含麻黄碱类复方制剂为重点品种，以流通环节为重点环节，研究加强管理的新举措，强化日常监督检查，依法严厉打击违法违规行为。

（一）完善管理制度

针对含麻黄碱类复方制剂面临的问题，制定加强管理的新举措。国家局有关司局要认真研究含麻黄碱类复方制剂注册管理制度，从严控制含麻黄碱类复方制剂批准文号数量，原则上不再批准含麻黄碱类复方制剂仿制药注册；限制最小包装规格的麻黄碱含量。建立麻黄碱原料药审批的监测预警和通报制度，指导地方合理审批麻黄碱原料药，严格控制含麻黄碱类复方制剂产量。研究出台减少含麻黄碱类复方制剂销售环节的措施，切实解决"挂靠走票"、"体外循环"问题。严格执行国家局、公安部、卫生部《关于加强含麻黄碱类复方制剂管理有关事宜的通知》，进一步规范零售企业销售行为，销售含麻黄碱类复方制剂的药品零售企业应当查验、登记购买者身份证；从严控制含麻黄碱类复方制剂单次零售数量；严禁零售药店开架销售含麻黄碱类复方制剂。加强对含麻黄碱类复方制剂流失案件查处工作的督促指导，对重大案件挂牌督办，确保处罚到位。

（二）加强药品类易制毒化学品和麻黄饮片的监管

各省（区、市）食品药品监管部门要切实落实药品类易制毒化学品的监管责任，进一步完善监管机制和制度，强化日常监督检查，继续对药品类易制毒化学品生产经营企业开展巡查，监督企业依法生产经营，严格审查购买方资质证明材料的审核及留存情况，按照规定渠道销售药品类易制毒化学品，严格销售票据和结算资金管理，将药品类易制毒化学品管理的各项要求落实到位。各级食品药品监管部门要加强对辖区内麻黄饮片的生产、经营和使用情况的监督检查。严禁中药材市场销售麻黄饮片。

（三）强化含麻黄碱类复方制剂监管

各省（区、市）食品药品监管部门要严把原料审批关。严格按照国家局、公安部联合下发的《关于生产含麻黄碱类复方制剂所需麻黄碱类原料药购用审批的指导意见》（国食药监安〔2009〕417号）的要求，审批麻黄碱类原料药。建立企业购用审批档案，对用量情况和增长趋势进行分析，对增长异常的，要引起高度警惕，及时调查核实。对5年以上未生产品种，整治期间原则上暂不得恢复生产。

地方各级食品药品监管部门要加大对含麻黄碱类复方制剂购销环节的监督检查力度。要对辖区内含麻黄碱类复方制剂生产经营企业的产、销情况进行全面排查，有针对性地开展监督检查。对药品生产、经营企业，在检查相关资质证明材料的审核及留存情况、销售票据管理和结算资金流向情况以及药品进货验收情况之外，还要结合药品电子监管网，重点核查药品销售的真实流向。发现药品销售流向异常时，应当立即监督企业暂停销售，并请药品流入地食品药品监管部门进行协查，药品流入地食品药品监管部门应积极予以配合。对药品零售企业，重点检查企业执行药品分类管理制度，严格遵守单次销售限量规定，查验、登记购买者身份证等情况。

（四）严厉打击违法违规行为

地方各级食品药品监管部门要加大行政执法力度。严肃查处一批违法违规的企业，做到处罚到位，绝不姑息，不给企业再次违法的机会。对发现多次或大量产品流失的企业，要暂停或大幅核减其麻黄碱原料药购用审批。对导致药品类易制毒化学品或含麻黄碱类复方制剂流入非法渠道的药品生产、批发企业，一律吊销《药品生产许可证》或《药品经营许可证》。对涉嫌触犯刑律的，要及时移送公安机关处理。对2012年上半年公安机关通报的"087"和"4•11"案件，相关省（区、市）食品药品监管部门要重点查办，加快查处进度，对查实的违法违规行为要依法严惩，查处结果及时上报。

（五）大力开展宣传警示活动

地方各级食品药品监管部门要结合专项整治行动的开展，组织对最高人民法院、最高人民检察院和公安部近期联合印发的《关于办理走私、非法买卖麻黄碱类复方制剂等刑事案件适用法律若干问题的意见》（法发〔2012〕12号，见附件）等相关法规制度进行广泛宣传和培训，使企业认清当前我国的毒品形势，了解违规销售可能带来的社会危害和要承担的法律责任，进一步增强企业社会责任感和守法经营的自律意识。

四、工作部署

此次药品类易制毒化学品专项整治行动分为三个阶段。第一阶段为动员部署阶段，时间安排为8月1日至8月31日；第二阶段为全面实施阶段，时间安排为9月1日至11月30日；第三阶段为总结评估阶段，时间安排为12月1日至12月31日。

各省（区、市）食品药品监管部门要根据实施方案的要求，紧密结合本地区的实际情况，周密部署、明确分工、落到实处。要及时对专项整治行动的进展情况和取得的成绩、存在的问题进行认真总结，有力推动药品类易制毒化学品和含麻黄碱类复方制剂的管理工作常态化、制度化和规范化。各省（区、市）食品药品监管部门应当在2012年12月15日前，将本地区专项整治行动总结报国家局。国家局将适时组织对各地专项整治行动工作情况进行督查。

五、工作要求

（一）强化领导、精心组织

各省（区、市）食品药品监管部门要认真传达、学习全国易制毒化学品管制工作会议精神，充分认识目前含麻黄碱类复方制剂流弊的严峻形势和严重危害，统一思想，加强领导，切实落实本实施方案的各项要求。可以结合本地区工作实际，制定专项整治行动方案。

（二）明确分工、落实责任

含麻黄碱类复方制剂的监管涉及法规、注册、安监、市场和稽查等多个部门，各部门、各环节必须多管齐下，紧密衔接，形成合力，齐抓共管，监管工作才能取得实效。各级食品药品监管部门内部要明确职责分工，切实履行各自职责，紧密配合、加强协作、严格监管、严格执法。在日常监管中，还要建立健全责任制，要把责任落实到人、落实到岗位，切实履行监管职责。同时，要积极引导药品生产、经营企业担负起第一责任人的责任，加强自律、守法经营。

（三）健全机制、协同作战

各级食品药品监管部门应当加强与公安等部门的协作配合和信息交流，建立信息共享和案件通报机制。食品药品监管部门发现案件线索后，涉嫌触犯刑律的，应当及时移交公安部门，并密切配合公安部门办案，确保案件调查工作的顺利进行。对公安部门在查办案件中提供的涉案生产经营企业要依法进行查处。

（四）及时督查，确保实效

地方各级食品药品监管部门要根据整治工作的任务和要求，结合本地区实际，积极开展督查工作，力求发现问题、解决问题、深化整治、完善监管，使专项整治工作达到预期目标。

关于加强含麻黄碱类复方制剂管理有关事宜的通知

（国食药监办〔2012〕260号）

各省、自治区、直辖市食品药品监督管理局（药品监督管理局）、公安厅（局）、卫生厅（局）：

近年来，含麻黄碱类复方制剂被违法犯罪分子通过各种手段骗购，从正常药用渠道流失被用于制毒的问题屡禁不止，影响社会安定和危害公众身体健康，并造成不良的国际影响。为此，药品监管、公安、卫生等相关部门先后采取多种措施，加强含麻黄碱类复方制剂的监管，防止从药用渠道流失，取得了一定的成效。但是近一段时期以来，制毒犯罪分子又采取雇佣人员多次购买的方式，向部分地区药品零售企业骗购含麻黄碱类复方制剂，造成不同程度的药品流失，同时少数药品零售企业片面追逐利益，存在违规销售行为。因此，必须对这类行为进行严厉打击，坚决遏制这一违法犯罪行为的蔓延。现将有关事项通知如下：

一、将单位剂量麻黄碱类药物含量大于30mg（不含30mg）的含麻黄碱类复方制剂，列入必须凭处方销售的处方药管理。医疗机构应当严格按照《处方管理办法》开具处方。药品零售企业必须凭执业医师开具的处方销售上述药品。

含麻黄碱类复方制剂每个最小包装规格麻黄碱类药物含量口服固体制剂不得超过720mg，口服液体制剂不得超过800mg。

相关药品生产企业应当在2013年2月28日前完成上述药品的标签、说明书和包装的修改工作，未完成的2013年3月1日后不得销售。2013年2月28日前上市的药品，按原销售方式售完为止。

二、药品零售企业销售含麻黄碱类复方制剂，应当查验购买者的身份证，并对其姓名和身份证号码予以登记。除处方药按处方剂量销售外，一次销售不得超过2个最小包装。

药品零售企业不得开架销售含麻黄碱类复方制剂，应当设置专柜由专人管理、专册登记，登记内容包括药品名称、规格、销售数量、生产企业、生产批号、购买人姓名、身份证号码。

药品零售企业发现超过正常医疗需求，大量、多次购买含麻黄碱类复方制剂的，应当立即向当地食品药品监管部门和公安机关报告。

三、含麻黄碱类复方制剂生产企业应当切实加强销售管理，严格管控产品销售渠道，确保所生产的药品在药用渠道流通。

凡发现多次流失或流失数量较大的含麻黄碱类复方制剂，其生产企业所在地省级食品药品监管部门应消减其生产企业相关品种的麻黄碱类原料药购用审批量，削减幅度原则上不少于上一年度审批量的50%。各省（区、市）公安机关应当按照国家食品药品监管局和公安部《关于生产含麻黄碱类复方制剂所需麻黄碱类原料药购用审批的指导意见》（国食药监安〔2009〕417号）的规定，继续做好审批前的协助核查工作。

四、各级食品药品监管部门要认真贯彻执行本通知要求，严格含麻黄碱类复方制剂的监督检查，发现市场销售出现异常的，要及时提醒，坚决纠正；对违反规定的要通报批评，严肃处理。对违反规定销售造成含麻黄碱类复方制剂流入非法渠道的药品生产、经营企业，应当按照《药品管理法》、《国务院关于加强食品等产品安全监督管理的特别规定》等有关法律规定，给予吊销《药品生产许可证》、《药品经营许可证》的处罚。对涉嫌构成犯罪的，要及时移送公安机关处理。

本通知所称含麻黄碱类复方制剂是指含有《易制毒化学品管理条例》所附品种目录中麻黄碱类物质的药品复方制剂。

国家食品药品监督管理局

中华人民共和国公安部

中华人民共和国卫生部

2012年9月4日

关于印发2011—2015年药品电子监管工作规划的通知

（国食药监办〔2012〕64号）

各省、自治区、直辖市食品药品监督管理局（药品监督管理局）：

《2011—2015年药品电子监管工作规划》已经国家食品药品监督管理局信息化工作领导小组审议通过，现印发你们，请认真贯彻执行。

国家食品药品监督管理局

二〇一二年二月二十七日

2011—2015年药品电子监管工作规划

为进一步加强药品电子监管工作，不断提高公众用药安全水平，促进社会和谐稳定，实现药品全品种全过程监管，现依据党中央、国务院有关方针政策和《国家药品安全"十二五"规划》，制定本规划。

一、药品电子监管现状

国家局从2006年开始实施药品电子监管工作，至2012年2月底，已分三期将麻醉药品、精神药品、血液制品、中药注射剂、疫苗、基本药物全品种纳入电子监管。第一期，将麻醉药品、第一类精神药品制剂和小包装原料药自2007年11月1日起全部纳入电子监管，涉及药品生产企业19家，药品批准文号72个，全国性批发企业3家，区域性批发企业599家。第二期，将第二类精神药品、中药注射剂、血液制品、疫苗自2008年11月1日起全部纳入电子监管，涉及药品生产企业568家，药品批准文号2 471个；药品批发企业（含非法人）1.3万家。第三期，将国家基本药物全品种于2012年2月底前全部纳入电子监管，涉及药品生产企业近2 800多家，药品批准文号约5.4万个。同时已于2011年12月31日前将含麻黄碱类复方制剂、含可待因复方口服溶液、含地芬诺酯复方制剂三类药品纳入电子监管，涉及药品生产企业近600家，药品批准文号近2 000个。截至2012年2月底，已纳入电子监管药品涉及批准文号5.6万个。按照国家局《关于实施药品电子监管工作有关问题的通知》(国食药监办〔2008〕165号) 中"逐步将已批准注册的药品和医疗器械的生产、经营纳入电子监管"的工作要求，剩余尚未纳入电子监管的药品制剂批准文号共计11.9万个，已入网药品制剂占全部药品制剂的32%；药品制剂生产企业约4 600家，其中已入网生产企业2 900多家，占生产企业总数的63%；药品批发企业已全部入网。

二、指导思想

以邓小平理论和"三个代表"重要思想为指导，认真落实科学发展观，全面履行政府社会管理和公共服务的职责，加强药品监管基础设施建设，完善技术标准体系，大力提高监管技术水平，创新监管机制，规范监管行为，提升监管能力和水平，保障公众用药安全，为全面建设小康社会和构建社会主义和谐社会做出贡献。

三、工作目标

总体目标：2015年年底前实现药品全品种全过程电子监管，保障药品在生产、流通、使用各环节的安全，最有力地打击假劣药品行为、最快捷地实现问题药品的追溯和召回、最大化地保护企业的合法利益，确保人民群众用药安全。

具体目标包括：

（一）在当前已实施的麻醉药品、精神药品、血液制品、中药注射剂、疫苗、基本药物全品种电子监管的基础上，逐步推广到其他药品制剂，实现药品电子监管的全品种覆盖；适时启动高风险医疗器械电子监管试点工作，并探索原料药实施电子监管。

（二）在当前已实现的药品生产、批发环节电子监管基础上，推广到药品零售和使用环节，从而实现覆盖生产企业、批发企业、零售药店、医疗机构的药品生产、流通和使用全过程可追溯。

按照卫生部的总体部署，开展医疗机构药品电子监管工作。

（三）拓展药品电子监管系统的深度应用，充分利用药品电子监管数据，为各级政府和监管部门提供决策支持服务，为广大社会公众提供药品信息检索、监管码查询、真伪鉴别等服务，探索电子监管系统与医保卡系统互联互通的可行性。

四、主要任务

（一）制定推进药品电子监管工作的法规文件

落实《国家药品安全"十二五"规划》，在《药品管理法》等相关法律法规的修订中进一步明确药品电子监管的必要性。总结药品电子监管实施工作中出现的问题，配合整体工作部署，制定配套的政策法规文件，明确政策要求和管理规范，及时组织宣贯和培训，确保每项具体工作内容和任务推进落实。

（二）制定标准规范体系

标准规范体系是使药品电子监管工作各参与方在统一的管理和技术框架下开展工作的重要保障。进一步制定和完善统一的药品电子监管相关的标准规范体系，包括业务规范、数据标准规范、信息安全标准规范等，以保障药品电子监管工作的顺利进行，确保合理开发和利用药品监管信息资源，确保药品电子监管信息系统与其他信息系统互联、互通和共享。

1.业务规范。包括基于统一的身份认证与授权服务的业务系统访问、数据采集和上报操作、数据利用规范等。

2.数据标准规范。包括数据编码规范、数据接口标准、数据交换格式标准、信息分类与代码标准、元数据标准等。

3.信息安全标准规范。主要包括信息系统安全等级保护规范、安全管理规范、网络安全规范、应用安全规范、数据安全规范和物理安全规范等。

（三）完善药品电子监管的基础设施

进一步完善药品电子监管的基础设施，提高系统的可靠性、实用性、易用性、可扩展性和管理性，完成国家发展改革委批复的国家药品监管信息系统一期工程中有关药品电子监管信息平台的建设。主要内容包括：

1.对药品电子监管信息平台进行完善和优化，构建高性能、分布式、集约化的药品电子监管信息平台，提供安全、受控、基于身份认证的访问和服务。

2.充分利用国家电子政务内外网资源，进一步完善药品电子监管网络环境，实现各级各类政府部门、企业和社会公众依照安全等级和权限划分，按需从互联网和专网接入药品电子监管系统，共享药品电子监管信息资源。

3.进一步强化信息安全保障体系建设，依据国家关于加强信息系统安全保护的要求，根据药品电子监管工作实际需要，建设涵盖药品电子监管工作物理环境、网络、系统、应用和管理等各方面的信息安全体系，为药品电子监管工作提供统一、稳定、高效的安全保障体系。

（四）建设药品电子监管信息资源数据中心

以药品电子监管数据库为基础，按照统一的数据标准，建设由网络、存储、数据库、数据仓库等构成的药品电子监管信息资源数据中心，实现信息资源的整合，实现信息资源充分共享和合理利用。

主要建设内容包括：覆盖药品生产企业、经营企业、医疗机构等相关单位和消费者的药品流通数据中心，药品召回和应急调配数据中心，支撑药品电子监管数据统计分析与决策支持的数据分析中心，数据交换和共享中心。

（五）建设药品电子监管数据备份中心

药品电子监管系统和数据是药品电子监管工作正常运作的核心，为保证药品电子监管业务的可靠性、可用性和连续性，逐步建立中央级同城和异地灾备中心；同时依托地方局实现药品电子监管数据的二级备份，建设各省、自治区、直辖市行政区域内的药品电子监管数据备份，对突发事件和灾难及时应急响应和恢复。

（六）建设电子监管服务体系

纳入电子监管的企业和机构数量日益庞大，为保证药品电子监管平台的服务质量，建设以呼叫中心、短信平台和即时通讯平台等为核心的配套服务体系，及时响应各级监管部门、生产企业、经营企业、医疗机构以及社会公众在使用药品电子监管系统过程中的日常咨询和问题投诉，收集和处理相关建议和反馈。

（七）完善电子监管应用系统功能

随着药品电子监管工作向纵深发展，需要进一步拓展药品电子监管应用系统的监督、服务和辅助决策功能，以应对日益复杂的药品监管形势。主要建设内容包括：

1.进一步完善药品流通监管系统，以支持对药品全品种全过程的监管，完整保存药品流通痕迹，保证非法药品无法进入合法流通渠道。

2.建设数据共享和交换系统，实现药品电子监管数据的有效共享，方便各级食品药品监管部门延伸监管。

3.扩建移动执法系统，为执法人员现场稽查提供及时的信息支持，提高执法的便捷性，增加执法力度。

4.以药品流通监管系统为基础，建设社会应急系统。进一步完善药品召回功能，一旦发生药品安全事件，能尽快召回问题药品，控制事态发展，最大限度地减少药品安全事件给人民生命健康带来的损失。进一步实现药品调配功能，一旦发生突发性灾难，可快速进行药品库存定位和统一调配。

5.建设辅助决策支持系统，能够对药品电子监管工作状态和运作情况进行统计分析，为完善药品监管政策提供辅助决策支持。

6.建设药品电子监管公众服务平台，为社会公众提供药品信息检索、监管码查询、真伪鉴别等服务，确保公众用药安全。

五、工作安排

（一）2012年完成国家药品电子监管平台建设

根据国家发展改革委关于国家药品监管信息系统一期工程的批复，进行药品电子监管平台的建设，利用信息技术，辅助解决在药品生产、流通、使用各环节中存在的安全问题，确保人民群众用药安全有效。

1.2012年上半年完成药品电子监管平台建设相关软硬件系统的招标工作；

2.2012年年底前完成信息资源数据中心和异地及同城备份中心的建设；

3.2012年年底前完成药品电子监管平台的建设，完善药品电子监管的基础设施，进一步建设和完善药品电子监管应用系统的功能。

（二）2012-2015年实现药品制剂（含进口药品）全品种电子监管

1.2012年2月29日前完成基本药物全品种电子监管实施工作；

2.2013年2月28日前完成地方增补基本药物电子监管实施工作，并启动药品制剂全品种电子监管；

3.2015年年底前完成药品制剂全品种电子监管。

（三）2015年年底前实现全过程电子监管

在生产企业和批发企业已实现电子监管的基础上，向零售药店、医疗机构等末端流通使用环节延伸。

1.批发企业药品电子监管工作安排

2012年年底前，所有批发企业按规定开展药品电子监管实施工作，对所有赋码药品进行核注核销，做到"见码必扫"。

2.零售药店电子监管工作安排

(1) 2012年上半年完成西部12省部分零售药店（共47 595家）药品电子监管软硬件设备的统一招标和配备工作；

(2) 2012年年底前完成西部12省部分零售药店的电子监管实施工作；

(3) 2013年年底前在总结零售药店试点工作的基础上，扩大零售药店试点范围；

(4) 2015年年底前完成全国所有零售药店电子监管的实施工作。

3.医疗机构电子监管工作安排

按照卫生部的总体部署，开展医疗机构电子监管工作。

（四）适时启动高风险医疗器械电子监管试点工作，并探索原料药实施电子监管。

六、保障措施

（一）组织机构保障

在国家局信息化工作领导小组的领导下，信息办负责电子监管部署、规划、检查等工作；系统运营单位具体负责药品电子监管网的建设、运行维护和日常工作；相关司局按照职能负责药品电子监管网的管理和使用，加强药品电子监管与药品日常监管工作融合，提出电子监管网的应用需求；各级食品药品监管部门根据国家局的总体部署和工作安排，做好行政区域内药品电子监管的实施、管理、应用和扩展。为保障药品电子监管工作的科学性，成立专家咨询组，由国内知名业务专家、技术专家组成，主要任务是研究提出实施药品电子监管工作的意见和建议，论证评议有关重要政策和重要事项。

（二）资金保障

药品电子监管工作需要足够的资金，保障药品电子监管网的建设、运营、推广培训以及日常工作的开展。建设资金用于药品电子监管工作相关的建设工程、软硬件设备购置、系统集成等项目。运营资金用于药品电子监管网的技术运维、呼叫中心客服支持以及为入网机构配备数字证书（密钥）。推广培训资金用于药品电子监管推广工作中所需开展的相关培训。日常工作经费用于国家局和各省局开展电子监管相关工作。

以上各项资金由国家局结合各地区的不同情况，与各地相关部门协调，采用多种方式解决。在药品电子监管工作推进过程中，将根据"专款专用，审计督查"的原则，接受审计部门和纪检部门对资金使用情况的监督。

（三）技术保障

药品电子监管网的规划、分析、设计、实施、运营、维护、培训均需要提供全面的技术保障措施。国家局统筹规划，组织专家进行总体规划、需求分析、系统可行性研究和系统设计；地方局需指派专人配合相关技术保障措施在行政区域内的执行；国家局委托有资历的专业化公司负责系统的实施、运营和维护等技术保障服务，并提供专业培训。

抗菌药物临床应用管理办法

（卫生部令第84号）

《抗菌药物临床应用管理办法》已于2012年2月13日经卫生部部务会审议通过，现予以发布，自2012年8月1日起施行。

第一章 总则

第一条 为加强医疗机构抗菌药物临床应用管理，规范抗菌药物临床应用行为，提高抗菌药物临床应用水平，促进临床合理应用抗菌药物，控制细菌耐药，保障医疗质量和医疗安全，根据相关卫生法律法规，制定本办法。

第二条 本办法所称抗菌药物是指治疗细菌、支原体、衣原体、立克次体、螺旋体、真菌等病原微生物所致感染性疾病病原的药物，不包括治疗结核病、寄生虫病和各种病毒所致感染性疾病的药物以及具有抗菌作用的中药制剂。

第三条 卫生部负责全国医疗机构抗菌药物临床应用的监督管理。

县级以上地方卫生行政部门负责本行政区域内医疗机构抗菌药物临床应用的监督管理。

第四条 本办法适用于各级各类医疗机构抗菌药物临床应用管理工作。

第五条　抗菌药物临床应用应当遵循安全、有效、经济的原则。

第六条　抗菌药物临床应用实行分级管理。根据安全性、疗效、细菌耐药性、价格等因素，将抗菌药物分为三级：非限制使用级、限制使用级与特殊使用级。具体划分标准如下：

（一）非限制使用级抗菌药物是指经长期临床应用证明安全、有效，对细菌耐药性影响较小，价格相对较低的抗菌药物；

（二）限制使用级抗菌药物是指经长期临床应用证明安全、有效，对细菌耐药性影响较大，或者价格相对较高的抗菌药物；

（三）特殊使用级抗菌药物是指具有以下情形之一的抗菌药物：

1.具有明显或者严重不良反应，不宜随意使用的抗菌药物；

2.需要严格控制使用，避免细菌过快产生耐药的抗菌药物；

3.疗效、安全性方面的临床资料较少的抗菌药物；

4.价格昂贵的抗菌药物。

抗菌药物分级管理目录由各省级卫生行政部门制定，报卫生部备案。

第二章　组织机构和职责

第七条　医疗机构主要负责人是本机构抗菌药物临床应用管理的第一责任人。

第八条　医疗机构应当建立本机构抗菌药物管理工作制度。

第九条　医疗机构应当设立抗菌药物管理工作机构或者配备专（兼）职人员负责本机构的抗菌药物管理工作。

二级以上的医院、妇幼保健院及专科疾病防治机构（以下简称二级以上医院）应当在药事管理与药物治疗学委员会下设抗菌药物管理工作组。抗菌药物管理工作组由医务、药学、感染性疾病、临床微生物、护理、医院感染管理等部门负责人和具有相关专业高级技术职务任职资格的人员组成，医务、药学等部门共同负责日常管理工作。

其他医疗机构设立抗菌药物管理工作小组或者指定专（兼）职人员，负责具体管理工作。

第十条　医疗机构抗菌药物管理工作机构或者专（兼）职人员的主要职责是：

（一）贯彻执行抗菌药物管理相关的法律、法规、规章，制定本机构抗菌药物管理制度并组织实施；

（二）审议本机构抗菌药物供应目录，制定抗菌药物临床应用相关技术性文件，并组织实施；

（三）对本机构抗菌药物临床应用与细菌耐药情况进行监测，定期分析、评估、上报监测数据并发布相关信息，提出干预和改进措施；

（四）对医务人员进行抗菌药物管理相关法律、法规、规章制度和技术规范培训，组织对患者合理使用抗菌药物的宣传教育。

第十一条　二级以上医院应当设置感染性疾病科，配备感染性疾病专业医师。

感染性疾病科和感染性疾病专业医师负责对本机构各临床科室抗菌药物临床应用进行技术指导，参与抗菌药物临床应用管理工作。

第十二条　二级以上医院应当配备抗菌药物等相关专业的临床药师。

临床药师负责对本机构抗菌药物临床应用提供技术支持，指导患者合理使用抗菌药物，参与抗菌药物临床应用管理工作。

第十三条　二级以上医院应当根据实际需要，建立符合实验室生物安全要求的临床微生物室。

临床微生物室开展微生物培养、分离、鉴定和药物敏感试验等工作，提供病原学诊断和细菌耐药技术支持，参与抗菌药物临床应用管理工作。

第十四条　卫生行政部门和医疗机构加强涉及抗菌药物临床应用管理的相关学科建设，建立专业人才培养和考核制度，充分发挥相关专业技术人员在抗菌药物临床应用管理工作中的作用。

第三章　抗菌药物临床应用管理

第十五条　医疗机构应当严格执行《处方管理办法》、《医疗机构药事管理规定》、《抗菌药物临床应用指导原则》、《国家处方集》等相关规定及技术规范，加强对抗菌药物遴选、采购、处方、调剂、临床应用和药物评价的管理。

第十六条　医疗机构应当按照省级卫生行政部门制定的抗菌药物分级管理目录，制定本机构抗菌药物供应目录，并向核发其《医疗机构执业许可证》的卫生行政部门备案。医疗机构抗菌药物供应目录包括采购抗菌药物的品种、品规。未经备案的抗菌药物品种、品规，医疗机构不得采购。

第十七条　医疗机构应当严格控制本机构抗菌药物供应目录的品种数量。同一通用名称抗菌药物品种，注射剂型和口服剂型各不得超过2种。具有相似或者相同药理学特征的抗菌药物不得重复列入供应目录。

第十八条　医疗机构确因临床工作需要，抗菌药物品种和品规数量超过规定的，应当向核发其《医疗机构执业许可证》的卫生行政部门详细说明原因和理由；说明不充分或者理由不成立的，卫生行政部门不得接受其抗菌药物品种和品规数量的备案。

第十九条　医疗机构应当定期调整抗菌药物供应目录品种结构，并于每次调整后15个工作日内向核发其《医疗机构执业许可证》的卫生行政部门备案。调整周期原则上为2年，最短不得少于1年。

第二十条　医疗机构应当按照国家药品监督管理部门批准并公布的药品通用名称购进抗菌药物，优先选用《国家基本药物目录》、《国家处方集》和《国家基本医疗保险、工伤保险和生育保险药品目录》收录的抗菌药物品种。

基层医疗卫生机构只能选用基本药物（包括各省区市增补品种）中的抗菌药物品种。

第二十一条 医疗机构抗菌药物应当由药学部门统一采购供应，其他科室或者部门不得从事抗菌药物的采购、调剂活动。临床上不得使用非药学部门采购供应的抗菌药物。

第二十二条 因特殊治疗需要，医疗机构需使用本机构抗菌药物供应目录以外抗菌药物的，可以启动临时采购程序。临时采购应当由临床科室提出申请，说明申请购入抗菌药物名称、剂型、规格、数量、使用对象和使用理由，经本机构抗菌药物管理工作组审核同意后，由药学部门临时一次性购入使用。

医疗机构应当严格控制临时采购抗菌药物品种和数量，同一通用名抗菌药物品种启动临时采购程序原则上每年不得超过5例次。如果超过5例次，应当讨论是否列入本机构抗菌药物供应目录。调整后的抗菌药物供应目录总品种数不得增加。

医疗机构应当每半年将抗菌药物临时采购情况向核发其《医疗机构执业许可证》的卫生行政部门备案。

第二十三条 医疗机构应当建立抗菌药物遴选和定期评估制度。

医疗机构遴选和新引进抗菌药物品种，应当由临床科室提交申请报告，经药学部门提出意见后，由抗菌药物管理工作组审议。

抗菌药物管理工作组三分之二以上成员审议同意，并经药事管理与药物治疗学委员会三分之二以上委员审核同意后方可列入采购供应目录。

抗菌药物品种或者品规存在安全隐患、疗效不确定、耐药率高、性价比差或者违规使用等情况的，临床科室、药学部门、抗菌药物管理工作组可以提出清退或者更换意见。清退意见经抗菌药物管理工作组二分之一以上成员同意后执行，并报药事管理与药物治疗学委员会备案；更换意见经药事管理与药物治疗学委员会讨论通过后执行。

清退或者更换的抗菌药物品种或者品规原则上12个月内不得重新进入本机构抗菌药物供应目录。

第二十四条 具有高级专业技术职务任职资格的医师，可授予特殊使用级抗菌药物处方权；具有中级以上专业技术职务任职资格的医师，可授予限制使用级抗菌药物处方权；具有初级专业技术职务任职资格的医师，在乡、民族乡、镇、村的医疗机构独立从事一般执业活动的执业助理医师以及乡村医生，可授予非限制使用级抗菌药物处方权。药师经培训并考核合格后，方可获得抗菌药物调剂资格。

二级以上医院应当定期对医师和药师进行抗菌药物临床应用知识和规范化管理的培训。医师经本机构培训并考核合格后，方可获得相应的处方权。

其他医疗机构依法享有处方权的医师、乡村医生和从事处方调剂工作的药师，由县级以上地方卫生行政部门组织相关培训、考核。经考核合格的，授予相应的抗菌药物处方权或者抗菌药物调剂资格。

第二十五条 抗菌药物临床应用知识和规范化管理培训和考核内容应当包括：

（一）《药品管理法》、《执业医师法》、《抗菌药物临床应用管理办法》、《处方管理办法》、《医疗机构药事管理规定》、《抗菌药物临床应用指导原则》、《国家基本药物处方集》、《国家处方集》和《医院处方点评管理规范（试行）》等相关法律、法规、规章和规范性文件；

（二）抗菌药物临床应用及管理制度；

（三）常用抗菌药物的药理学特点与注意事项；

（四）常见细菌的耐药趋势与控制方法；

（五）抗菌药物不良反应的防治。

第二十六条 医疗机构和医务人员应当严格掌握使用抗菌药物预防感染的指证。预防感染、治疗轻度或者局部感染应当首选非限制使用级抗菌药物；严重感染、免疫功能低下合并感染或者病原菌只对限制使用级抗菌药物敏感时，方可选用限制使用级抗菌药物。

第二十七条 严格控制特殊使用级抗菌药物使用。特殊使用级抗菌药物不得在门诊使用。

临床应用特殊使用级抗菌药物应当严格掌握用药指证，经抗菌药物管理工作组指定的专业技术人员会诊同意后，由具有相应处方权医师开具处方。

特殊使用级抗菌药物会诊人员由具有抗菌药物临床应用经验的感染性疾病科、呼吸科、重症医学科、微生物检验科、药学部门等具有高级专业技术职务任职资格的医师、药师或具有高级专业技术职务任职资格的抗菌药物专业临床药师担任。

第二十八条 因抢救生命垂危的患者等紧急情况，医师可以越级使用抗菌药物。越级使用抗菌药物应当详细记录用药指证，并应当于24小时内补办越级使用抗菌药物的必要手续。

第二十九条 医疗机构应当制定并严格控制门诊患者静脉输注使用抗菌药物比例。

村卫生室、诊所和社区卫生服务站使用抗菌药物开展静脉输注活动，应当经县级卫生行政部门核准。

第三十条 医疗机构应当开展抗菌药物临床应用监测工作，分析本机构及临床各专业科室抗菌药物使用情况，评估抗菌药物使用适宜性；对抗菌药物使用趋势进行分析，对抗菌药物不合理使用情况应当及时采取有效干预措施。

第三十一条 医疗机构应当根据临床微生物标本检测结果合理选用抗菌药物。临床微生物标本检测结果未出具前，医疗机构可以根据当地和本机构细菌耐药监测情况经验选用抗菌药物，临床微生物标本检测结果出具后根据检测结果进行相应调整。

第三十二条 医疗机构应当开展细菌耐药监测工作，建立细菌耐药预警机制，并采取下列相应措施：

（一）主要目标细菌耐药率超过30%的抗菌药物，应当及时将预警信息通报本机构医务人员；

（二）主要目标细菌耐药率超过40%的抗菌药物，应当慎重经验用药；

（三）主要目标细菌耐药率超过50%的抗菌药物，应当参照药敏试验结果选用；

（四）主要目标细菌耐药率超过75%的抗菌药物，应当暂停针对此目标细菌的临床应用，根据追踪细菌耐药监测结果，再决定是否恢复临床应用。

第三十三条　医疗机构应当建立本机构抗菌药物临床应用情况排名、内部公示和报告制度。

医疗机构应当对临床科室和医务人员抗菌药物使用量、使用率和使用强度等情况进行排名并予以内部公示；对排名后位或者发现严重问题的医师进行批评教育，情况严重的予以通报。

医疗机构应当按照要求对临床科室和医务人员抗菌药物临床应用情况进行汇总，并向核发其《医疗机构执业许可证》的卫生行政部门报告。非限制使用级抗菌药物临床应用情况，每年报告一次；限制使用级和特殊使用级抗菌药物临床应用情况，每半年报告一次。

第三十四条　医疗机构应当充分利用信息化手段促进抗菌药物合理应用。

第三十五条　医疗机构应当对以下抗菌药物临床应用异常情况开展调查，并根据不同情况作出处理：

（一）使用量异常增长的抗菌药物；

（二）半年内使用量始终居于前列的抗菌药物；

（三）经常超适应证、超剂量使用的抗菌药物；

（四）企业违规销售的抗菌药物；

（五）频繁发生严重不良事件的抗菌药物。

第三十六条　医疗机构应当加强对抗菌药物生产、经营企业在本机构销售行为的管理，对存在不正当销售行为的企业，应当及时采取暂停进药、清退等措施。

第四章　监督管理

第三十七条　县级以上卫生行政部门应当加强对本行政区域内医疗机构抗菌药物临床应用情况的监督检查。

第三十八条　卫生行政部门工作人员依法对医疗机构抗菌药物临床应用情况进行监督检查时，应当出示证件，被检查医疗机构应当予以配合，提供必要的资料，不得拒绝、阻碍和隐瞒。

第三十九条　县级以上地方卫生行政部门应当建立医疗机构抗菌药物临床应用管理评估制度。

第四十条　县级以上地方卫生行政部门应当建立抗菌药物临床应用情况排名、公布和诚勉谈话制度。对本行政区域内医疗机构抗菌药物使用量、使用率和使用强度等情况进行排名，将排名情况向本行政区域内医疗机构公布，并报上级卫生行政部门备案；对发生重大、特大医疗质量安全事件或者存在严重医疗质量安全隐患的各级各类医疗机构的负责人进行诚勉谈话，情况严重的予以通报。

第四十一条 县级卫生行政部门负责对辖区内乡镇卫生院、社区卫生服务中心（站）抗菌药物使用量、使用率等情况进行排名并予以公示。

受县级卫生行政部门委托，乡镇卫生院负责对辖区内村卫生室抗菌药物使用量、使用率等情况进行排名并予以公示，并向县级卫生行政部门报告。

第四十二条 卫生部建立全国抗菌药物临床应用监测网和全国细菌耐药监测网，对全国抗菌药物临床应用和细菌耐药情况进行监测；根据监测情况定期公布抗菌药物临床应用控制指标，开展抗菌药物临床应用质量管理与控制工作。

省级卫生行政部门应当建立本行政区域的抗菌药物临床应用监测网和细菌耐药监测网，对医疗机构抗菌药物临床应用和细菌耐药情况进行监测，开展抗菌药物临床应用质量管理与控制工作。

抗菌药物临床应用和细菌耐药监测技术方案由卫生部另行制定。

第四十三条 卫生行政部门应当将医疗机构抗菌药物临床应用情况纳入医疗机构考核指标体系；将抗菌药物临床应用情况作为医疗机构定级、评审、评价重要指标，考核不合格的，视情况对医疗机构作出降级、降等、评价不合格处理。

第四十四条 医疗机构抗菌药物管理机构应当定期组织相关专业技术人员对抗菌药物处方、医嘱实施点评，并将点评结果作为医师定期考核、临床科室和医务人员绩效考核依据。

第四十五条 医疗机构应当对出现抗菌药物超常处方3次以上且无正当理由的医师提出警告，限制其特殊使用级和限制使用级抗菌药物处方权。

第四十六条 医师出现下列情形之一的，医疗机构应当取消其处方权：

（一）抗菌药物考核不合格的；

（二）限制处方权后，仍出现超常处方且无正当理由的；

（三）未按照规定开具抗菌药物处方，造成严重后果的；

（四）未按照规定使用抗菌药物，造成严重后果的；

（五）开具抗菌药物处方牟取不正当利益的。

第四十七条 药师未按照规定审核抗菌药物处方与用药医嘱，造成严重后果的，或者发现处方不适宜、超常处方等情况未进行干预且无正当理由的，医疗机构应当取消其药物调剂资格。

第四十八条 医师处方权和药师药物调剂资格取消后，在六个月内不得恢复其处方权和药物调剂资格。

第五章　法律责任

第四十九条　医疗机构有下列情形之一的，由县级以上卫生行政部门责令限期改正；逾期不改的，进行通报批评，并给予警告；造成严重后果的，对负有责任的主管人员和其他直接责任人员，给予处分：

（一）未建立抗菌药物管理组织机构或者未指定专（兼）职技术人员负责具体管理工作的；

（二）未建立抗菌药物管理规章制度的；

（三）抗菌药物临床应用管理混乱的；

（四）未按照本办法规定执行抗菌药物分级管理、医师抗菌药物处方权限管理、药师抗菌药物调剂资格管理或者未配备相关专业技术人员的；

（五）其他违反本办法规定行为的。

第五十条　医疗机构有下列情形之一的，由县级以上卫生行政部门责令限期改正，给予警告，并可根据情节轻重处以三万元以下罚款；对负有责任的主管人员和其他直接责任人员，可根据情节给予处分：

（一）使用未取得抗菌药物处方权的医师或者使用被取消抗菌药物处方权的医师开具抗菌药物处方的；

（二）未对抗菌药物处方、医嘱实施适宜性审核，情节严重的；

（三）非药学部门从事抗菌药物购销、调剂活动的；

（四）将抗菌药物购销、临床应用情况与个人或者科室经济利益挂钩的；

（五）在抗菌药物购销、临床应用中牟取不正当利益的。

第五十一条　医疗机构的负责人、药品采购人员、医师等有关人员索取、收受药品生产企业、药品经营企业或者其代理人给予的财物或者通过开具抗菌药物牟取不正当利益的，由县级以上地方卫生行政部门依据国家有关法律法规进行处理。

第五十二条　医师有下列情形之一的，由县级以上卫生行政部门按照《执业医师法》第三十七条的有关规定，给予警告或者责令暂停六个月以上一年以下执业活动；情节严重的，吊销其执业证书；构成犯罪的，依法追究刑事责任：

（一）未按照本办法规定开具抗菌药物处方，造成严重后果的；

（二）使用未经国家药品监督管理部门批准的抗菌药物的；

（三）使用本机构抗菌药物供应目录以外的品种、品规，造成严重后果的；

（四）违反本办法其他规定，造成严重后果的。

乡村医生有前款规定情形之一的，由县级卫生行政部门按照《乡村医师从业管理条例》第三十八条有关规定处理。

第五十三条　药师有下列情形之一的，由县级以上卫生行政部门责令限期改正，给予警告；构成犯罪的，依法追究刑事责任：

（一）未按照规定审核、调剂抗菌药物处方，情节严重的；

（二）未按照规定私自增加抗菌药物品种或者品规的；

（三）违反本办法其他规定的。

第五十四条 未经县级卫生行政部门核准，村卫生室、诊所、社区卫生服务站擅自使用抗菌药物开展静脉输注活动的，由县级以上地方卫生行政部门责令限期改正，给予警告；逾期不改的，可根据情节轻重处以一万元以下罚款。

第五十五条 县级以上地方卫生行政部门未按照本办法规定履行监管职责，造成严重后果的，对直接负责的主管人员和其他直接责任人员依法给予记大过、降级、撤职、开除等行政处分。

第五十六条 医疗机构及其医务人员违反《药品管理法》的，依照《药品管理法》的有关规定处理。

第六章 附则

第五十七条 国家中医药管理部门在职责范围内负责中医医疗机构抗菌药物临床应用的监督管理。

第五十八条 各省级卫生行政部门应当于本办法发布之日起3个月内，制定本行政区域抗菌药物分级管理目录。

第五十九条 本办法自2012年8月1日起施行。

医疗机构药品监督管理办法（试行）

（国食药监安〔2011〕442号）

第一章 总则

第一条 为加强医疗机构药品质量监督管理，保障人体用药安全、有效，依据《中华人民共和国药品管理法》（以下简称《药品管理法》）、《中华人民共和国药品管理法实施条例》（以下简称《药品管理法实施条例》）等法律法规，制定本办法。

第二条 本办法适用于中华人民共和国境内医疗机构药品质量的监督管理，医疗机构购进、储存、调配及使用药品均应当遵守本办法。

第三条 国家食品药品监督管理局主管全国医疗机构药品质量监督管理工作，地方各级药品监督管理部门主管本行政区域内医疗机构药品质量监督管理工作。

第四条 医疗机构应当建立健全药品质量管理体系，完善药品购进、验收、储存、养护、调配及使用等环节的质量管理制度，做好质量跟踪工作，并明确各环节中工作人员的岗位责任。

医疗机构应当有专门的部门负责药品质量的日常管理工作；未设专门部门的，应当指定专人负责药品质量管理。

第五条 医疗机构应当向所在地药品监督管理部门提交药品质量管理年度自查报告，自查报告应当包括以下内容：

（一）药品质量管理制度的执行情况；

（二）医疗机构制剂配制的变化情况；

（三）接受药品监督管理部门的监督检查及整改落实情况；

（四）对药品监督管理部门的意见和建议。

自查报告应当在本年度12月31日前提交。

第二章　药品购进和储存

第六条 医疗机构必须从具有药品生产、经营资格的企业购进药品。

医疗机构使用的药品应当按照规定由专门部门统一采购，禁止医疗机构其他科室和医务人员自行采购。

医疗机构因临床急需进口少量药品的，应当按照《药品管理法》及其实施条例的有关规定办理。

第七条 医疗机构购进药品，应当查验供货单位的《药品生产许可证》或者《药品经营许可证》和《营业执照》、所销售药品的批准证明文件等相关证明文件，并核实销售人员持有的授权书原件和身份证原件。

医疗机构应当妥善保存首次购进药品加盖供货单位原印章的前述证明文件的复印件，保存期不得少于5年。

第八条 医疗机构购进药品时应当索取、留存供货单位的合法票据，并建立购进记录，做到票、账、货相符。合法票据包括税票及详细清单，清单上必须载明供货单位名称、药品名称、生产厂商、批号、数量、价格等内容，票据保存期不得少于3年。

第九条 医疗机构必须建立和执行进货验收制度，购进药品应当逐批验收，并建立真实、完整的药品验收记录。

医疗机构接受捐赠药品、从其他医疗机构调入急救药品也应当遵守前款规定。

第十条 药品验收记录应当包括药品通用名称、生产厂商、规格、剂型、批号、生产日期、有效期、批准文号、供货单位、数量、价格、购进日期、验收日期、验收结论等内容。

验收记录必须保存至超过药品有效期1年，但不得少于3年。

第十一条 医疗机构应当建立健全中药饮片采购制度，按照国家有关规定购进中药饮片。

第十二条 医疗机构应当有专用的场所和设施、设备储存药品。药品的存放应当符合药品说明书标明的条件。

医疗机构需要在急诊室、病区护士站等场所临时存放药品的，应当配备符合药品存放条件的专柜。有特殊存放要求的，应当配备相应设备。

第十三条　医疗机构储存药品，应当按照药品属性和类别分库、分区、分垛存放，并实行色标管理。药品与非药品分开存放；中药饮片、中成药、化学药品分别储存、分类存放；过期、变质、被污染等药品应当放置在不合格库（区）。

第十四条　医疗机构应当制定和执行药品保管、养护管理制度，并采取必要的控温、防潮、避光、通风、防火、防虫、防鼠、防污染等措施，保证药品质量。

第十五条　医疗机构应当配备药品养护人员，定期对储存药品进行检查和养护，监测和记录储存区域的温湿度，维护储存设施设备，并建立相应的养护档案。

第十六条　医疗机构应当建立药品效期管理制度。药品发放应当遵循"近效期先出"的原则。

第十七条　麻醉药品、精神药品、医疗用毒性药品、放射性药品应当严格按照相关行政法规的规定存放，并具有相应的安全保障措施。

第三章　药品调配和使用

第十八条　医疗机构应当配备与药品调配和使用相适应的、依法经资格认定的药学技术人员负责处方的审核、调配工作。

第十九条　医疗机构用于调配药品的工具、设施、包装用品以及调配药品的区域，应当符合卫生要求及相应的调配要求。

第二十条　医疗机构应当建立最小包装药品拆零调配管理制度，保证药品质量可追溯。

第二十一条　医疗机构配制的制剂只能供本单位使用。未经省级以上药品监督管理部门批准，医疗机构不得使用其他医疗机构配制的制剂，也不得向其他医疗机构提供本单位配制的制剂。

第二十二条　医疗机构应当加强对使用药品的质量监测。发现假药、劣药的，应当立即停止使用、就地封存并妥善保管，及时向所在地药品监督管理部门报告。在药品监督管理部门作出决定之前，医疗机构不得擅自处理。

医疗机构发现存在安全隐患的药品，应当立即停止使用，并通知药品生产企业或者供货商，及时向所在地药品监督管理部门报告。需要召回的，医疗机构应当协助药品生产企业履行药品召回义务。

第二十三条　医疗机构不得采用邮售、互联网交易、柜台开架自选等方式直接向公众销售处方药。

第二十四条　医疗机构应当逐步建立覆盖药品购进、储存、调配、使用全过程质量控制的电子管理系统，实现药品来源可追溯、去向可查清，并与国家药品电子监管系统对接。

第二十五条　医疗机构应当每年组织直接接触药品人员进行健康检查，并建立健康档案。患有传染病或者其他可能污染药品的疾病的，不得从事直接接触药品的工作。

第二十六条　医疗机构应当定期组织从事药品购进、保管、养护、验收、调配、使用的人员参加药事法规和药学专业知识的培训，并建立培训档案。

第四章　监督检查

第二十七条　药品监督管理部门应当对医疗机构药品购进、储存、调配和使用质量情况进行监督检查，并建立医疗机构监督检查档案。

监督检查情况和处理结果应当形成书面记录，由监督检查人员签字后反馈被检查单位。对检查中发现的问题需要其他部门处理的，应当及时移送。

第二十八条　医疗机构应当积极配合药品监督管理部门依法对药品购进、储存、调配和使用质量情况进行监督检查，如实提供与被检查事项有关的物品和记录、凭证以及医学文书等资料，不得拒绝和隐瞒。

第二十九条　药品监督管理部门应当加强对医疗机构药品的监督抽验。

国家或者省级药品监督管理部门应当定期发布公告，公布对医疗机构药品质量的抽查检验结果。

对质量抽验结果有异议的，其复验程序按照相关规定执行。

第三十条　药品监督管理部门应当根据实际情况建立医疗机构药品质量管理信用档案，记录日常监督检查结果、违法行为查处等情况。

第三十一条　药品监督管理部门接到有关医疗机构药品质量方面的咨询、投诉、举报，应当及时受理，并进行核实、答复、处理；对不属于本部门职责的，应当书面通知并移交有关部门处理。

第三十二条　药品监督管理部门可以根据医疗机构药品质量管理年度自查报告、日常监督检查情况、不良信用记录以及人民群众的投诉、举报情况，确定若干重点监督检查单位，相应增加对其进行监督检查的频次，加大对其使用药品的质量抽验力度。

第五章　法律责任

第三十三条　违反本办法第六条第一款规定，从无《药品生产许可证》、《药品经营许可证》的企业购进药品的，由药品监督管理部门按照《药品管理法》第八十条规定处罚。

对违反本办法第六条第二款规定，医疗机构其他科室和医务人员自行采购药品的，责令医疗机构给予相应处理；确认为假劣药品的，按照《药品管理法》有关规定予以处罚。

第三十四条　违反本办法第十二条第一款规定，不按要求储存疫苗的，按照《疫苗流通和预防接种管理条例》第六十四条规定处罚。

第三十五条　违反本办法第二十一条的规定，擅自使用其他医疗机构配制的制剂的，按照《药品管理法》第八十条规定处罚；未经批准向其他医疗机构提供本单位配制的制剂的，按照《药品管理法》第八十四条规定处罚。

第三十六条　违反本办法第二十二条的规定，擅自处理假劣药品或者存在安全隐患的药品的，由药品监督管理部门责令限期追回；情节严重的，向社会公布。

第三十七条　违反本办法第二十三条规定，采用邮售、互联网交易、柜台开架自选等方式直接向公众销售处方药的，按照《药品流通监督管理办法》第四十二条规定处罚。

第三十八条　违反本办法有关规定，且隐瞒事实，不如实提供与被检查事项有关的物品和记录、凭证以及医学文书等资料，阻碍或者拒绝接受监督检查的，依照《药品管理法实施条例》第七十九条的规定从重处罚。

第三十九条　医疗机构有下列情形之一的，由药品监督管理部门要求其限期整改，逾期不改的，记入医疗机构药品质量管理信用档案，并定期向社会公布：

（一）未按照本办法第四条第一款规定建立质量管理制度的；

（二）未按照本办法第五条规定提交药品质量管理年度自查报告的；

（三）未按照本办法第七条第一款、第八条规定索证、索票查验的；

（四）未按照本办法第九条、第十条规定对购进的药品进行验收，做好验收记录的；

（五）未按照本办法第十一条规定建立中药饮片采购制度，违反国家有关规定购进中药饮片的；

（六）未按照本办法第十二条、第十三条规定储存药品的；

（七）未按照本办法第十四条、第十五条规定养护药品的；

（八）未按照本办法第十六条规定建立和执行药品效期管理制度的；

（九）未按照本办法第十八条规定配备人员的；

（十）未按照本办法第十九条规定执行的；

（十一）未按照本办法第二十条规定建立最小包装药品拆零调配管理制度并执行的。

第四十条　药品监督管理部门应当加强对本部门工作人员的教育、培训和管理，督促其正确履职。凡不履行本办法规定的职责或者滥用职权、玩忽职守、徇私舞弊的，均应当依法对直接负责的主管人员和其他直接责任人员给予相应行政处分；涉嫌犯罪的，移送司法机关处理。

第六章　附则

第四十一条　省、自治区、直辖市药品监督管理部门可以结合本地实际情况，根据本办法的规定制定实施细则。

第四十二条 本办法自发布之日起施行。

医疗机构药事管理规定

第一章 总则

第一条 为加强医疗机构药事管理，促进药物合理应用，保障公众身体健康，根据《中华人民共和国药品管理法》、《医疗机构管理条例》和《麻醉药品和精神药品管理条例》等有关法律、法规，制定本规定。

第二条 本规定所称医疗机构药事管理，是指医疗机构以病人为中心，以临床药学为基础，对临床用药全过程进行有效的组织实施与管理，促进临床科学、合理用药的药学技术服务和相关的药品管理工作。

第三条 卫生部、国家中医药管理局负责全国医疗机构药事管理工作的监督管理。

县级以上地方卫生行政部门、中医药行政部门负责本行政区域内医疗机构药事管理工作的监督管理。

军队卫生行政部门负责军队医疗机构药事管理工作的监督管理。

第四条 医疗机构药事管理和药学工作是医疗工作的重要组成部分。医疗机构应当根据本规定设置药事管理组织和药学部门。

第五条 依法取得相应资格的药学专业技术人员方可从事药学专业技术工作。

第六条 医疗机构不得将药品购销、使用情况作为医务人员或者部门、科室经济分配的依据。医疗机构及医务人员不得在药品购销、使用中牟取不正当经济利益。

第二章 组织机构

第七条 二级以上医院应当设立药事管理与药物治疗学委员会；其他医疗机构应当成立药事管理与药物治疗学组。

二级以上医院药事管理与药物治疗学委员会委员由具有高级技术职务任职资格的药学、临床医学、护理和医院感染管理、医疗行政管理等人员组成。

成立医疗机构药事管理与药物治疗学组的医疗机构由药学、医务、护理、医院感染、临床科室等部门负责人和具有药师、医师以上专业技术职务任职资格人员组成。

医疗机构负责人任药事管理与药物治疗学委员会（组）主任委员，药学和医务部门负责人任药事管理与药物治疗学委员会（组）副主任委员。

第八条 药事管理与药物治疗学委员会（组）应当建立健全相应工作制度，日常工作由药学部门负责。

第九条 药事管理与药物治疗学委员会（组）的职责：

（一）贯彻执行医疗卫生及药事管理等有关法律、法规、规章。审核制定本机构药事管理和药学工作规章制度，并监督实施；

（二）制定本机构药品处方集和基本用药供应目录；

（三）推动药物治疗相关临床诊疗指南和药物临床应用指导原则的制定与实施，监测、评估本机构药物使用情况，提出干预和改进措施，指导临床合理用药；

（四）分析、评估用药风险和药品不良反应、药品损害事件，并提供咨询与指导；

（五）建立药品遴选制度，审核本机构临床科室申请的新购入药品、调整药品品种或者供应企业和申报医院制剂等事宜；

（六）监督、指导麻醉药品、精神药品、医疗用毒性药品及放射性药品的临床使用与规范化管理；

（七）对医务人员进行有关药事管理法律法规、规章制度和合理用药知识教育培训；向公众宣传安全用药知识。

第十条 医疗机构医务部门应当指定专人，负责与医疗机构药物治疗相关的行政事务管理工作。

第十一条 医疗机构应当根据本机构功能、任务、规模设置相应的药学部门，配备和提供与药学部门工作任务相适应的专业技术人员、设备和设施。

三级医院设置药学部，并可根据实际情况设置二级科室；二级医院设置药剂科；其他医疗机构设置药房。

第十二条 药学部门具体负责药品管理、药学专业技术服务和药事管理工作，开展以病人为中心，以合理用药为核心的临床药学工作，组织药师参与临床药物治疗，提供药学专业技术服务。

第十三条 药学部门应当建立健全相应的工作制度、操作规程和工作记录，并组织实施。

第十四条 二级以上医院药学部门负责人应当具有高等学校药学专业或者临床药学专业本科以上学历，及本专业高级技术职务任职资格；除诊所、卫生所、医务室、卫生保健所、卫生站以外的其他医疗机构药学部门负责人应当具有高等学校药学专业专科以上或者中等学校药学专业毕业学历，及药师以上专业技术职务任职资格。

第三章 药物临床应用管理

第十五条 药物临床应用管理是对医疗机构临床诊断、预防和治疗疾病用药全过程实施监督管理。医疗机构应当遵循安全、有效、经济的合理用药原则，尊重患者对药品使用的知情权和隐私权。

第十六条 医疗机构应当依据国家基本药物制度，抗菌药物临床应用指导原则和中成药临床应用指导原则，制定本机构基本药物临床应用管理办法，建立并落实抗菌药物临床应用分级管理制度。

第十七条　医疗机构应当建立由医师、临床药师和护士组成的临床治疗团队，开展临床合理用药工作。

第十八条　医疗机构应当遵循有关药物临床应用指导原则、临床路径、临床诊疗指南和药品说明书等合理使用药物；对医师处方、用药医嘱的适宜性进行审核。

第十九条　医疗机构应当配备临床药师。临床药师应当全职参与临床药物治疗工作，对患者进行用药教育，指导患者安全用药。

第二十条　医疗机构应当建立临床用药监测、评价和超常预警制度，对药物临床使用安全性、有效性和经济性进行监测、分析、评估，实施处方和用药医嘱点评与干预。

第二十一条　医疗机构应当建立药品不良反应、用药错误和药品损害事件监测报告制度。医疗机构临床科室发现药品不良反应、用药错误和药品损害事件后，应当积极救治患者，立即向药学部门报告，并做好观察与记录。医疗机构应当按照国家有关规定向相关部门报告药品不良反应，用药错误和药品损害事件应当立即向所在地县级卫生行政部门报告。

第二十二条　医疗机构应当结合临床和药物治疗，开展临床药学和药学研究工作，并提供必要的工作条件，制订相应管理制度，加强领导与管理。

第四章　药剂管理

第二十三条　医疗机构应当根据《国家基本药物目录》、《处方管理办法》、《国家处方集》、《药品采购供应质量管理规范》等制订本机构《药品处方集》和《基本用药供应目录》，编制药品采购计划，按规定购入药品。

第二十四条　医疗机构应当制订本机构药品采购工作流程；建立健全药品成本核算和账务管理制度；严格执行药品购入检查、验收制度；不得购入和使用不符合规定的药品。

第二十五条　医疗机构临床使用的药品应当由药学部门统一采购供应。经药事管理与药物治疗学委员会（组）审核同意，核医学科可以购用、调剂本专业所需的放射性药品。其他科室或者部门不得从事药品的采购、调剂活动，不得在临床使用非药学部门采购供应的药品。

第二十六条　医疗机构应当制订和执行药品保管制度，定期对库存药品进行养护与质量检查。药品库的仓储条件和管理应当符合药品采购供应质量管理规范的有关规定。

第二十七条　化学药品、生物制品、中成药和中药饮片应当分别储存，分类定位存放。易燃、易爆、强腐蚀性等危险性药品应当另设仓库单独储存，并设置必要的安全设施，制订相关的工作制度和应急预案。

麻醉药品、精神药品、医疗用毒性药品、放射性药品等特殊管理的药品，应当按照有关法律、法规、规章的相关规定进行管理和监督使用。

第二十八条　药学专业技术人员应当严格按照《药品管理法》、《处方管理办法》、药品调剂质量管理规范等法律、法规、规章制度和技术操作规程，认真审核处方或者用药医嘱，经适宜性审核后调剂配发药品。发出药品时应当告知患者用法用量和注意事项，指导患者合理用药。

为保障患者用药安全，除药品质量原因外，药品一经发出，不得退换。

第二十九条　医疗机构门急诊药品调剂室应当实行大窗口或者柜台式发药。住院（病房）药品调剂室对注射剂按日剂量配发，对口服制剂药品实行单剂量调剂配发。

肠外营养液、危害药品静脉用药应当实行集中调配供应。

第三十条　医疗机构根据临床需要建立静脉用药调配中心（室），实行集中调配供应。静脉用药调配中心（室）应当符合静脉用药集中调配质量管理规范，由所在地设区的市级以上卫生行政部门组织技术审核、验收，合格后方可集中调配静脉用药。在静脉用药调配中心（室）以外调配静脉用药，参照静脉用药集中调配质量管理规范执行。

医疗机构建立的静脉用药调配中心（室）应当报省级卫生行政部门备案。

第三十一条　医疗机构制剂管理按照《药品管理法》及其实施条例等有关法律、行政法规规定执行。

第五章　药学专业技术人员配置与管理

第三十二条　医疗机构药学专业技术人员按照有关规定取得相应的药学专业技术职务任职资格。

医疗机构直接接触药品的药学人员，应当每年进行健康检查。患有传染病或者其他可能污染药品的疾病的，不得从事直接接触药品的工作。

第三十三条　医疗机构药学专业技术人员不得少于本机构卫生专业技术人员的8％。建立静脉用药调配中心（室）的，医疗机构应当根据实际需要另行增加药学专业技术人员数量。

第三十四条　医疗机构应当根据本机构性质、任务、规模配备适当数量临床药师，三级医院临床药师不少于5名，二级医院临床药师不少于3名。

临床药师应当具有高等学校临床药学专业或者药学专业本科毕业以上学历，并应当经过规范化培训。

第三十五条　医疗机构应当加强对药学专业技术人员的培养、考核和管理，制订培训计划，组织药学专业技术人员参加毕业后规范化培训和继续医学教育，将完成培训及取得继续医学教育学分情况，作为药学专业技术人员考核、晋升专业技术职务任职资格和专业岗位聘任的条件之一。

第三十六条　医疗机构药师工作职责：

（一）负责药品采购供应、处方或者用药医嘱审核、药品调剂、静脉用药集中调配和医院制剂配制，指导病房(区)护士请领、使用与管理药品；

（二）参与临床药物治疗，进行个体化药物治疗方案的设计与实施，开展药学查房，为患者提供药学专业技术服务；

（三）参加查房、会诊、病例讨论和疑难、危重患者的医疗救治，协同医师做好药物使用遴选，对临床药物治疗提出意见或调整建议，与医师共同对药物治疗负责；

（四）开展抗菌药物临床应用监测，实施处方点评与超常预警，促进药物合理使用；

（五）开展药品质量监测，药品严重不良反应和药品损害的收集、整理、报告等工作；

（六）掌握与临床用药相关的药物信息，提供用药信息与药学咨询服务，向公众宣传合理用药知识；

（七）结合临床药物治疗实践，进行药学临床应用研究；开展药物利用评价和药物临床应用研究；参与新药临床试验和新药上市后安全性与有效性监测；

（八）其他与医院药学相关的专业技术工作。

第六章　监督管理

第三十七条　县级以上地方卫生、中医药行政部门应当加强对医疗机构药事管理工作的监督与管理。

第三十八条　医疗机构不得使用非药学专业技术人员从事药学专业技术工作或者聘其为药学部门主任。

第三十九条　医疗机构出现下列情形之一的，由县级以上地方卫生、中医药行政部门责令改正、通报批评、给予警告；对于直接负责的主管人员和其他直接责任人员，依法给予降级、撤职、开除等处分：

（一）未建立药事管理组织机构，药事管理工作和药学专业技术工作混乱，造成医疗安全隐患和严重不良后果的；

（二）未按照本规定配备药学专业技术人员、建立临床药师制，不合理用药问题严重，并造成不良影响的；

（三）未执行有关的药品质量管理规范和规章制度，导致药品质量问题或用药错误，造成医疗安全隐患和严重不良后果的；

（四）非药学部门从事药品购用、调剂或制剂活动的；

（五）将药品购销、使用情况作为个人或者部门、科室经济分配的依据，或者在药品购销、使用中牟取不正当利益的；

（六）违反本规定的其他规定并造成严重后果的。

第四十条　医疗机构违反药品管理有关法律、法规、规章的，依据其情节由县级以上地方卫生行政部门依法予以处理。

第四十一条　县级以上地方卫生、中医药行政部门应当定期对医疗机构药事管理工作进行监督检查。

第四十二条　卫生、中医药行政部门的工作人员依法对医疗机构药事管理工作进行监督检查时，应当出示证件。被检查的医疗机构应当予以配合，如实反映情况，提供必要的资料，不得拒绝、阻碍、隐瞒。

第七章　附则

第四十三条　本规定中下列用语的含义：

临床药学：指药学与临床相结合，直接面向患者，以病人为中心，研究与实践临床药物治疗，提高药物治疗水平的综合性应用学科。

临床药师：指以系统药学专业知识为基础，并具有一定医学和相关专业基础知识与技能，直接参与临床用药，促进药物合理应用和保护患者用药安全的药学专业技术人员。

危害药品：指能产生职业暴露危险或者危害的药品，即具有遗传毒性、致癌性、致畸性，或者对生育有损害作用以及在低剂量下可产生严重的器官或其他方面毒性的药品，包括肿瘤化疗药物和细胞毒药物。

药品损害：指由于药品质量不符合国家药品标准造成的对患者的损害。

用药错误：指合格药品在临床使用全过程中出现的、任何可以防范的用药不当。

第四十四条　医疗机构中药饮片的管理，按照《医院中药饮片管理规范》执行。

第四十五条　诊所、卫生所、医务室、卫生保健所和卫生站可不设药事管理组织机构和药学部门，由机构负责人指定医务人员负责药事工作。

中医诊所、民族医诊所可不设药事管理组织机构和药学部门，由中医药和民族医药专业技术人员负责药事工作。

第四十六条　本规定自2011年3月1日起施行。《医疗机构药事管理暂行规定》（卫医发〔2002〕24号）同时废止。

国家食品药品监督管理局关于印发药品安全"黑名单"管理规定（试行）的通知

（国食药监办〔2012〕219号）

各省、自治区、直辖市食品药品监督管理局（药品监督管理局），新疆生产建设兵团食品药品监督管理局：

为进一步加强药品和医疗器械安全监督管理，推进诚信体系建设，完善行业禁入和退出机制，督促和警示生产经营者全面履行质量安全责任，依据《药品管理法》、

《行政许可法》、《医疗器械监督管理条例》、《政府信息公开条例》以及其他相关法律、行政法规，国家食品药品监督管理局制定了《药品安全"黑名单"管理规定（试行）》，现予印发，请遵照执行。

国家食品药品监督管理局

2012年8月13日

药品安全"黑名单"管理规定（试行）

第一条　为进一步加强药品和医疗器械安全监督管理，推进诚信体系建设，完善行业禁入和退出机制，督促生产经营者全面履行质量安全责任，增强全社会监督合力，震慑违法行为，依据《药品管理法》、《行政许可法》、《医疗器械监督管理条例》、《政府信息公开条例》以及其他相关法律、行政法规，制定本规定。

第二条　省级以上食品药品监督管理部门应当按照本规定的要求建立药品安全"黑名单"，将因严重违反药品、医疗器械管理法律、法规、规章受到行政处罚的生产经营者及其直接负责的主管人员和其他直接责任人员（以下简称责任人员）的有关信息，通过政务网站公布，接受社会监督。

第三条　本规定所称生产经营者是指在中华人民共和国境内从事药品和医疗器械研制、生产、经营和使用的企业或者其他单位。

第四条　国家食品药品监督管理局负责全国药品安全"黑名单"管理工作，各省（区、市）食品药品监督管理部门负责本行政区域内药品安全"黑名单"管理工作。

第五条　药品安全"黑名单"应当按照依法公开、客观及时、公平公正的原则予以公布。

第六条　省级以上食品药品监督管理部门应当在其政务网站主页的醒目位置设置"药品安全'黑名单'专栏"，并由专人管理、及时更新。

国家食品药品监督管理局依照本规定将其查办的重大行政处罚案件涉及的生产经营者、责任人员在"药品安全'黑名单'专栏"中予以公布。

各省（区、市）食品药品监督管理部门在其政务网站"药品安全'黑名单'专栏"中公布本行政区域内纳入药品安全"黑名单"的生产经营者、责任人员，并报国家食品药品监督管理局。国家食品药品监督管理局"药品安全'黑名单'专栏"转载各省（区、市）食品药品监督管理部门公布的药品安全"黑名单"。

第七条　符合下列情形之一、受到行政处罚的严重违法生产经营者，应当纳入药品安全"黑名单"：

（一）生产销售假药、劣药被撤销药品批准证明文件或者被吊销《药品生产许可证》、《药品经营许可证》或《医疗机构制剂许可证》的；

（二）未取得医疗器械产品注册证书生产医疗器械，或者生产不符合国家标准、行业标准的医疗器械情节严重，或者其他生产、销售不符合法定要求医疗器械造成严重后果，被吊销医疗器械产品注册证书、《医疗器械生产企业许可证》、《医疗器械经营企业许可证》的；

（三）在申请相关行政许可过程中隐瞒有关情况、提供虚假材料的；

（四）提供虚假的证明、文件资料样品或者采取其他欺骗、贿赂等不正当手段，取得相关行政许可、批准证明文件或者其他资格的；

（五）在行政处罚案件查办过程中，伪造或者故意破坏现场，转移、隐匿、伪造或者销毁有关证据资料，以及拒绝、逃避监督检查或者拒绝提供有关情况和资料，擅自动用查封扣押物品的；

（六）因药品、医疗器械违法犯罪行为受到刑事处罚的；

（七）其他因违反法定条件、要求生产销售药品、医疗器械，导致发生重大质量安全事件的，或者具有主观故意、情节恶劣、危害严重的药品、医疗器械违法行为。

生产销售假药及生产销售劣药情节严重、受到十年内不得从事药品生产、经营活动处罚的责任人员，也应当纳入药品安全"黑名单"。

第八条　在公布药品安全"黑名单"时，对具有下列情形之一的生产经营者，应当按照行政处罚决定一并公布禁止其从事相关活动的期限：

（一）有本规定第七条第一款第（三）项情形的生产经营者，食品药品监督管理部门对其提出的行政许可申请不予受理或者不予行政许可，生产经营者在一年内不得再次申请该行政许可，但是根据《药品管理法实施条例》第七十条作出行政处罚决定的，三年内不受理其申请；

（二）有本规定第七条第一款第（四）项情形的生产经营者，食品药品监督管理部门除吊销或者撤销其许可证、批准证明文件或者其他资格外，生产经营者在三年内不得再次申请该行政许可，但是根据《药品管理法》第八十三条和《麻醉药品和精神药品管理条例》第七十五条作出行政处罚决定的，五年内不受理其申请。

符合本规定第七条第二款情形的责任人员，药品生产经营者十年内不得聘用其从事药品生产、经营活动。

第九条　对按照本规定第七条纳入药品安全"黑名单"的，国家食品药品监督管理局或者省（区、市）食品药品监督管理部门应当在行政处罚决定生效后十五个工作日内，在其政务网站上公布。国家食品药品监督管理局应当在接到省（区、市）食品药品监督管理部门上报的药品安全"黑名单"后五个工作日内，在其政务网站上予以转载。

第十条　公布事项包括违法生产经营者的名称、营业地址、法定代表人或者负责人以及本规定第七条第二款规定的责任人员的姓名、职务、身份证号码（隐去部分号码）、违法事由、行政处罚决定、公布起止日期等信息。

第十一条　在"药品安全'黑名单'专栏"中公布违法生产经营者、责任人员的期限，应当与其被采取行为限制措施的期限一致。法律、行政法规未规定行为限制措施的，公布期限为两年。期限从作出行政处罚决定之日起计算。

公布期限届满，"药品安全'黑名单'专栏"中的信息转入"药品安全'黑名单'数据库"，供社会查询。

第十二条　食品药品监督管理部门在办理药品、医疗器械相关行政许可事项时，应当对照"药品安全'黑名单'专栏"中的信息进行审查，对申请人具有本规定第八条所列情形的不予许可。

食品药品监督管理部门在监督检查中发现有违反本规定第八条的，应当及时依法予以纠正。

第十三条　对"药品安全'黑名单'专栏"中公布的违法生产经营者，食品药品监督管理部门应当记入监管档案，并采取增加检查和抽验频次、责令定期报告质量管理情况等措施，实施重点监管。

第十四条　食品药品监督管理部门除公布药品安全"黑名单"外，还应当按照《政府信息公开条例》和《国务院关于加强食品等产品安全监督管理的特别规定》的要求，建立生产经营者违法行为记录制度，对所有违法行为的情况予以记录并公布，推动社会诚信体系建设。

第十五条　食品药品监管人员违反本规定，滥用职权、徇私舞弊、玩忽职守的，由监察机关或者任免机关依法对其主要负责人、直接负责的主管人员和其他直接责任人员给予处分。

第十六条　鼓励社会组织或者个人对列入药品安全"黑名单"的单位和个人进行监督，发现有违法行为的，有权向食品药品监督管理部门举报。

第十七条　各省（区、市）食品药品监督管理部门可以根据本规定，结合本地实际制定药品安全"黑名单"管理规定实施细则。

第十八条　本规定自2012年10月1日起施行。

附件1：**药品安全"黑名单"公示信息格式**

_____企业（法定代表人姓名_____、职务_____、身份证号码_____）因_____（违法事由），受到_____行政处罚，根据《药品安全"黑名单"管理规定（试行）》第_____条_____款_____项的规定，该企业列入药品安全"黑名单"，公布日期自_____年__月__日至_____年__月__日。

_____企业（或责任人员）在此期间不得_____。

附：1.行政处罚决定书

2.有关责任人员信息（姓名、职务、身份证号码）

附件2：**药品安全"黑名单"公示信息报送表**

〔 〕号

国家食品药品监督管理局：

_____企业（法定代表人姓名_____、职务____、身份证号码_____）因_____（违法事由），受到_____行政处罚，根据《药品安全"黑名单"管理规定（试行）》第_____条_____款____项列入药品安全"黑名单"，公布日期自_____年__月__日至_____年__月__日，请你局予以转载。

附：1.行政处罚决定书

2.有关责任人员信息（姓名、职务、身份证号码）

（公章）

年 月 日

本公示信息已于 年 月 日 时 分收到。

关于进一步加强含麻黄碱类复方制剂经营监管的通知

（渝食药监流通〔2012〕22号）

各区县（自治县）食品药品监管分局：

根据国家食品药品监督管理局、公安部、卫生部《关于加强含麻黄碱类复方制剂管理有关事宜的通知》（国食药监办〔2012〕260号）精神，结合我市实际，现就进一步加强含麻黄碱类复方制剂经营监管有关事宜通知如下：

一、药品批发企业销售含麻黄碱类复方制剂时，应当严格执行国家局《关于切实加强部分含特殊药品复方制剂销售管理的通知》（国食药监安〔2009〕503号）规定，加强客户资质审核，专人负责含麻黄碱类复方制剂的购销，强化票据、出库复核和送达管理，禁止现金交易。发现可疑情形时应立即暂停销售，并向当地食品药品监管部门和公安机关报告。

二、从2012年9月14日起，药品零售企业销售含麻黄碱类复方制剂，应当查验购买者的身份证，并对其姓名和身份证号码予以登记。除处方药按处方剂量销售外，一次销售不得超过2个最小包装。零售企业不得开架销售含麻黄碱类复方制剂，应当设置专柜并予以明显标志，由专人管理、专册登记，登记内容包括药品名称、规格、销售数量、生产企业、生产批号、购买人姓名、身份证号码。

药品零售企业在日常经营活动中发现超过正常医疗需求，大量、多次购买含麻黄碱类复方制剂的，应当立即向当地食品药品监管部门和公安机关报告。

三、各区县（自治县）食品药品监管分局要结合药品类易制毒药品专项整治行动的开展，大力开展宣传警示活动，对最高人民法院、最高人民检察院、公安部近期联合印发的《关于办理走私、非法买卖麻黄碱类复方制剂等刑事案件适用法律若干问题的意见》（法发〔2012〕12号）和国家局有关规定等相关法规制度进行广泛宣传和培训，使经营企业认清当前我国的毒品形势，了解违规销售可能带来的社会危害和必须承担的法律责任，进一步增强企业社会责任感和守法经营的自律意识。同时向广大消费者作好宣传解释工作，争取人民群众的理解和支持。

四、各区县（自治县）食品药品监管分局要认真贯彻执行本通知要求，严格含麻黄碱类复方制剂的监督检查，发现市场销售出现异常的，要及时提醒，坚决纠正；对违反规定的要通报批评，严肃处理。对违反规定销售造成含麻黄碱类复方制剂流入非法渠道的药品经营企业，应当按照《药品管理法》、《国务院关于加强食品等产品安全监督管理的特别规定》等有关法律规定，依法吊销《药品经营许可证》。对涉嫌构成犯罪的，要及时移送公安机关处理。

本通知所称含麻黄碱类复方制剂是指含有《易制毒化学品管理条例》所附品种目录中麻黄素、伪麻黄素、消旋麻黄素、去甲麻黄素、甲基麻黄素、麻黄浸膏、麻黄浸膏粉等麻黄碱类物质的药品复方制剂。

二〇一二年九月七日

附件：含麻黄碱类复方制剂参考目录（不包括含麻黄的中成药）

（具体品种以经国家局批准的处方为准）

序 号	药品名称	序 号	药品名称
1	麻黄碱（包含伪麻黄碱）	6	氨酚伪麻那敏胶囊
2	苯海拉明伪麻黄碱胶囊	7	复方阿托品麻黄碱栓
3	复方伪麻黄碱口服溶液	8	氨苯伪麻片
4	氨酚伪麻那敏咀嚼片	9	布洛伪麻分散片
5	复方氨酚苯海拉明片	10	复方西替利嗪伪麻缓释片

序 号	药品名称	序 号	药品名称
11	氨苯伪麻片（Ⅰ）	42	氨酚伪麻那敏颗粒
12	布洛伪麻干混悬剂	43	复方氨酚苯海拉明片
13	复方盐酸麻黄碱软膏	44	氨苯伪麻片（Ⅱ）
14	氨酚伪麻那敏泡腾颗粒	45	布洛伪麻缓释胶囊
15	复方苯海拉明麻黄碱糖浆	46	复方盐酸伪麻缓释颗粒
16	氨酚氯雷伪麻缓释片	47	氨酚伪麻那敏（Ⅰ）
17	布洛伪麻缓释片	48	复方布洛伪麻缓释片
18	复方盐酸伪麻黄碱缓释胶囊	49	氨酚氯汀伪麻片
19	氨酚伪麻那敏片（Ⅱ）	50	布洛伪麻混悬液
20	复方茶碱麻黄碱片	51	复方盐酸伪麻黄碱缓释颗粒
21	氨酚麻美糖浆	52	氨酚伪麻那敏片（Ⅳ）
22	布洛伪麻胶囊	53	复方胆氨片
23	复方盐酸伪麻黄碱缓释片	54	氨酚美芬伪麻分散片
24	氨酚伪麻那敏片(Ⅲ)	55	布洛伪麻颗粒
25	复方酚咖伪麻胶囊	56	复方盐酸西替利嗪伪麻缓释片
26	氨酚美伪麻片	57	氨酚伪麻那敏溶液
27	布洛伪麻口腔崩解片	58	复方甘草氯化铵糖浆
28	复方愈酚麻黄糖浆	59	氨酚曲麻片
29	氨酚伪麻片（Ⅰ）	60	布洛伪麻那敏片
30	复方甘草麻黄碱片	61	甘草麻黄碱片
31	氨酚伪麻滴剂	62	氨酚伪麻片（Ⅱ）
32	布洛伪麻泡腾颗粒	63	复方桔梗麻黄碱糖浆
33	黄麻嗪胶丸	64	氨酚伪麻分散片
34	氨麻苯美片	65	布洛伪麻片
35	复方桔梗麻黄碱糖浆（Ⅱ）	66	咖酚伪麻片
36	氨酚伪麻胶囊	67	氨麻美敏胶囊Ⅰ
37	布洛伪麻软胶囊	68	复方桔梗远志麻黄碱片Ⅰ
38	硫酸伪麻黄碱	69	氨酚伪麻胶囊（Ⅱ）
39	氨麻美敏胶囊Ⅱ	70	茶碱麻黄碱胶囊
40	复方桔梗远志麻黄碱片Ⅱ	71	氯酚伪麻缓释片
41	氨酚伪麻咀嚼片	72	氨麻美敏咀嚼片

续表

序 号	药品名称	序 号	药品名称
73	茶碱麻黄碱片	104	复方磷酸可待因口服溶液
74	氯雷他定伪麻黄碱缓释片	105	氨酚伪麻颗粒
75	氨麻美敏口服溶液	106	非索伪麻缓释片
76	复方磷酸可待因口服溶液（Ⅱ）	107	氯雷伪麻缓释胶囊（Ⅰ）
77	氨酚伪麻氯汀胶囊	108	氨麻美敏口服液
78	酚咖麻敏胶囊	109	复方磷酸可待因口服溶液（Ⅲ）
79	氯雷伪麻缓释胶囊（Ⅱ）	110	氨酚伪麻氯汀片
80	氨麻美敏片	111	酚氯伪麻缓释片
81	复方磷酸可待因溶液	112	氯雷伪麻缓释片
82	氨酚伪麻美芬胶囊	113	氨麻美敏片Ⅱ
83	酚麻美敏咀嚼片	114	复方氯扑伪麻缓释片
84	麻黄碱苯海拉明片	115	氨酚伪麻美芬片（Ⅰ）
85	氨麻美敏片Ⅲ	116	酚麻美敏口服溶液
86	复方麻黄碱色甘酸钠膜	117	美芬伪麻咀嚼片
87	氨酚伪麻美芬片（Ⅱ）	118	氨麻美明分散片
88	酚麻美敏片	119	复方麻黄碱糖浆
89	美芬伪麻溴敏口服溶液	120	氨酚伪麻美芬片(Ⅲ)
90	氨美愈伪麻口服液	121	酚麻美软胶囊
91	复方枇杷氯化铵糖浆	122	美酚伪麻片
92	氨酚伪麻美那敏片	123	贝敏伪麻胶囊
93	酚美愈伪麻分散片	124	复方妥英麻黄茶碱片
94	复方氨敏愈麻糖浆	125	氨酚伪麻那敏分散片
95	贝敏伪麻片	126	酚美愈伪麻口服溶液
96	小儿氨酚伪麻分散片	127	复方氨酚愈敏口服溶液
97	苯酚伪麻片	128	呋麻滴鼻液
98	小儿复方麻黄碱桔梗糖浆	129	复方茶碱甲麻黄碱片
99	美扑伪麻颗粒	130	扑尔伪麻片
100	双分伪麻片(成人片)	131	小儿美敏伪麻口服溶液
101	复方甲麻口服溶液	132	美扑伪麻口服溶液
102	扑美伪麻片	133	双分伪麻片(儿童片)
103	小儿伪麻滴剂	134	复方盐酸甲麻黄碱糖浆

续表

序　号	药品名称	序　号	药品名称
135	美扑伪麻片	154	曲美伪麻口服溶液
136	双酚伪麻干混悬剂	155	小儿伪麻美芬滴剂
137	甲麻芩苷那敏片	156	美羧伪麻胶囊
138	沙芬伪麻咀嚼片	157	双酚伪麻糖浆
139	盐酸麻黄碱	158	消旋盐酸甲麻黄碱
140	美羧伪麻颗粒	159	双分伪麻胶囊
141	双扑伪麻分散片	160	盐酸麻黄碱滴鼻剂
142	盐酸甲麻黄碱片	161	美息伪麻拉明分散片
143	双分伪麻片	162	双扑伪麻胶囊
144	盐酸麻黄碱片	163	愈酚甲麻那敏糖浆
145	美息伪麻片	164	敏伪麻缓释胶囊
146	双扑伪麻颗粒	165	盐酸麻黄碱糖浆
147	愈美甲麻敏糖浆	166	美息伪麻软胶囊
148	美敏伪麻咀嚼片	167	双扑伪麻口服溶液
149	盐酸麻黄碱注射液	168	复方福尔可定糖浆
150	美愈伪麻胶囊	169	美敏伪麻口服溶液
151	双扑伪麻片	170	盐酸伪麻黄碱
152	甲麻黄碱	171	美愈伪麻颗粒剂
153	美敏伪麻溶液		

关于进一步加强药品零售企业抗菌药物管理的通知

（渝食药监流通〔2012〕21号）

各区县(自治县)食品药品监管分局，市食品药品监管局稽查总队：

　　为促进抗菌药物合理应用，确保人民群众用药安全，根据卫生部和国家食品药品监管局有关规定，现就进一步加强药品零售企业抗菌药物管理要求如下：

　　一、正确认识加强抗菌药物管理及防止抗菌药物滥用的意义。各区县（自治县）分局要教育、引导、监督药品零售企业相关人员充分认识滥用抗菌药物的危害性和合理使用抗菌药物的重要意义。加强处方药与非处方药分类管理工作，是促进处方药合理使用、规范药品流通秩序、提高药品零售企业经营质量管理水平、保障人民用药安全有效的治本措施，是贯彻执行《药品管理法》的根本要求。

二、切实加强抗菌药物销售管理。药品零售企业销售抗菌药物，必须按照《关于做好处方药与非处方药分类管理实施工作的通知》（国食药监安〔2005〕409号）和《关于加强药品流通领域处方药与非处方药分类管理实施工作的通知》（渝食药监市〔2006〕1号）的规定，严格执行处方药与非处方药分类管理的要求。药学技术人员要做好药学服务工作，指导合理用药，防止滥用抗菌药物，坚决防止因经济利益驱动而引导消费者滥用抗菌药物的现象发生。

三、引导消费者增强合理用药的意识。各分局要广泛开展"促进抗菌药物管理、保障群众用药安全"的宣传。驻店药师要指导和帮助消费者了解和掌握安全用药、合理用药的知识，提高群众对滥用抗菌药物危害性的认识，增强合理使用抗菌药物的自我保护意识，养成凭处方购买抗菌药物的习惯，改变滥用抗菌药物的不良习惯。

四、加大对违规销售处方药的查处工作。目前，各地违反规定销售处方药的现象比较普遍，各分局要对零售药店严重违规和拒不执行《处方药与非处方药管理办法》（试行）的行为，除及时予以纠正外，要依据《药品流通监督管理办法》给予警告，并责令改正；情节严重的，要并处以罚款。同时，在执法过程中，要严格执法程序和执法权限，严格按照《药品监督行政处罚程序规定》实施行政处罚，严禁以口头警告代替书面警告。

二〇一二年八月十七日

关于零售药店执业药师配备有关问题的通知

（渝食药监流通〔2012〕4号）

各区县(自治县)食品药品监管分局：

为进一步完善药品经营许可制度，提高药品经营质量管理水平，规范药品流通秩序，根据《国务院关于印发国家药品安全"十二五"规划的通知》（国发〔2012〕5号）的规定，现就我市零售药店执业药师配备的有关事宜通知如下：

一、自本通知下发之日起，我市辖区内所有新开办零售药店必须配备执业药师。

二、根据规划要求，到"十二五"末，所有零售药店法人或主要管理者必须具备执业药师资格，所有零售药店营业时有执业药师指导合理用药，逾期达不到要求的，取消售药资格。

　　三、请各区县分局严格执行本规定，及时修订许可条件，做好宣传解释工作，帮促已开办企业实现全部配备执业药师的目标。市局将对规定执行情况适时开展督查，并将规定执行情况纳入对区县分局的年度综合目标考核内容。

　　特此通知

二〇一二年二月二十八日

重庆市食品药品监督管理局
2012年发布的违法药品广告公告

2012年第1期违法药品广告公告

序　号	药品名称	批准文号	标示生产企业名称	违规描述
1	奥星1号（齐墩果酸胶囊）	国药准字H61022832	陕西奥星制药有限公司	未正确标明药品广告批准文号发布药品广告；篡改经批准的药品广告内容进行虚假宣传；未标明药品广告忠告语
2	补肾丸	国药准字Z63020164	青海帝玛尔藏药药业有限公司	篡改经批准的药品广告内容进行虚假宣传；含有不科学地表示功效的断言、保证；未标明非处方药专用标识（OTC）和药品广告忠告语
3	美东耳聋通窍丸	国药准字Z20063235	长春新安药业有限公司	未取得药品广告批准文号发布药品广告；含有不科学地表示功效的断言、保证；含有有奖销售等促销药品内容
4	复方手参益智胶囊	国药准字Z20026454	青海省格拉丹东药业有限公司	篡改经批准的药品广告内容进行虚假宣传；含有不科学地表示功效的断言、保证；未标明药品广告批准文号、药品广告忠告语；含有有奖销售等促销药品内容
5	活血镇痛胶囊	国药准字B20020789	四川金大制药有限公司	篡改经批准的药品广告内容；未标明药品广告批准文号、药品生产批准文号、非处方药专用标识（OTC）和药品广告忠告语
6	十味乳香胶囊	国药准字Z20025226	青海普兰特药业有限公司	篡改经批准的药品广告内容；未标明药品生产批准文号、非处方药专用标识（OTC）和药品广告忠告语
7	糖尿乐片	国药准字Z20060438	吉林省长春万德制药有限公司	未取得药品广告批准文号发布药品广告；在大众媒体发布处方药；含有以患者的名义和形象作证明的内容；含有不科学地表示功效的断言、保证；任意扩大产品适应证范围、绝对化夸大药品疗效、严重欺骗和误导消费者

续表

序 号	药品名称	批准文号	标示生产企业名称	违规描述
8	养血补肾丸	国药准字 Z20026430	南京同仁堂药业有限责任公司	篡改经批准的药品广告内容进行虚假宣传；未标明药品广告批准文号、药品广告忠告语；含有以患者的名义和形象作证明的内容；含有以药品作为礼品等促销药品内容
9	蚁黄通络胶囊	国药准字 B20050054	大连金泉宝山生物工程制药有限公司	任意扩大产品适应证范围、绝对化夸大药品疗效、严重欺骗和误导消费者；含有以患者的名义和形象作证明的内容；含有不科学地表示功效的断言、保证；
10	心脑欣片	国药准字 Z20090228	湖北济安堂药业有限公司	未取得药品广告批准文号发布药品广告；在大众媒体发布处方药品；含有以患者的名义和形象作证明的内容；含有不科学地表示功效的断言、保证；任意扩大产品适应证范围、绝对化夸大药品疗效、严重欺骗和误导消费者
11	通窍耳聋丸	国药准字 Z22020425	吉林省天光药业有限公司	未取得药品广告批准文号发布药品广告；在大众媒体发布处方药品；含有以患者的名义和形象作证明的内容；含有不科学地表示功效的断言、保证；任意扩大产品适应证范围、绝对化夸大药品疗效、严重欺骗和误导消费者

2012年第2期违法药品广告公告

序 号	药品名称	批准文号	标示生产企业名称	违规描述
1	白蚁巢胶囊	国药准字 B20020630	江苏苏南药业实业有限公司	在大众传播媒介发布处方药品广告；篡改经批准的药品广告内容进行虚假宣传；不科学地表示功效的断言或者保证；含有免费赠送等促销药品内容
2	调经至宝丸	国药准字 Z37020761	山东临清华威药业有限公司	未取得药品广告批准文号擅自发布药品广告；在大众传播媒介发布处方药品广告；不科学地表示功效的断言或者保证；含有"无效退款"等保证内容
3	冠心七味胶囊	国药准字 Z20080266	内蒙古惠丰药业有限公司	在大众传播媒介发布处方药品广告；篡改经批准的药品广告内容进行虚假宣传；含有以患者名义作证明的内容

续表

序号	药品名称	批准文号	标示生产企业名称	违规描述
4	苦丹丸	国药准字 B20020534	黑龙江福和华星制药集团股份有限公司	未取得药品广告批准文号擅自发布药品广告；在大众传播媒介发布处方药品广告；含有以医疗机构等名义和形象作证明的内容；含有"无效退款"等保证内容
5	苹果酸舒尼替尼胶囊	H20100782	意大利	未取得药品广告批准文号擅自发布药品广告；在大众传播媒介发布处方药品广告；不科学地表示功效的断言或者保证；含有以专家名义或形象作证明的内容；未正确标明药品名称、药品批准文号、药品广告忠告语
6	消渴降糖胶囊（龙门消渴降糖胶囊）	国药准字 Z20083231	洛阳天生药业有限责任公司	未取得药品广告批准文号擅自发布药品广告；在大众传播媒介发布处方药品广告；不科学地表示功效的断言或者保证含有以药品作为礼品或奖品等促销药品内容
7	腰痛丸（汴京腰痛丸）	国药准字 Z41020890	河南天地药业股份有限公司	未取得药品广告批准文号擅自发布药品广告；在大众传播媒介发布处方药品广告；含有以医疗机构等名义和形象作证明的内容；不科学地表示功效的断言或者保证；含有"无效退款"等保证内容
8	补肾丸（帝玛尔）	国药准字 Z63020164	青海帝玛尔藏药药业有限公司	篡改经批准的药品广告内容；含有无效退款等保证内容；含有有奖销售等促销药品内容；未标明药品广告忠告语
9	长春益寿膏（百岁唐人牌）	国药准字 Z32020759	江苏七0七天然制药有限公司	篡改经批准的药品广告内容进行虚假宣传；未标明药品广告忠告语；含有以药品作为礼品或奖品等促销药品内容
10	复方手参益智胶囊	国药准字 Z20026454	青海省格拉丹东药业有限公司	篡改经批准的药品广告内容进行虚假宣传；不科学地表示功效的断言或者保证；含有有奖销售等促销药品内容；未标明药品广告批准文号、药品广告忠告语
11	甘露聚糖肽口服溶液（方氏态口服液）	国药准字 H20045334	西安交大药业(集团)有限公司	篡改经批准的药品广告内容进行虚假宣传；含有"安全无毒副作用"等内容；含有有奖销售、以药品作为礼品等促销药品内容"；未正确标明药品名称、药品广告忠告语等

续表

序 号	药品名称	批准文号	标示生产企业名称	违规描述
12	糊药	国药准字 Z53020745	大理白族自治州中药制药有限公司	未取得药品广告批准文号擅自发布药品广告；未标明药品广告批准文号、药品广告忠告语
13	活血镇痛胶囊	国药准字 B20020789	四川金大制药有限公司	篡改经批准的药品广告内容进行虚假宣传；未标明药品批准文号、药品广告批准文号、药品广告忠告语
14	降压袋泡茶（南少林降压茶）	国药准字 Z35020642	福建南少林药业有限公司	篡改经批准的药品广告内容进行虚假宣传；不科学夸大宣传功效；含有以专家、患者名义作证明的内容
15	康欣胶囊	国药准字 B20020032	福州屏山制药有限公司	篡改经批准的药品广告内容进行虚假宣传；含有利用医疗机构或专家名义作证明的内容；扩大宣传药品功效；未标明药品广告批准文号、药品广告忠告语
16	茸血补脑液	国药准字 Z21020226	辽宁金丹药业有限公司	篡改经批准的药品广告内容进行虚假宣传；未标明药品广告忠告语；不科学地表示功效的断言或者保证；含有以药品作为礼品或奖品等促销药品内容
17	升阳十一味丸	国药准字 Z21021231	阜新蒙药有限责任公司	篡改经批准的药品广告内容进行虚假宣传；未标明药品广告批准文号、药品广告忠告语；含有不科学地表示功效的断言或者保证；使用公众难以理解和容易引起混淆的医学术语，造成公众对药品功效与安全性的误解；含有以药品作为礼品或奖品等促销药品内容
18	消痛贴膏（奇正）	国药准字 Z54020113	西藏奇正藏药股份有限公司	篡改经批准的药品广告内容进行虚假宣传；未标明药品批准文号、药品广告忠告语；含有不科学地表示功效的断言或者保证
19	养血补肾丸	国药准字 Z20026430	南京同仁堂药业有限责任公司	篡改经批准的药品广告内容；说明治愈率或有效率；未标明药品广告忠告语
20	蚁陈固涩口服液	国药准字 B20021050	桂林裕民制药有限公司	篡改经批准的药品广告内容；未标明药品广告批准文号、忠告语；含有不科学地表示功效的断言或者保证

第九篇
附录

第 I ~ IV辑目录汇总

第一篇　药品基本信息篇

第二篇 医疗器械基本知识篇

第三篇 药品质量安全管理知识篇

第四篇 药品经营管理知识篇

第五篇 药品临床应用管理知识篇

第六篇 药品信息管理知识篇

第七篇 常见病症及处理篇

呼吸系统疾病

心血管系统

第八篇　药品、医疗器械管理法规及标准篇